内分泌疾病
临床诊治精要及新进展

◎主编 李博一等

吉林科学技术出版社
JiLin Science & Techonlogy Publishing House

图书在版编目（CIP）数据

内分泌疾病临床诊治精要及新进展 / 李博一等主编
. 一长春：吉林科学技术出版社，2023.8
ISBN 978-7-5744-0477-9

Ⅰ.①内… Ⅱ.①李… Ⅲ.①内分泌病—诊疗 Ⅳ.①R58

中国国家版本馆CIP数据核字（2023）第105660号

内分泌疾病临床诊治精要及新进展

NEIFENMI JIBING LINCHUANG ZHENZHI JINGYAO JI XINJINZHAN

主　　编　李博一等
出 版 人　宛　霞
责任编辑　许晶刚
封面设计　吴　迪
幅面尺寸　185mm×260mm
开　　本　16
字　　数　360千字
印　　张　14.5
印　　数　1-1 500册
版　　次　2023年8月第1版
印　　次　2024年2月第1次印刷

出　　版　吉林科学技术出版社
发　　行　吉林科学技术出版社
地　　址　长春市南关区福祉大路5788号出版大厦A座
邮　　编　130118
发行部电话/传真　0431-81629529　81629530　81629531
　　　　　　　　　81629532　81629533　81629534
储运部电话　0431-86059116
编辑部电话　0431-81629510
印　　刷　三河市嵩川印刷有限公司

书　　号　ISBN 978-7-5744-0477-9
定　　价　110.00元

版权所有　翻印必究　举报电话：0431-81629508

《内分泌疾病临床诊治精要及新进展》编委会

主 编

李博一	昆明市第一人民医院
张秀华	太原市人民医院
路 丽	太原市人民医院
卫 涛	临汾市人民医院
李丽花	太原市第八人民医院
周 宇	暨南大学第二临床医学院（深圳市人民医院）

副主编

郭雪娟	长治市人民医院
代新华	太原钢铁（集团）有限公司总医院
郭彩云	太原钢铁（集团）有限公司总医院
颜勇华	邵阳市中心医院
王朝迅	上海市浦东医院（复旦大学附属浦东医院）
王丽花	山西省儿童医院（山西省妇幼保健院）
谷舜禹	云南省老年病医院
贾文芳	阳泉煤业（集团）有限责任公司总医院
龚 敏	上海市浦东医院（复旦大学附属浦东医院）

前　言

近年来,随着国民经济的发展和医疗卫生事业的进步,新知识、新技术层出不穷,医学诊疗技术不断提高,从而使医学知识的更新周期明显缩短,我国的内分泌学在基础研究和临床诊疗技术方面也有了很大的发展。而社会上医疗和教学研究对内分泌学参考书的要求也更为迫切和广泛。为满足当前临床医疗人员的需要,我们组织了一批具有丰富临床经验的医师,在广泛参考国内外最新文献资料的基础上,结合各自的经验和专长编写了《内分泌疾病临床诊治精要及新进展》一书。

本书详细叙述了临床上常见的甲状腺功能亢进症、下丘脑-垂体疾病、肾上腺疾病、糖尿病等,对有关这些疾病的病因病理、临床表现、诊断标准、治疗手段等做了详细阐述。同时,尽量结合有关疾病的最新指南,对疾病诊治的新进展做了简要叙述。本书内容新颖,简明扼要,重点突出,概念清楚,准确、全面,有较强的科学性和实用性,是一本对医疗、教学和研究工作者有用的参考书。然而内分泌及其相关学科的发展日新月异,内分泌学还有待医界同道共同开拓和探讨。

由于编写经验及组织能力水平有限,加之时间仓促,书中难免有不妥之处,敬请广大读者批评指正。

编　者

目　录

第一章 下丘脑疾病

第一节 概述

下丘脑是哺乳动物大脑进化上最保守和重要的区域之一,是一个极其精细的系统,是哺乳动物协调内分泌功能的基础,它对生命至关重要。下丘脑损伤将会导致生命终结。下丘脑的神经元通过感知外界环境的感觉输入(如光、疼痛、温度、气味)和内环境的信号(如血压、血浆渗透压、血糖水平)及激素(如糖皮质激素、性激素、甲状腺激素),对下丘脑的正负反馈与神经内分泌的调节有重要作用。下丘脑整合各种感觉和激素的输入信号,接着通过运动神经元将协调的反应信号输出到关键的调节靶点。这些靶点包括腺垂体、神经垂体、大脑皮质、脑干和脊髓的前运动神经元和运动神经元、交感神经和副交感神经的节前神经元。这些效应位点接受下丘脑输出信号,最终协调内分泌行为和自主神经反应,从而维持内环境稳态。

一、下丘脑解剖特点

下丘脑是间脑最下部的一个对称性结构。间脑中有第三脑室,第三脑室侧壁的后方突起部分为丘脑,其下即为下丘脑。第三脑室侧壁的下部为下丘脑的一部分,下丘脑的界限不甚分明,前为视交叉及终板,后为乳头体及脑脚间窝,上为大脑前联合及丘脑下沟。下丘脑向下伸展与垂体柄相连(图1-1)。

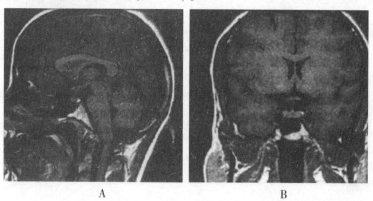

图1-1 下丘脑解剖

A.矢状面;B.冠状面

(一)下丘脑分区

1.视上区 位于下丘脑前部,视交叉之上,其前为视前区。视前区居于前连合及视交

1

叉之间。

2.结节区 也称灰结节区,位于下丘脑中部,是下丘脑最宽处,与垂体相距最近。灰结节是围绕漏斗部和垂体柄的一层薄薄的腺体组织,其中含有分泌垂体促激素的细胞,这些激素包括黄体生成素(LH)、促甲状腺激素(TSH)。灰结节的中央部分称为正中隆起,是下丘脑和腺垂体的功能连接部位,垂体柄即由此伸出,它由丰富的血管网和神经末梢构成。这些血管网中的血液主要由下丘脑流向垂体,这些血管壁有窗孔,使肽类释放因子可弥散到腺垂体的作用位点。下丘脑基底部的血管丛和它向垂体引流的"动脉化"静脉构成了一个与肝门静静脉系统类似的循环系统,称为垂体门脉系统。正中隆起的内侧带是由室上核和室旁核的大细胞神经元发出的轴突投射到神经垂体而组成的。而促垂体神经元的轴突终止于正中隆起的外层结节区外侧,为下丘脑的外侧区,内有大量神经纤维,为下丘脑释放因子和垂体门脉的交换点。

3.乳头区 位于下丘脑后部,包括乳头体及其神经细胞(图1-2)。

分泌释放因子到垂体门脉系统的细胞位于内侧下丘脑。这些细胞群包括漏斗状核(在啮齿动物称为弓状核)、室旁核(PVH),以及在器官血管终板(OVLT)附近的一些细胞。视上核(SCN)和室旁核中的大细胞神经元发出的轴突主要越过正中隆起,最后终止于神经垂体。此外,还有一小部分大细胞神经元的轴突直接投射到正中隆起的外侧带,但是它们的功能尚不清楚。

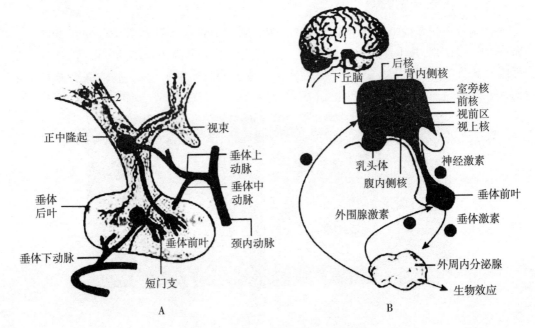

图1-2 下丘脑-垂体神经内分泌组织

A.下丘脑-垂体门脉系统;B.下丘脑与垂体调节内分泌活动

(二)与周围组织的关系

下丘脑与周围组织(尤其是垂体)的关系密切。视上区内视上核及室旁核的界限比较清晰,其细胞甚大,神经核的轴突组成视上-室旁-垂体束,又称下丘脑-神经垂体系统。结节区背内侧核和腹内侧核之间的界限不甚清晰,此两核的细胞较小,呈卵圆形。下丘脑后核的细胞大小不等,圆形或卵圆形;人体中以大细胞为主,并伸展至乳头区,形成结节乳头核。结节区神经核(漏斗状核、腹内侧核及外侧核)的神经纤维不含髓鞘或髓鞘含量甚少,组成结节-垂体束(结节-漏斗束),此束下行终止于正中隆起及漏斗柄处。此外,也有人按激素分泌的种类分为若干个区。这种分区方法在临床上更有指导意义。例如,促性腺激素释放激素(GnRH)细胞、催乳素(PRL)细胞的分布较局限,促甲状腺激素释放激素(TRH)细胞的分布较弥漫,而褪黑素细胞的分布主要集中在视上核附近,与松果体有着极为密切的联系。

二、促垂体激素和神经内分泌轴

下丘脑受传入信号(释放因子或促垂体激素)、循环激素的反馈效应、垂体自身的旁分泌和自分泌3个主要要素调节。人类垂体可以分为腺垂体和神经垂体两部分,通过MRI的T_1加权像可分辨。腺垂体又可以细分为远侧部(腺垂体)、中间部(垂体中叶)和结节部3叶,大多数哺乳动物的垂体中叶发育良好,但是,人类垂体中叶仅残存些许始基的痕迹,垂体中叶细胞在腺垂体和神经垂体之间呈散在分布。

除多巴胺外,下丘脑-垂体调节激素几乎都是肽类,它们的主要功能是调节垂体激素的释放,一些促垂体因子还可以调控垂体细胞的分化、增生及激素的合成;一些促垂体因子可同时作用于多种垂体激素,如促甲状腺激素释放激素(TRH)不但是促甲状腺激素(TSH)强有力的释放因子,也是催乳素(PRL)释放因子。生长抑素可抑制生长激素(GH)、TSH及多种非垂体激素的分泌,催乳素释放抑制因子也可以抑制TSH、促性腺激素分泌,一些下丘脑激素具有协同作用,如促肾上腺皮质激素释放激素(CRH)和抗利尿激素(AVP)共同调节垂体ACTH的分泌。

促垂体激素的分泌反过来受促垂体神经元突触释放的一系列神经递质和神经肽调节,也受激素的反馈调控,这些激素是糖皮质激素、性激素、甲状腺激素、腺垂体后叶素(短环反馈调控),以及促垂体激素本身(超短环反馈调控)。

(一)促甲状腺激素释放激素

1.结构与功能 促甲状腺激素释放激素(TRH)是最小的促垂体肽类激素,只有三肽。人类TRH前激素原基因编码6个拷贝的TRH肽序列,三肽TRH只有唯一确定的激素原。

TRH是促TSH释放因子,TRH的激发作用是由神经肽与促甲状腺细胞膜上的特异受体结合启动的,人体静脉注射TRH后,血清中TSH的水平在几分钟内开始升高,接着血清三碘甲状腺原氨酸(T_3)水平升高,甲状腺释放四碘甲状腺原氨酸(T_4)也增加,但是血清中T_4水平变化不明显,因为T_4(大部分与载体蛋白结合)的循环池非常大。

2.分泌特点　TRH 对垂体的作用会被甲状腺激素所抑制,这是垂体分泌 TSH 反馈调控中重要的环节。人类血浆中的 TSH 具有昼夜节律,在晚上 9:00 至凌晨 5:00 期间分泌达到峰值,而在下午 4:00 至晚上 7:00 间出现低谷。并且,每 90~180 分钟就有一个小的超日节律的 TSH 峰,可能是由下丘脑 TRH 的爆发释放而激发的,这在生理上对 TSH 的合成和糖基化的控制非常重要。糖基化是 TSH 效应的决定因素。

TRH 还是潜在的催乳素释放因子(PRF)。PRL 可以被甲状腺激素抑制(与 TSH 分泌的变化平行),血液中 PRL 水平与 TRH 正相关,提示 TRH 可能参与 PRL 分泌的调控。在甲状腺功能减退症的患者中,TRH 升高有时会引起高催乳素血症。但在哺乳期,人体内血 PRL 与血浆 TSH 水平无关,以及在缺乏 TRH 的小鼠体内泌乳细胞和 PRL 的分泌都是正常的。

3.分泌调节

(1)垂体-甲状腺轴反馈调控:甲状腺激素对下丘脑和垂体都有调控作用,血浆中甲状腺激素水平极其微小的下降就可以使垂体对 TRH 敏感,注射小剂量的 T_3 和 T_4 就能抑制 TSH 对 TRH 做出应答。TRH 作用在细胞膜受体上,在几分钟内就可以刺激 TSH 的分泌,然而甲状腺激素的功能是由细胞核受体介导的,需要几个小时才能发挥效应。

侧脑室脉络丛的上皮细胞会摄取 T_4,和脑脊液中的甲状腺结合蛋白结合,之后通过血脑屏障。在大脑中,Ⅱ型脱碘酶将 T_4 转化为 T_3,T_3 与分布在下丘脑室旁核和其他脑细胞的甲状腺激素受体结合。血液循环中 T_3 不是通过上述方式进入大脑的,可能是透过脑室旁的 TRH 神经元通过血脑屏障。大脑中 T_4 的转运和脱碘系统解释了抑制垂体功能需要较高的血 T_3 水平,故服用 T_3 的抑制作用比服用 T_4 强。

(2)神经调控生长抑素和多巴胺调控下丘脑:对 TSH 分泌,抗生长抑素抗体使基础 TSH 水平升高,并促使应激状态下大鼠 TSH 释放。甲状腺激素同时也抑制生长抑素的释放,提示甲状腺激素对 TRH 和生长抑素有同等、相互的调控作用。GH 刺激下丘脑生长抑素的合成,同时抑制 TSH 的分泌。人生长抑素对 TSH 的分泌调节作用机制还不清楚。有研究显示松果体可抑制甲状腺的功能。

4.临床意义　在 TSH 的超灵敏分析检测技术出现后,TRH 在诊断甲状腺功能减退方面使用越来越少。由于 TRH 检测的特异度低,它不能区分是下丘脑还是垂体导致的 TSH 不足,也使得它的临床应用减少。TRH 释放试验在高催乳素血症的鉴别诊断中的意义不大,但对于肢端肥大症的患者,可以显示残留的异常生长激素释放细胞,这种细胞在治疗前在 TRH 的作用下可以释放 GH。

有人认为,TRH 对广泛的神经系统疾病的治疗有作用,包括脊肌萎缩和肌萎缩侧索硬化。据报道,运用 TRH 治疗后,这两种病的患者的肌力得到暂时的改善,但也有研究没有证实疗效的有效性。TRH 鞘内注射可以减低试验引起的脊髓休克和缺血性休克的严重度;有研究发现,在治疗早期脊髓损伤和头部创伤时,TSH 可能具有促进恢复的功能。TRH 目前已经用于治疗儿童神经系统紊乱,包括 West 综合征、Lennox-Gastaut 综合征、早期幼儿癫痫性脑病和顽固性癫痫。TRH 是一种兴奋药,注射 TRH 可以唤醒睡眠中或应用镇静药的动物。

(二)促肾上腺皮质激素释放激素

1.结构与功能 中枢神经系统中的 CRH 系统包括非促垂体的 CRH 神经元,还有 3 种 CRH 类似肽(尿皮质激素、尿皮质激素 2 或 stresscopin 样肽、尿皮质激素 3 或 stresscopin),至少 2 个同源受体(CRH-R1 和 CRH-R2)及 1 个高亲和力的 CRH 结合蛋白,它们在中枢神经系统中的分布相当复杂。

CRH 结合蛋白是一个 376Da 的高亲和力蛋白。在促垂体的因子中,CRH 是唯一一个血液和组织中存在的特异性结合受体的因子。

2.分泌特点 下丘脑-垂体轴控制促肾上腺皮质激素(ACTH)释放,下丘脑-垂体-肾上腺(HPA)轴是整个神经系统和内分泌系统的体液组成部分,对外部和内部扰乱机体稳态的情况做出应答,调节肾上腺皮质产生糖皮质激素。ACTH 皮质醇的峰值出现在清晨,白天一直下降,午夜达到最低点,在凌晨 1:00~4:00 开始上升。在 24 小时循环中,ACTH 有 15~18 个脉冲。ACTH 的分泌节律是由 CRH 节律导致的。研究发现,在 CRH 敲除的小鼠中没有皮质醇产生的昼夜节律,而对 CRH 敲除的小鼠进行 CRH 的恒量灌注可以再次获得皮质醇分泌的昼夜节律。这提示 CRH 对于垂体或肾上腺昼夜节律的发生有重要意义。向人体内注射 CRH 会引起 ACTH 迅速释放入血,随后皮质醇和其他肾上腺皮质醇激素,包括醛固酮分泌。CRH 促进 ACTH 释放是特异性的,并受糖皮质激素的抑制。

CRH 和尿皮质醇除了调节 ACTH 的合成和释放外,还有很多生物学功能。在中枢的作用中,这些肽类与行为活动有关,如焦虑、觉醒、行动、奖赏、喂养及提高交感活性。这些肽类的许多非促垂体行为和自律功能,可以看作在应激时代偿性激活 HPA 轴,以此来维持内环境稳定,并与免疫、心功能、胃肠道功能和繁殖有关。

3.分泌调节

(1)反馈调控:垂体反馈的调定点由下丘脑通过下丘脑释放激素 CRH 和 AVP 决定。糖皮质激素对垂体的促肾上腺皮质激素细胞和分泌 CRH 和 AVP 的下丘脑神经元都有反馈、调控作用。这些调节功能与垂体-甲状腺轴类似,但糖皮质激素对 CRH 和 AVP 及 HPA 轴的调控是复杂的,远远超过了一个简单的闭环反应。

糖皮质激素是脂溶性激素,可以自由通过血脑屏障。在大脑和垂体,它们与两种受体结合。Ⅰ型(由 NR3C2 编码)为盐皮质激素受体,因为其与醛固酮和糖皮质激素都有很高的亲和力,Ⅱ型(由 NR3C1 编码)为糖皮质激素受体,对盐皮质激素的亲和力较低。Ⅰ型受体在糖皮质激素的基础水平就可以饱和,而Ⅱ型只有在昼夜节律的峰值才能饱和,两种受体的这些不同点,以及两者在大脑的分布不同说明Ⅰ型受体决定了下丘脑-垂体的基础活性,而Ⅱ型受体介导应激反应。

(2)神经控制:有意义的生理或心理应激会唤醒适应性反应,通常包括 HPA 轴和交感-肾上腺轴的激活。这些通路的终产物随后帮助动员资源来满足紧急情况下的生理需要,急性的通过"战斗或逃逸"反应来实现,而长期的则通过糖皮质激素的系统作用实现,如糖异生和能量动员,HPA 轴在内环境稳态的调节中有着特异性的应激作用,最恰当的例子是在感染或其他激活免疫系统产生细胞因子的事件中,糖皮质激素可以下调免疫反应。

室旁核是提供整体应激反应的主要下丘脑核团。它有3种主要的效应神经元,这些神经元的空间位置各不相同:①大细胞缩宫素和AVP神经元,作用于神经垂体并参与血压、体液调节,以及泌乳和分娩的调节;②作用于脑-和脊髓的神经元,调节一系列自主反应,包括交感肾上腺活化;③小细胞性CRH神经元,投射到正中隆起,调节ACTH的合成和释放;许多CRH神经元同时表达AVP,AVP是一种辅助的ACTH促泌素,与CRH起协同作用。AVP在小细胞性神经元和大细胞性神经元之间的调节是非常不一样的,同时在小细胞神经元中,AVP的调节与CRH也不相同。

4.临床意义　CRH目前并未应用于临床治疗,尽管在灵长类和人类的身上进行的CRH及CRH类似肽的研究已经证明这些肽的一些作用。静脉注射CRH可以促进能量的消耗,但是,CRH不是减肥的一个靶点药。小分子口服GRH-R1阻滞药的发展为其治疗焦虑和抑郁患者提供了可能。目前有进行Ⅰ期和Ⅱa期临床试验。初步认为这一化合物可以有效降低焦虑和抑郁症状,同时安全性高,不存在对内分泌及体重的影响。

(三)生长激素释放激素

1.结构与功能　人类下丘脑的生长激素释放激素(GHRH)有两种分子形式:GHRH(1-44)-NH$_2$和GHRH(1-40)-OH,GHRH的多种形式是通过对较大分子激素原的转录后修饰而实现的。NH$_2$末端酪氨酸的GHRH具有生物活性,像(1-29)-NH$_2$的短片段是有活性的,但GHRH(1-27)-NH$_2$没有活性。Ⅳ型二肽基肽酶可能使GHRH失活,转变为更经典、更稳定的代谢产物,GHRH-(3-44)-NH$_2$是血浆中检测到的具有免疫活性的主要肽类。GHRH有种属特异性;有7种物种与人类的GHRH具有同源性。除了下丘脑有表达GHRH基因,人类的卵巢、子宫和胎盘也表达GHRH,但在这些组织中的功能还不清楚。

2.分泌特点　GHRH通过和其受体耦联可以增高细胞内环鸟甘酸(cAMP),激活腺苷酰环化酶,增加细胞内游离钙,激活GH的mRNA转录和新GH合成、释放。GHRH也会增加垂体磷脂酰肌醇转换。GHRH受体是G蛋白耦联受体的一个亚型,人类GHRH受体基因无义突变是少见的家族性GH缺乏的原因,也说明没有其他基因产物能够代偿垂体这一特异受体的作用。

正常人静脉内注射GHRH会引起血清GH迅速的、呈剂量依赖性的升高,在15~45分钟就可以达到峰值,在90~120分钟时降至正常。GHRH最大剂量为1μg/kg,但是不同人之间、同一个人在不同情况下反应不同,可能与注射时同时分泌的促泌素和生长抑素的波动有关。反复大剂量或持续注射GHRH几小时后可以引起GH分泌反应的轻度下降。然而,与长时间暴露于促性腺激素导致GnRH受体脱敏不同,即便持续地摄入GHRH,GH和胰岛素样生长因子1(IGF-1)仍旧呈脉冲式分泌。这种反应提示GH的昼夜分泌存在其他调节因素。

GHRH的垂体外功能知之甚少,最重要的是睡眠调节功能。给正常人夜间弹丸式输入GHRH会发现显著增加慢波睡眠的密度,在其他动物中也是如此。此外,在正常人中,年龄相关的慢波睡眠减少和GH日间集成分泌有密切关系。这连同其他证据显示中枢

GHRH 分泌存在昼夜输送的现象,夜间 GHRH 脉冲波幅度增高或是频率增加会直接作用于深睡眠或睡眠引起的 GH 分泌增加。在小鼠和羊中,GHRH 可以刺激食欲,尽管研究显示 GHRH 可以刺激神经性厌食症患者摄入食物,但是在女性对照人群和食欲过旺的患者中会降低食欲。

3.分泌调节

(1)反馈调节:GH 释放的负反馈与 GH 本身和 IGF-1 有关,IGF-1 在肝脏及其他组织合成,并受 GH 调节。GH 对下丘脑的影响是短环负反馈的结果,同时也包括受 GH 影响的其他循环因子,如 IGF-1、游离脂肪酸和血糖,这些是长程调节系统,类似于垂体-甲状腺轴或垂体-肾上腺轴。因此,GH 分泌的调节包括 2 个闭环系统(GH 和 IGF-1)和 1 个开环调节系统(神经性的)。

IGF-1 是垂体水平抑制 GH 分泌的主要因子。IGF-1 受体在人类生长抑素腺瘤细胞中有表达,并且可以抑制自发的和 GHRH 刺激的 GH 分泌。此外,IGF-1 抑制 GH 和垂体特异性转录因子 PIT-1 的表达。物种间不一致的数据提示 IGF-1 可能通过中枢调节 GH 分泌。IGF-1 的负反馈机制与临床中神经性厌食、蛋白质-能量缺乏和拉伦侏儒症(GH 受体缺乏)的情况下,血清 GH 水平会升高。

(2)神经控制:已知大量神经肽有抑制 GH 分泌的功能,包括神经肽 Y(NPY)、CRH、降钙素、缩宫素和神经降压肽、血管活性肠肽(VIP)和 TRH。生长激素在应激、运动、睡眠,以及饥饿等状况下分泌增加,而在进餐及年老时下降,并受多种激素和神经递质调节。胰岛素、低血糖、输注氨基酸、雌激素、睾酮、糖皮质激素、神经肽如 GHRH、Gherkin、阿片受体、褪黑素等是生长激素分泌的刺激因素,葡萄糖、生长抑素是生长激素分泌的抑制因素。生长激素在肢端肥大症、神经性厌食、肾衰竭、肝硬化、1 型糖尿病(T1DM)患者中上升,在肥胖和甲状腺功能异常的患者中下降。

4.临床意义　GHRH 可以促进垂体完整的儿童长高,但是剂量、给药途径和频率要恰当,鼻饲可能无效。GHRH 不用于鉴别由垂体或下丘脑引起的儿童 GH 缺乏。但是,在成年人,GHRH-GHRP 联合激发试验是检测 GH 储备的理想手段。联合促泌素对 GH 释放的作用不受年龄、性别或者体重指数的影响,而且比胰岛素低血糖试验的安全范围更宽。

GH 分泌随年龄下降。健康的老年人使用 GH 可以增加无脂肪体系、肌肉强度,降低脂肪体积,尽管不良反应的发生率也很高。除了促进 GH 释放,GHRH 治疗老年性睡眠紊乱的机制也在研究当中。

(四)生长抑素

1.结构与功能　生长抑素是抑制 GH 分泌和胰岛素分泌的因子,生长抑素有 14 个氨基酸的环化肽[生长抑素-14(SST-14)]和 N 端延伸的生长抑素-28(SST-28)两种生物活性形式。两种生长抑素都来于同一激素原,SST-14 主要位于脑(包括下丘脑),而 SST-28 位于胃肠道,尤其是直肠和回肠。生长抑素在室周核和下丘脑漏斗状核神经元表达,与 GH 分泌有关,它还在皮质、侧间隔、杏仁核、丘脑、网状核、海马和脑干神经核团高度表达。大脑中去氧皮质醇只占生长抑素水平的很小一部分,并且主要分布在皮质和下丘脑。对于生长抑素基因转录的发育和激素调控的分子机制研究主要集中在胰腺胰岛细胞。

2.分泌调节　生长抑素没有冲突活性,也不是外周或中枢神经系统的神经递质或神经调质,而是一个作用于胰腺和肠道的调节肽。作为一个垂体调节因子,生长抑素是神经激素,通过进入血液循环(下丘脑-门脉循环)远距离影响靶细胞功能。在肠道,生长抑素在肠肌丛和上皮细胞都有分泌,在前者作为神经递质,而在后者则作为旁分泌。生长抑素还可以通过δ细胞影响自身分泌(自分泌功能)。肠道外分泌可以通过腔内调节,因此它还是腔激素。由于它分布广泛、调剂谱广,被认为是典型的全系统调节因子。

3.临床意义　目前已经开发出了具有受体亚型选择性的生长抑素类似物,与天然的肽相比,其促进了药动学和口服生物利用度。目前临床试验对很多类似物进行研究,包括奥曲肽、兰瑞肽、伐普肽和六肽 MK-678。这些化合物都是具有高亲和力的 SSTR2、SSTRS5 的激动药,而与 SSTR3 只有中等结合力,与 SSTR1 和 SSTR4 无(或很低)亲和力。奥曲肽(SMS201-995 或善宁)的作用提示了生长抑素类似物在治疗中的潜力。奥曲肽可以控制大多数肢端肥大症患者过多分泌 GH,缩小近 1/3 的肿瘤体积。手术后复发的 TSH 分泌性腺瘤也可使用。对于其他异位神经内分泌肿瘤,如降钙素瘤、VIP 瘤、胰高血糖素瘤和胰岛素瘤,也有治疗作用,但是很少用于促胃液素瘤的治疗。奥曲肽对治疗多种腹泻(作用于肠道水盐排泄机制)有效,可以减少胰瘘(促进愈合)外分泌。可以减少胃肠道血流,基于此,可用于治疗食管静脉曲张破裂出血,但对于消化性溃疡出血治疗效果不理想。

奥曲肽最主要的不良反应是减少胆汁产生和降低胆囊收缩力,导致胆汁沉积,增加了胆结石的发生率。其他常见的不良反应包括恶心、腹部绞痛、脂肪吸收不良导致腹泻和胃胀,这些不良反应通常出现在治疗的 2 周内。除了抑制胰岛素分泌,长期使用奥曲肽治疗不会伴发糖耐量受损,因为会代偿性地降低糖类的吸收和 GH 及胰高血糖素的分泌。

用放射性示踪剂标记的生长抑素类似物可以作为重要的诊断依据。[111]In 标记的奥曲肽类似物在美国及其他几个国家都已经被批准用于临床。大部分神经内分泌肿瘤和许多垂体肿瘤都表达生长抑素受体,因此可以通过注射奥曲肽进行显像;许多非内分泌性肿瘤和炎性损伤也可以显像,因为它们都表达生长抑素受体。这些肿瘤,包括非小细胞肺癌(100%)、脑膜瘤(100%)、乳腺癌(74%)和星形细胞瘤(67%)。尽管示踪剂在鉴别诊断上缺乏特异度,但是对于确定病灶和评价损伤范围方面还是很重要的,可以为治疗包括肿瘤分期提供重要信息。

(五)促性腺激素释放激素

1.结构与功能　促性腺激素释放激素(GnRH)是 10 个氨基酸的肽,是下丘脑控制生殖轴的神经肽,是前体分子经过酶裂解移除 N 末端的信号肽和 C 末端的 GnRH 辅助肽(CAP)后形成的。所有形式的 10 肽在 N 末端有 proGlu,C 末端有甘氨酰胺,提示末端结构有着重要的功能。

GnRH 神经元是弥散分布的小细胞,并不集中分布在各个神经核。它们多是双极的、呈梭形,有的轴突投射到正中隆起和漏斗柄。在胚胎发育中,GnRH 神经元从大脑表面迁移到下丘脑,最终在下丘脑的位置在不同种群中有所不同。在人类和非人类灵长类动物中,大部分下丘脑 GnRH 神经元位于背侧和内侧基底下丘脑、漏斗部和室周区。

GnRH 与垂体促性腺细胞膜受体结合,激活 LH、FSH 合成和释放。GnRH 受体是一个有 7 个跨膜结构域的 G 蛋白耦联受体,在生理情况下,GnRH 受体数目变异较大,通常与垂体促性腺细胞的分泌能力呈正相关。GnRH 受体的信息水平受多种激素和第二信使调控,类固醇激素、促性腺激素具抑制作用,钙和蛋白激酶 C 具刺激作用。但 GnRH 持续作用会下调 GnRH 受体,同时伴有 LH 和 FSH 合成和分泌的下降,这种现象被称为降敏作用。降敏作用不需要钙动员或促性腺细胞分泌,并有一定的临床应用。

2.分泌调节

(1)反馈调节:在下丘脑和许多影响 GnRH 的神经系统含有丰富的类固醇激素受体和雌激素受体,这些受体存在于大脑各处,包括视前区、终纹床核、室旁核、视上核、杏仁核及大脑皮质。大多数时候,下丘脑-垂体轴受性腺类固醇激素的负反馈调节。如果手术切除性腺,或者用药物抑制性腺类固醇激素的分泌,循环中 LH 和 FSH 的分泌会显著上升(10~20 倍)。这种"去势反应"通常出现在绝经期女性,这时卵巢的雌二醇和孕激素将减少并最终消失。

类固醇激素可以显著改变下丘脑和垂体的 GnRH 释放和促性腺细胞的脉冲模式。在下丘脑,作为闭环负反馈的一部分,雌二醇、黄体酮、睾酮可以降低 GnRH 释放到门脉中的频率。因为 GnRH 神经元大都缺乏类固醇激素受体,类固醇激素对 GnRH 神经元代谢率的影响可能由类固醇激素作用于对 GnRH 神经元提供神经传入的神经系统实现的。

除了负反馈,雌二醇在下丘脑和垂体水平还有正反馈作用,会引起垂体释放大量 LH 和 FSH。这种大量释放每个月经周期都会出现 1 次,称作 LH-FSH 冲击。雌二醇的正反馈作用是由于卵泡发育晚期引起雌二醇分泌大量增加。在促性腺激素高峰来临前 36 小时作用,女性血浆雌二醇水平通常会增高到 300~500ng/L。雌二醇的正反馈是作用于下丘脑,增加 GnRH 分泌;同时也作用于垂体,通过增加新的 GnRH 受体合成及受体后位点从而增加垂体对 GnRH 的敏感性。目前介导雌激素正、负反馈转换的细胞内机制还不完全清楚。

(2)神经调节:脑干、边缘系统和下丘脑其他部位的许多神经调节系统向下丘脑传递信息。这些传入系统包括含有去甲肾上腺素、多巴胺、5-羟色胺、γ-氨基丁酸(GABA)、谷氨酸、内源性阿片肽、NPY、促生长激素神经肽和一系列其他神经递质肽的神经元。谷氨酸和去甲肾上腺素对生殖轴有重要的刺激作用,而 GABA 和内源性阿片肽对 GnRH 神经元起抑制性作用。

3.临床意义　在哺乳期、季节性繁殖静止期和营养不良患者,GnRH 对垂体的刺激会有所下降,垂体促性腺细胞 GnRH 受体的数目会随着显著下降。垂体再暴露于 GnRH 脉冲下时,其受体数目会恢复。GnRH 诱导自己受体的效应被称为上调或自身引发作用。GnRH 只有在脉冲且具有特定生理频率才会增加 GnRH 受体数量。垂体在一段时间低

GnRH 刺激后,暴露于 GnRH 脉冲几小时或者几天就会上调 GnRH 受体的表达,时间长短取决于此前 GnRH 下降的时间和程度。

例如,目前对下丘脑来源的性早熟的治疗(GnRH 过早分泌)是对患儿使用长效的 GnRH 激动药,通过下调垂体 GnRH 受体,关闭性腺轴。性早熟儿童可以长期使用 GnRH 激动药,进入青春期的正常年龄后,终止治疗,可以再次激活垂体促性腺细胞,使下游性腺类固醇激素产生增加。长效 GnRH 激动药也用于雌激素依赖乳腺癌和性腺类固醇依赖的癌症患者。

(六)催乳素调节因子

1.功能　多巴胺是下丘脑分泌的催乳素主要的生理性抑制因子(PIF)。PRL 的分泌主要受下丘脑抑制。正中隆起的破坏或将垂体异位移植会导致 PRL 分泌增加,而 GH、TSH、ACTH 和促性腺激素的释放会减少。多巴胺在体内或体外都会抑制催乳素细胞分泌 PRL,多巴胺 D2 受体在泌乳细胞膜上表达。D2 受体基因破坏的突变小鼠均会引起泌乳细胞增生、高泌素血症,最终引起催乳素腺瘤。位于下丘脑内侧基底部的内源性多巴胺神经元具有多巴胺能调节功能,需要注意的是,与大脑其他部位的多巴胺神经元不同,它们缺乏 D2 受体但表达 PRL 受体,这对于 PRL 的正反馈是必需的。

2.分泌调节　多巴胺对于催乳素细胞的作用是通过多条细胞内信号通路实现的,与 D2 受体的激活有关,不同通路的组合对 PRL 分泌、PRL 基因转录和催乳素细胞增生的抑制作用有关。溴隐亭竞争性对抗由 cAMP 升高导致的增生反应。

3.临床意义　其他下丘脑因子比起多巴胺,只起到了辅助 PIF 的作用。GABA 通过 GABAA 位于腺垂体的变力性受体发挥作用。促黑素细胞和催乳素细胞类似,被多巴胺和 GABA 抑制。因为基础的多巴胺水平较高,GABA 对 PRL 释放的抑制作用在正常情况下很小。其他 PIF 包括生长抑素和降钙素。

(七)催乳素释放因子

1.功能　下丘脑对 PRL 分泌的主要作用是多巴胺导致的抑制性影响,也存在刺激 PRL 释放因子(PRFs)。PRFs 不仅通过对 PIF 效应的去抑制作用,也通过刺激一种或多种神经激素的释放而发挥作用。假定的 PRFs 中最重要的是 TRH、缩宫素和 VIP,但是 AVP、血管紧张素Ⅱ、NPY、促生长激素神经肽、P 物质、蛙皮样肽和神经降压素在不同的生理环境下也可以激发 PRL 释放。

2.分泌调节　在人类,在 PRL 和 TSH 脉冲式释放间存在不完整的关联性,提示 TRH 并不是单一的生理性 PRF。与 TRH 相似,缩宫素、AVP 和 VIP 符合 PRF 的所有基本标准。它们由投射到正中隆起的视旁核神经元产生。门脉血液的激素浓度高于外周循环,足以激活体内 PRL 分泌。此外,在腺垂体,每个神经激素都有功能性受体,对每个激素的药理学抵抗或者被动免疫会降低 PRL 分泌,至少在特定情况下有这样的现象。

3.临床意义　新的 PRF 报道仍然在不断出现。从哺乳动物牛的下丘脑中分离出的被命名为催乳素释放胺(PrRP)的 RF 酰酰胺引起了极大关注。PrRP 可以选择性激活小鼠垂体细胞 PRL 释放,然而,它主要在髓质核的去甲肾上腺素能神经元亚群和腹内侧核的非神经分泌性神经元中表达,是否到达腺垂体引起 PRL 的分泌仍存在疑问。但在中枢神经系统(CNS)可能有 PrRP 受体存在,可能参与介导应激及饱食感的神经回路。

第二节 下丘脑综合征

一、概述

(一)病因

下丘脑的功能复杂,下丘脑综合征的临床表现多样,本病发病有先天性因素和后天性因素,亦有器质性和功能性原因。

1.先天性因素 先天性与性发育不全有关的疾病:如家族性嗅神经-性发育不全综合征、肥胖-生殖无能综合征、伴性早熟的骨纤维结构不良症(先天性多骨纤维性增生不良)、性幼稚-色素性网膜炎-多指畸形综合征、主动脉瓣上狭窄综合征等,可引起本综合征。下丘脑分泌激素缺乏性疾病,如下丘脑性甲状腺功能减退、下丘脑性性腺功能减退等均可导致下丘脑综合征。

2.颅脑感染和炎症性疾病 如病毒性、细菌性脑炎和脑膜炎、脑脊髓膜炎、脑脓肿、天花、麻疹、水痘、狂犬病疫苗接种、组织胞浆病等。坏死性漏斗-垂体炎常见于男性,为组织坏死、纤维化及慢性炎症性疾病,也可引起下丘脑综合征,表现为腺垂体功能减退及中枢性尿崩症,放疗及糖皮质激素治疗不敏感。

3.肿瘤 常见有颅咽管瘤、松果体瘤与异位松果体瘤、神经纤维瘤、神经节细胞瘤、浆细胞瘤、髓母细胞瘤、星形细胞瘤、漏斗瘤、生殖细胞瘤、垂体瘤向鞍上扩展(发展、生长、伸长)、血管瘤、外皮细胞瘤、恶性血管内皮瘤、第三脑室囊肿、脑膜瘤、脂肪瘤、转移性癌肿、白血病、淋巴瘤及错构瘤、畸胎瘤等。

4.退行性变 结节性硬化、脑软化、神经胶质增生等。

5.血管性病变 脑动脉硬化、脑栓塞、脑溢血、血管炎、垂体卒中、血管瘤、动静脉畸形等。

6.肉芽肿性损伤 结核瘤、结节病、嗜酸性肉芽肿、网状内皮细胞增生症、慢性多发性黄色瘤等。

7.脑代谢病 急性间歇发作性血卟啉病、二氧化碳麻醉等。另外,原发性脑脊液压力过低或脑脊液压力增高可伴发溢乳症。胰岛素抵抗与代谢综合征有可能影响下丘脑功能,导致下丘脑综合征。

8.物理因素 颅脑外伤或脑外科手术使垂体柄断裂或损害下丘脑,头颈部肿瘤的放射治疗引起下丘脑神经组织的坏死。

9.药物 长期(大量)服用氯丙嗪、多潘立酮、利舍平及避孕药等类药物可引起溢乳-闭经综合征。

10.功能性障碍 精神创伤、环境变迁等原因可发生神经源性闭经或阳痿伴有甲状腺功能和(或)肾上腺皮质功能减退。

(二)临床表现

下丘脑的生理功能主要包括下列 3 个方面:合成和分泌调节垂体功能的释放激素和释放抑制激素、抗利尿激素等;调节交感神经和副交感神经的最高中枢;为人体重要生命活动(如能量平衡和营养物的摄取,觉醒与睡眠,体温调节,情感行为,性行为,生物钟等)的调节中枢之一。因此,下丘脑功能紊乱会出现一组以内分泌代谢障碍、体温及睡眠等调节异常、自主神经功能紊乱等为主要表现的临床综合征。

1.首发症状 以尿崩症为最多,其次为头痛、视力减退、性功能紊乱(包括性早熟、发育延迟、发育不全及不发育),再次为肥胖和嗜睡,少见的首发症状有发热、智力减退、摄食异常(多食、厌食)、精神或情绪紊乱、昏迷。临床上表现多样,主要包括原发病的症状、神经系统症状及内分泌功能异常。

2.原发病表现 如为鞍上区肿瘤、第三脑室前部肿瘤,极易侵及下丘脑,可引起尿崩症、视力减退、头痛、呕吐、颅压增高症;如为结核性脑膜炎,则有低热、盗汗、血沉增快、颈项强直、克氏征阳性等脑膜刺激征。

3.神经系统功能紊乱 下丘脑神经系统症状是下丘脑调节功能受损的表现。不同部位的下丘脑核团神经元受损时,表现不同的调节功能障碍。

(1)睡眠障碍:大多数患者表现为嗜睡,少数表现为失眠。嗜睡的类型:①发作性睡眠,患者不分时间和场地可随时睡眠发作,持续数分钟至数小时,最常见,多由脑外伤、脑炎等引起;②深睡眠症,可持续性睡眠数天至数周,睡眠发作期间常可喊醒吃饭、排便等,然后再度入睡,多见于下丘脑后部、脑干上端的疾病;③发作性嗜睡贪食征,患者睡眠时间持续数小时、数天,于深睡眠醒后暴饮暴食,多肥胖;④睡眠颠倒:白天嗜睡,夜间兴奋,可见于下丘脑后部感染。

(2)摄食障碍:病变累及腹内侧核或结节部附近,患者出现多食,进而肥胖,常伴生殖器发育不良(肥胖生殖无能症)。肥胖以面、颈及躯干部最显著,肢体近端次之,手指纤细,皮肤细腻,骨骼过长,智力减退,性器官发育障碍,可并发尿崩症。病变累及下丘脑外侧、腹外侧核时有厌食、体重下降、皮肤萎缩、毛发脱落、心动过缓、肌肉软弱、畏寒、基础代谢率降低等。

(3)体温调节失常:可表现为低热、体温过低或高热。低热通常在 37.0℃ 左右。体温过低时降至 36.0℃ 以下,见于血管瘤。高热呈弛张型或不规则型,可达 41.0℃ 以上,高热时肢体冰冷、躯干温暖,有些患者甚至心率与呼吸可保持正常,一般退热药无效,但氯丙嗪和大剂量的氨基比林可退热,物理降温可能有效。

(4)精神障碍:腹外核及视前区有病变时,常表现过度兴奋、哭笑无常、激动、定向力障碍、幻觉、抽搐及易激怒等;乳头体受损时,可出现柯萨可夫综合征,又称遗忘综合征,表现近事遗忘、虚构症和定向障碍,但意识尚清楚;下丘脑前部受损时,还可引起躁狂症,可见于颅脑手术、外伤。

(5)其他:常见有头痛、多汗或汗闭、手足发绀、括约肌功能障碍。下丘脑部畸胎瘤、大脑胶质瘤患者,可发生间脑性癫痫。视交叉受损时,可伴有视力减退、视野的缺损或偏盲,血压时高时低,出现周期性低血压、间歇性发作的直立性低血压、阵发性高血压、阵发性室上性心动过速、窦性心动过速、心动过缓等;下丘脑的自主神经纤维受损时,可引起胃及十二指肠消化性溃疡;间脑神经胶质瘤出现严重的神经胶质增生时,表现腹泻、下肢皮肤病变、低体温、睡眠节律异常。

4.下丘脑-垂体-靶腺内分泌功能紊乱 下丘脑综合征时,可引起下丘脑释放(抑制)激素分泌障碍、垂体及靶腺内分泌功能紊乱,可表现为完全性下丘脑激素分泌缺乏或单一性下丘脑激素分泌缺乏或亢进症。多种下丘脑释放激素缺乏引起全腺垂体功能减退,造成生长发育障碍(青春发育前)、性腺、甲状腺和肾上腺皮质功能减退。TRH 分泌失常引起下丘脑性甲状腺功能亢进症或下丘脑性甲状腺功能减退症;CRH 分泌失常引起肾上腺皮质增生型皮质醇增多症;GHRH 分泌亢进引起肢端肥大症或巨人症;分泌减退导致身材矮小。PRL 释放因子分泌过多发生溢乳症或溢乳-闭经综合征及性功能减退,男子乳房发育征。GnRH 分泌过多引起性早熟,减退者在女性引起神经源性闭经、月经失调、不育、性欲减退,在男性引起生殖无能、营养不良症、性功能减退、Kallmann 综合征等。AVP 分泌过多者引起抗利尿激素分泌不适当综合征,减退者表现为尿崩症。

(三)辅助检查

1.脑脊液检查 肿瘤引起本病时,脑脊液中蛋白含量可增高,脑脊液压力可升高,炎症所致者,细胞数可增加,胚组织瘤位于鞍上者,瘤细胞可脱落至脑室及蛛网膜下隙,脑脊液可找到瘤细胞、结核瘤;结核性脑膜炎时,脑脊液中蛋白含量增高,亦可能找到抗酸杆菌,或脑脊液培养结核杆菌阳性。

2.垂体及靶腺内分泌功能测定 通过测定血清激素水平,了解有无垂体功能减退及性腺、甲状腺、肾上腺皮质继发性功能减退。

(1)性腺:可测定 FSH、LH、睾酮、雌二醇。

(2)甲状腺:可测定 TSH、TT_3、TT_4。

(3)肾上腺皮质:可测定 ACTH、血尿皮质醇、24 小时尿 17-羟皮质类固醇(17-OHCS)及 17-酮类固醇(17-KS)。

3.下丘脑-垂体功能测定 可行 TRH 兴奋试验、LH-RH 兴奋试验、CRH 兴奋试验,判断病变在垂体还是在下丘脑。病变在垂体时,对应的垂体和靶腺激素均无升高反应;病变在下丘脑时,则均呈延迟升高反应。

4.影像学检查 颅骨 X 线片、脑血管造影、脑室造影、气脑造影、MRI 检查、CT 扫描、经颅多普勒彩色超声检查等,以探知颅内病变的部位和性质。

(四)诊断

下丘脑综合征应在排除单一靶器官或垂体自身的病变及全身性疾病后才能考虑。

1.可能的疾病 临床上遇有下列情况应考虑下丘脑疾病的诊断。

(1)不能用单一的靶腺或单纯垂体损害解释的内分泌症状和体征。

(2)内分泌紊乱症状伴有多食、肥胖、消瘦、厌食、嗜睡、精神失常及体温异常而不能用其他疾病解释;或有以下其中 3 项共存时应高怀疑此病:性功能紊乱、尿崩症、多食肥胖、精神失常。

（3）颅压增高伴视力或视野下降，合并尿崩症、性功能减退、溢乳者。

（4）生长发育不良、性腺发育不全、嗅觉消失、畸形者。

2.病因诊断　往往要结合病史、症状、体征、实验室检查及其他辅助检查等综合分析。就发病率而言，以肿瘤居首位，其中最常见的为颅咽管瘤和异位松果体瘤；其次是外伤和先天性疾病；再次是炎症、肉芽肿和物理因素等。先天性病变可有连锁症状，如嗅觉消失、畸形、发育迟滞，可能是 Kallmann 综合征。

3.功能诊断　下丘脑功能异常与病变的部位密切相关，常见临床表现与病变部位如下。

（1）下丘脑前部受损：摄食障碍。

（2）视前区受损：自主神经功能障碍。

（3）下丘脑前部视前区受损：高热。

（4）下丘脑前部及视上核、室旁核受损：尿崩症，特发性高钠血症。

（5）腹外侧区受损：厌食，体重下降。

（6）腹内侧区受损：贪食，肥胖，性格改变。

（7）下丘脑腹内侧延向正中隆起受损：性功能减退，ACTH、GH、PRL 的分泌异常，尿崩症。

（8）下丘脑后部受损：意识改变，嗜睡，低体温，运动功能减退。

（9）垂体柄受损：尿崩症，部分或全部垂体功能减退。

（10）乳头体受损：精神失常，记忆障碍。

4.病理诊断　肿瘤手术或尸检后可有明确的病理诊断。

（五）鉴别诊断

要注意与原发性甲状腺、性腺、肾上腺、神经垂体受损，腺垂体功能减退、神经衰弱、精神分裂症、颞叶癫痫等相鉴别。厌食伴消瘦应注意与慢性消耗性疾病鉴别；肥胖注意与单纯性肥胖、皮质醇增多症相鉴别；发热必须排除其他原因所致发热；情感及精神异常与原发性精神病、甲状腺功能亢进症等应注意区别。

（六）治疗

1.病因治疗　切除肿瘤、控制炎症、停用致病药物、精神心理治疗等。

2.纠正内分泌与代谢的障碍

（1）功能亢进：以去除病因最为重要，药物的疗效非常有限。治疗高催乳素血症、肢端肥大症，有时可用溴隐亭。

（2）功能减退：去除病因，药物替代治疗。①皮质醇减少症：氢化可的松 20~40mg/d；②甲状腺功能减退症：甲状腺片 15~60mg/d，或左甲状腺素 15~150μg/d；③性功能减退：性幼稚者可试用黄体生成素释放激素（LHRH）间歇性治疗，每 60~90 分钟泵入小量的 LHRH；成年女性用人工周期；成年男性用丙酸睾酮替代治疗；④垂体性侏儒：首先需去除病因，用生长激素 0.1U/（kg·d），每晚皮下注射，对 10 岁以下的患者疗效较好；⑤全垂体功能减退:先改善肾上腺系统,其次是甲状腺系统,最后是性腺系统;⑥尿崩症:轻者可服用氢氯噻嗪75mg/d,重者可用加压素治疗。

(3)对症治疗:肥胖者应节食和运动,必要时应用减肥药。发热者用物理降温、氯丙嗪、苯巴比妥,甚至人工冬眠。

(七)预后

根据不同病因和是否早期发现,其预后不一,恶性肿瘤或转移性病灶所致者预后较差。

二、肥胖性生殖无能综合征

肥胖性生殖无能综合征,又称 Frohlich 综合征、Babinski-Frohlich 综合征、Leaunois-Cleret 综合征、肥胖性生殖无能性营养不良症、脑性肥胖症,以幼儿、学龄期男孩多见,以肥胖-性器官发育不良、尿崩症等为其特征。

(一)病因

多在青春期前发病,主要表现为肥胖及性腺不发育,以神经内分泌功能紊乱为特征。最常见的病因为颅咽管瘤,其次为嫌色细胞性腺瘤、结核性脑膜炎脑炎、脑膜瘤、慢性脑积水、胆脂瘤、先天性缺陷小头畸形等,偶尔可为颅底创伤。也可能无明显原因为特发性的。严重下丘脑受损可引起功能失调,性发育延迟的男性大多没有神经症状,多数性发育延迟的男性无下丘脑的损伤。

(二)发病机制

肥胖性生殖无能综合征的性功能减退属于下丘脑源性的,因为多种原因使下丘脑黄体生成素释放激素(LHRH)分泌障碍,导致黄体生成素(LH)及尿促卵泡素(FSH)分泌减少,而继发性腺功能减退。动物实验证实,累及正中隆起时促性腺激素释放激素(GnRH)分泌低下,性功能不全,生殖器萎缩。肥胖发生的原因则不是由于缺乏某种垂体激素而是由于下丘脑的损害。动物实验证明,损坏下丘脑的腹内侧核及正中隆起,患者的饱感丧失而多食、肥胖。累及腹内侧核时,胰岛素分泌亢进,致使食欲亢进,多食而肥胖。

(三)临床表现

多于青春期前发病,有以下特点。

1.肥胖　身躯呈不均匀性肥胖,肥胖的特点是在躯干及肢体的近端部最为显著。乳房、下腹部和生殖器附近的脂肪组织特别增多,骨盆显得宽大,四肢相对细小,手指尖细。男性患者呈女性体型。

2.性腺发育不全或性功能减退

(1)男性:发育期阴袢、阴囊及睾丸仍不发育,呈小睾丸、小阴茎或隐睾,第2性征阙如,面部无胡须生长,音调不改变。

(2)女性:闭经,青春期前发病者性器官及第2性征发育迟缓,发育期才发现无月经来潮,阴道及子宫皆不发育,第2性征推迟或不出现,生育能力丧失。成年后发病者性欲低下,第 2 性征逐渐减退,生育能力丧失。

3.原发疾病表现　如原发疾病为肿瘤,则可由于视交叉受压迫而引起两颞侧偏盲;可有头痛、呕吐等症状;到晚期出现颅压增高、眼底变化、视力减退、视野缩小。X 线片检查可显示蝶鞍损坏或扩大。

4.下丘脑综合征表现　由于下丘脑的损害,可伴有尿崩症、体温不稳定及嗜睡,智力大多正常,亦可智力减退。

(四)诊断

出现以下几点时应考虑本病。

1.一般有不匀称的肥胖,性功能减退。

2.血尿液中促性腺激素减少或消失。

3.有颅内疾病的表现者,头部 X 线片及 CT、MRI 可显示肿瘤。

(五)鉴别诊断

应与体质性青春期延迟、性腺病变所致的原发性性腺功能减退症伴肥胖及垂体单一性促性腺激素分泌不足(又称选择性垂体性性幼稚)所致的性功能幼稚症相鉴别,单纯性促性腺激素缺乏时 LHRH 兴奋试验无反应。

(六)治疗

1.原发病治疗　如为下丘脑或垂体肿瘤、视神经肿瘤,根据其性质,以及是否引起压迫症状考虑放射或外科手术治疗。

2.内分泌紊乱的治疗　性腺功能减退可用 LHRH、人绒毛膜促性腺激素(hCG)或性激素替代治疗。

(1)雄激素替代治疗:口服甲睾酮制剂 30mg 或肌内注射丙酮睾酮 25mg,每周 3 次。或选用肌内注射长效睾酮制剂,如庚酸睾酮,第 1 年,每次 50mg,每年 1~2 次,肌内注射;第 2 年 100mg,第 3 年 200mg。女性患者可采用雌激素替代治疗。

(2)促性腺激素治疗:hCG 1 000~1 500U,每周 3 次肌内注射。最好的方法是应用人工合成的 GnRH 10 肽脉冲型自动输注泵间歇输注治疗,每次 12.5mg,间歇 90 分钟自动输注 1 次。

(3)甲状腺功能减退时,以甲状腺激素制剂替代治疗。

(七)预后

取决于原发病的性质及治疗的早晚,早发现、早治疗可以恢复一定的性功能和生育功能。

三、嗅觉丧失-性发育不全综合征

嗅觉丧失-性发育不全综合征即嗅神经-性发育不全综合征,又称嗅觉丧失-性发育不全综合征、失嗅类无睾综合征、嗅觉生殖器发育障碍综合征等;几乎全部见于男性,女性可能是基因携带者。家族中可有多人发病,亦可有其他男性性功能正常而嗅觉缺失或失灵者,家族中的女性性功能正常但可有嗅觉失灵者。

(一)病因

嗅觉丧失-性发育不全综合征是一种先天性促性腺激素缺乏引起性腺发育不全,伴嗅觉缺失或减退的遗传性疾病。

(二)发病机制

可为X-性连锁隐性遗传或为男性-常染色体显性遗传。部分患者脑组织病理检查可发现大脑嗅叶缺损或发育不全,睾丸间质细胞减少或阙如,曲细精管内无精子形成。从临床及病理材料中均未能发现下丘脑、垂体有明确的器质性病损。有人认为患者促性腺激素缺乏可能为先天性下丘脑垂体功能缺陷。这种选择性促性腺激素分泌不足,致性幼稚症,伴嗅球发育不全致嗅觉缺失或失灵。依促性腺激素缺乏的严重程度可分为完全性或不完全性两型。

(三)临床表现

1.先天性嗅觉缺失或失灵　对食醋、香水、氨水等芳香挥发性物质无嗅觉或嗅觉十分迟钝。

2.性幼稚　在儿童期可发现睾丸很小,往往缺乏男孩气质,至青春期前后不出现第2性征,腋毛及阴毛阙如、稀疏或呈女性型分布,阴茎似幼童,睾丸发育不良。

3.垂体分泌其他促激素的功能均在正常范围,无甲状腺、肾上腺等功能异常的表现。

(四)辅助检查

1.实验室检查　血浆睾酮、血促卵泡激素、尿促卵泡激素(FSH)低值甚或测不出。血黄体生成素释放激素(LHRH)兴奋试验可无反应。

2.睾丸活检　可见间质细胞数目减少或完全缺乏,曲细精管内缺乏精子形成。

3.脑电图检查　可见异常波形。

4.B超检查　可发现性腺(睾丸或卵巢)和子宫发育不良、隐睾等。

(五)诊断

根据临床嗅觉缺失和性幼稚即可诊断本病。病理检查可见鼻黏膜嗅神经细胞发育不全,睾丸活检有助于诊断。

(六)鉴别诊断

应与其他性幼稚性疾病鉴别,伴有嗅觉的缺失和性染色体正常有助于诊断。

(七)治疗

可用绒毛膜促性腺激素和(或)雄激素治疗,可以出现第2性征发育,血睾酮浓度可升至正常值。嗅觉缺失或失灵无须特殊治疗。

(八)预后

对寿命无影响。

四、神经性厌食

神经性厌食是一种主要影响青年女性的慢性神经内分泌疾病,多由于特殊的精神心理变态、挫折及特殊的文化背景的影响而引起,其临床特征为患者因存在评价及其他认知障碍而自行节食减肥,导致体重减轻、严重的营养不良及下丘脑-垂体-性腺轴功能紊乱,是生理、心理、社会综合因素影响的结果。常见于 15~24 岁的青年妇女,一般<25 岁。普通人群成年妇女中该病的患病率为 1%~2%,男女比例 1:9。

(一)病因

神经性厌食的病因多种,是社会文化因素、心理因素、生物学因素共同作用的后果。多见于发达国家富裕阶层的青年妇女,提示社会文化因素在发病中起重要作用。审美观念、职场的竞争压力与成功期望都是重要发病因素。

神经性厌食患者存在对肥胖恐惧和形体评价障碍,并且存在个性缺陷。同时个体识别功能不全,不少神经性厌食患者尽管已很消瘦,但仍认为自己肥胖而继续节食,患者存在对自我体形持续过度评价的倾向,即存在"体像评价障碍"。患者希望苗条,害怕肥胖,主动节制饮食,甚至对食物产生厌烦感,于是出现体重下降、闭经及多种并发症。家庭与周围环境不协调,加重了病情发展。

(二)发病机制

神经性厌食患者的同胞罹患本病的概率增加约 5%,同卵双生子罹患本病的概率为一般同胞的 4~5 倍,同卵双生子均患本病的概率为 44%,而异卵双生子仅为 12.5%,表明遗传因素参与了神经性厌食的发病。厌食患者存在饱感、体温调节、内分泌功能方面的异常,提示存在下丘脑功能异常。神经性厌食患者存在原发的下丘脑功能紊乱,主要证据有:①约 20% 的患者以闭经为首发症状,并非继发于消瘦,提示存在下丘脑-垂体-性腺轴紊乱;②垂体激素储备功能正常,但反应延迟;③AVP 分泌不稳定。易感个体在青春期前后遭遇的生物、心理方面的事件可通过下丘脑神经递质、内分泌或免疫方面的变化,导致神经性厌食心理和行为上的特征性表现。

(三)临床表现

1.恐惧 肥胖、厌食、消瘦患者多有对肥胖恐惧,追求"苗条",多数通过过度限制饮食、过度运动来减肥,有些患者甚至用自我诱吐和导泻来减肥,个别病例甚至拒食,体重丧失 25% 以上,皮下脂肪、体脂与肌肉组织明显减少,部分出现骨量丢失。患者对进食及体重减轻漠不关心,不理睬别人的规劝或安慰,不承认自己有病,享受拒食和极端消瘦,多数患者存在体像评价障碍。

2.心理与行为异常 除了肥胖恐惧、体像评价障碍外,患者还存在严重的焦虑、情绪不稳定、抑郁、易偏激;感到自己能力不够;部分患者存在认知缺陷,抽象思维欠缺,不在乎饥饿的感受,否认疲乏,情感淡漠。

3.全身性并发症

（1）因长期频繁呕吐，胃酸腐蚀食管，易并发食管炎、食管糜烂或溃疡，食管疝也常有发生。再进食时偶可致急性胃扩张、胰腺炎、胃肠道梗阻；进食不足可致便秘、结肠炎甚至肝功能异常。

（2）神经性厌食患者心功能异常可高达87%，最常见的是心动过缓、低血压，由于慢性血容量减少和直立性体位改变，可致头晕、晕厥。有些因患者滥用利尿药、泻药导致电解质平衡紊乱继而可致心律不齐甚至心力衰竭，严重的电解质平衡紊乱偶可致心源性猝死。

（3）可出现肾小球滤过率及肾小管浓缩功能下降、血尿素氮增多、电解质平衡紊乱、失钾性肾病及水肿等，病情严重者因血浆清蛋白水平下降，导致低血容量性休克。由于神经性厌食患者体内雌激素减少，部分患者可出现尿频、尿急与夜尿增多等尿路刺激症状。

（4）闭经常发生于低体重患者。心理因素影响下丘脑功能，也可引起停经。下丘脑功能障碍是厌食症的突出特点，血浆 LH、FSH 基础水平下降，脉冲性释放减弱致卵巢释放雌激素减少。患者卵巢比正常人要小，当体重恢复正常时，卵巢可恢复正常。女性患者的血清睾酮水平正常，而男性患者则较低。

（5）在严重厌食症患者中，可见血细胞数目减少。约 1/3 的患者有轻度贫血和血小板减少，2/3 的患者白细胞减少。

（6）由于雌激素分泌不足、IGF-1 水平减低、营养不良、低体重和皮质醇分泌过多，患者可导致骨质疏松和病理性骨折。

（7）基础代谢率降低。50% 的患者血胆固醇过高，亦有葡萄糖代谢的变化，表现为糖耐量减退和糖尿病。体温调节能力下降，特别是随环境温度变化而自动调节体温的能力较差。在寒冷环境中，产热增加不明显。而在炎热环境时，血管舒张不明显，可致体温上升。

（8）厌食症患者睡眠时间减少、早醒，类似于严重抑郁症时的表现。

（四）辅助检查

1.内分泌功能检测　雌激素及黄体酮水平均低，无 LH 脉冲性分泌，GnRH 刺激后 LH 反应减低，连续注射可使其恢复反应及排卵。CRH 水平升高，皮质醇升高，50% 的患者皮质醇节律消失，地塞米松抑制试验可正常，也可无抑制反应，对 CRH 刺激的反应下降。GH 升高，IGF-I 下降。血浆 IGFBP-2 水平升高且与体重指数（BMI）呈负相关，游离脂肪酸（FFA）水平升高。T_3 下降，T_4 正常，rT_3 升高，TSH 正常但对 TRH 反应延迟，血 $1,25-(OH)_2-D_3$ 减少。血小板单胺氧化酶活性下降，提示存在 5-羟色胺能系统功能障碍。

2.代谢指数　神经性厌食患者体内血浆天冬酰胺、谷氨酸、甘氨酸、蛋氨酸、苯丙氨酸和组氨酸水平明显升高，而精氨酸和半胱氨酸水平下降。

3.影像学检查　头部 MRI 检查发现低体重期脑容积减少，尤以灰质为甚，这种灰质容积的减少被认为是不可逆的。

（五）诊断

1.美国精神病学协会诊断标准

（1）体重低于理想体重的85%（或体重指数≤17.5）。

（2）肥胖恐惧。

（3）对自己体形、体重的认知障碍。

（4）继发性闭经。

2.国内学者提出的诊断标准

（1）发病年龄<25岁（最常见于14~19岁），女性占95%以上。

（2）厌食，日进食量<150g，体重丧失25%以上。

（3）对进食及体重持不关心态度，不顾饥饿，也不理睬别人的规劝或安慰，不承认自己有病，对体重丢失及拒食认为是享受，对极端消瘦认为是美观，常有低钾血症及心律失常。

（4）所有女性患者都出现闭经，25%的患者闭经发生于体重大幅下降之前。

（5）没有其他身体上或精神上的疾病，这是诊断本病的先决条件。

（六）鉴别诊断

应与下列疾病鉴别。

1.腺垂体功能减退症和Addison病　可有体重减轻、恶心、呕吐、腹痛、畏寒、闭经等，但内分泌功能异常较神经性厌食者严重，可伴有明显低血容量、低血钠甚至低体温。Addison病患者皮肤色素沉着，有皮质功能减退、低血糖、高钾血症；而神经性厌食患者皮肤呈黄色，有皮质功能亢进、高血糖及低钾血症。

2.克罗恩病、口炎性腹泻　多有腹泻、大便异常等病史，并有相应的特异性临床表现。

3.结核病　有体重减轻伴午后低热、盗汗等结核中毒症状，以及咳嗽、咯痰、胸痛等呼吸道症状，结核菌素IgG、IgM阳性，甚至发现结核病灶。

（七）治疗

治疗目标不仅要恢复营养状况，治疗各种并发症，还应注意纠正导致神经性厌食的心理和环境因素。患者常需要综合治疗，如营养、药物和心理治疗等。治疗开始前需要对患者进行临床评估，以选择营养、药物治疗方案，并提供心理支持。在整个治疗过程中，应鼓励患者主动配合治疗，采取客观、诚实的态度，医师应取得患者的信任，并安排亲属参与治疗计划。

1.营养治疗

（1）轻度营养不良：如体重为理想体重的80%或以上，只需要接受营养咨询和心理支持；提供青春期身体发育与饮食之间关系的健康教育，定期随访患者以免病情恶化。

（2）中度营养不良：如体重为理想体重的65%~80%，需接受营养支持治疗，但一般不需住院。可口服补充全营养配方的食物，在每天能量需要的基础上额外提供0.10~2.1kJ的热量。

（3）严重营养不良：如体重低于理想体重的65%，应住院治疗。可口服补充营养，每天额外补充1.67~2.5kJ的热量，争取每周体重增加1~2kg。部分严重营养不良患者不能耐受鼻饲或拒绝进食，则需要给予胃肠外营养支持。开始热量供给给予每天需要量的一半左右，3~4天后逐渐加至每天全部需要量。同时，定期监测电解质、血生化指标及肝、肾功能等。

2.药物治疗　目前尚未发现十分有效的药物，可采取选择性5-羟色胺再吸收抑制药氟西汀辅以认知行为疗法，剂量为40mg/d；文拉法辛亦有类似作用，剂量为75mg/d，但仍有待进一步研究。

3.心理治疗　可用来纠正异常饮食行为，增进心理社会功能。例如，认知行为治疗可有效地恢复体重，家庭治疗因可改善家庭成员之间的关系，长期坚持效果明显。此外，近年来有人试用人际心理治疗、家庭成员心理教育等。心理治疗多需辅以药物治疗，以达到更好的疗效。

4.治疗并发症　多数并发症常可随体重增加而改善，体重恢复正常后月经也可恢复正常。若体重恢复而月经未恢复，可根据卵巢功能状况做人工周期疗法，或启动卵泡发育，诱发排卵。在体重恢复过程中，用小量性激素周期治疗有助于患者树立治疗信心，防止生殖器萎缩。

（八）预后

预后良好。长期追踪发现大多数患者厌食症状可逐渐消失，体重恢复，有精神病变表现者少见。

五、肌张力减退-性功能减退-肥胖综合征

肌张力减退-性功能减退-肥胖综合征（Prader-Willi综合征），又称Prader-Labhar-Willi综合征、肌张力减退-智力减退-性腺功能减退与肥胖综合征。1965年由Prader等首次报道。

（一）病因

由第15号染色体长臂近中央关键区微缺失引起。

（二）发病机制

呈非孟德尔遗传。在父源15q11~13区域存在 *SNRPN*、*NDN*、*MAGEL2*、*MKRN3* 印记基因，它们仅在父源等位基因上存在。若这些基因失去功能，便导致肌张力减退-性功能减退-肥胖综合征。

（三）临床表现

1.生长发育迟缓，身材矮小，手足小，智力低下，肌张力低下。婴儿期喂养困难，语言发育差。至儿童期食欲旺盛，嗜睡而导致过度肥胖。性腺发育不良，性功能减退。男性隐睾、小阴茎；女性阴唇、阴蒂发育不良，或无阴唇、阴蒂。第2性征发育不良或发育迟缓，促性腺激素水平低。

2.部分患者呈头小、双额间距狭窄、杏仁形眼裂、上唇薄、嘴角向下、小手和小脚、癫痫、指(趾)弯曲、并指(趾)、白内障、脊柱侧弯等。

(四)辅助检查

检测、分析染色体,或分子遗传学检查显示 15 号染色体长臂微小缺失。

(五)诊断

Holm 等提出以下诊断标准。

1.主要标准

(1)新生儿和婴儿出现中枢性肌张力低下,吸吮力差,但随年龄增加会逐渐改善。

(2)婴儿期出现喂养困难,常需要特殊喂养工具;体重增长不满意。

(3)12 个月至 6 岁期间,体重迅速增加(大于两个标准差)。

(4)婴儿期特征性面容:长颅、窄脸、杏仁眼、小嘴、薄上唇、口角向下(应有上述特征超过 3 点)。

(5)各年龄段出现相应的性腺功能减退,生殖器官发育不全,男性有阴囊发育不良、隐睾、小阴茎和(或)小睾丸(小于同龄人第 5 百分位);女性有生殖器官阙如或严重发育不良、小阴唇和(或)小阴蒂;若不治疗,16 岁后仍有性腺成熟延迟和不完全,同时有青春期性征发育延迟。

(6)6 岁前患儿整体发育延迟,6 岁以后有轻度到中度的精神发育迟缓或学习障碍。

(7)摄食过度,强迫摄食。

(8)15q11~13 缺失,通过高分辨染色体分析(>650 带)或其他方法,检测到染色体或基因的异常,包括母源同源二倍体。

2.次要标准

(1)妊娠期胎动减少:婴儿期无生气或哭声弱小,可随年龄增长有所改善。

(2)特征性行为问题:易怒、猛烈的情感爆发和强迫行为、好争辩、对抗、程序化行为及固执、语言重复、偷窃和撒谎。

(3)睡眠紊乱或睡眠呼吸暂停。

(4)15 岁时身材仍矮小(无遗传背景,未经生长激素干预者)。

(5)色素减退:与家庭其他成员相比,头发、皮肤颜色较浅。

(6)与同龄儿相比手小(小于同龄儿标准第 25 百分位)和(或)足小(小于同龄儿标准第 10 百分位);上肢尺侧腕部缺乏弧度。

(7)内斜视或近视。

(8)其他:如唾液黏稠、语言清晰度欠佳、有自损皮肤现象等。

(六)治疗

由于肌张力减退-性功能减退-肥胖综合征患者存在多方面问题,需要针对不同个体,制订个体化治疗方案。

1.新生儿期或婴儿期　首要问题是喂养困难,早期应用大孔眼、少量多次的奶瓶喂养,可解决足够营养摄入问题。若需要可考虑短期鼻饲。

2.幼儿期 随年龄增长,发育延迟成为主要问题。早期教育干预及语言治疗可以改善认知发育及语言发育落后。1.5~3 岁可出现摄食过度,应控制饮食治疗。

3.学龄期或青春前期 肥胖及食物摄取相关的行为问题更加突出。3~9 岁时严格控制每天能量摄入(2.9~5.9kJ/d)。这一年龄阶段的患者多出现与肥胖相关的社会-心理问题及其他行为问题。青春前期的生长激素治疗能改善身高及体重,改善生活质量;行为治疗可改善食物欲、皮肤损害、睡眠紊乱、脾气暴躁和强迫行为。

4.青春期和成年人期 青春前期即应该开始生长激素治疗,以避免身材矮小,特别是青春期、骨龄<12 岁的女孩。性激素替代治疗可改善性征,并促进心理成熟,特别在男性患者,可促进男性第二性征发育。脊柱侧弯的肌张力减退-性功能减退-肥胖综合征患者,可通过手术治疗。

(七)预后

由于目前对肌张力减退-性功能减退-肥胖综合征的认识不断深入,并采取合理的个体化治疗方案,其成活率及生活质量均明显提高。

第三节 抗利尿激素分泌不当综合征

抗利尿激素分泌不当综合征(syndrome of inappropriate AVP secretion,SIAVP)是由于抗利尿激素(AVP)过量分泌,导致体内水分潴留、稀释性低钠血症、尿钠与尿渗透压升高的综合征。因为首例 SIAVP 病例由 Schwartz 等于 1957 年报道,故又称 Schwartz-Bartter 综合征。SIAVP 起病隐匿,多继发于呼吸系统疾病、肿瘤、炎症、药物应用或外科手术,近年已逐步引起临床重视。SIAVP 的特点是血浆渗透压下降时 AVP 不被抑制,仍然持续大量分泌,AVP 使肾远端小管和集合管水通道开放,水顺着渗透梯度进入肾间质,导致不适当的自由水清除率降低,尿钠排泄量和尿渗透压不适当地增加,导致稀释性低钠血症及血浆渗透压下降。

一、病因与发病机制

引起 SIAVP 相关的疾病繁多,按病因可分为 5 类。

1.肿瘤 最常见,且以支气管源性小细胞肺癌(燕麦细胞癌)最多见。原发性脑肿瘤、胸腔内非肺部肿瘤、血液系统恶性肿瘤、皮肤肿瘤、胃肠道肿瘤、妇科肿瘤、乳腺肿瘤、前列腺肿瘤及各种肉瘤亦相对多见。肺癌引起的 SIAVP 多为肿瘤产生的异源性 AVP 分泌,但也可因合并转移性脑肿瘤、脑膜炎、颅内出血时引起的 AVP 分泌亢进所致。由于在 SIAVP 患者中小细胞肺癌的发生率非常高,而该类型的肿瘤对于治疗的反应又相对较佳,所以对于难以解释的 SIAVP 都必须积极地寻找肺癌的可能证据。研究报道低渗状态可提前 3~12 个月预测影像学异常,即使胸部常规 X 线片影像正常的患者,也应进行胸部 CT 或 MRI 扫描甚至支气管镜及细胞学分析等的检查评估。而头颈部恶性肿瘤是另一类与高 SIAVP 发生率相关的恶性疾病,已明确其中的部分肿瘤可合成 AVP。

2.中枢神经系统疾病　多种中枢神经系统疾病与 SIAVP 有关,但机制尚未完全阐明。可能与弥漫性中枢神经系统疾病引起非特异性通路兴奋造成 AVP 过量分泌有关。

3.药物　药物导致的低钠血症是低渗状态的常见原因,氯磺丙脲、卡马西平、氯贝丁酯、选择性 5-羟色胺再摄取抑制药如帕罗西汀、α-干扰素、环磷酰胺、长春碱、长春新碱、全身麻醉药、巴比妥类、噻嗪类利尿药、三环类抗抑郁药、抗精神病药、非甾体类抗炎药、胺碘酮等都可引起 SIAVP。氯磺丙脲、卡马西平、氯贝丁酯可刺激 AVP 分泌,氯磺丙脲还可加强 AVP 对肾小管的作用,因而用于治疗 AVP 缺乏所致的尿崩症。药物主要通过刺激下丘脑 AVP 分泌、兴奋肾脏 V2 受体或增强 AVP 的抗利尿作用。但有些药物的作用机制尚未完全了解,可能通过多种机制的联合发挥作用。

4.肺部疾病　除前述 SIAVP 最主要的疾病肺癌外,感染性肺部疾病也可引起SIAVP。病毒或细菌性(尤其是葡萄球菌)肺炎、脓胸、肺结核、肺曲菌病及慢性呼吸衰竭等均可导致 SIAVP。其中以细菌或病毒性肺炎和阻塞性肺部疾病并发 SIAVP 最为常见。SIAVP 常发生在肺部疾病缺氧及严重酸中毒时。机械通气可引起不适当的 AVP 分泌并可加重其他原因导致的 SIAVP,其机制可能与静脉回流减少有关。

5.其他原因　二尖瓣分离手术时,左心房压力迅速降低,影响容量感受器,促使 AVP 异常分泌。据报道腹腔镜胆囊切除术、颈部手术、外伤性颅内血肿清除术可导致 SIAVP。成年人及儿童获得性免疫缺陷综合征(acquired immune deficiency syndrome, AIDS,艾滋病)及相关并发症患者,有 30%~38%发生低钠血症,其中 12%~68%符合 SIAVP 的诊断标准。此外,少数 SIAVP 患者在临床上始终无法明确病因。

低钠血症伴有尿钠排泄不适当增加这一矛盾现象机制可能与容量扩张有关。容量扩张,肾小球滤过率增加,肾素与醛固酮分泌受抑,尿钠排泄增加;另外,脑钠肽分泌增加,促使尿钠排泄增加,钠代谢处于负平衡状态,加重低钠血症与血浆低渗状态。

二、临床表现

SIAVP 症状和体征取决于低血钠、低血浆渗透压的严重程度及其进展速度,以脑细胞水肿造成的功能紊乱最为明显。当水潴留、低钠血症发生缓慢、血钠≥120mmol/L 时,临床上无明显症状,仅表现为少尿、体重增加。当血钠快速下降或≤120mmol/L 时,可发生急性脑水肿,出现恶心、呕吐、易激惹或嗜睡、食欲缺乏、软弱无力、体重增加,严重时有意识改变、性格改变、木僵状态、精神失常、惊厥、昏迷,甚至发生脑疝,致中枢性呼吸衰竭而死亡。若在 24 小时内血钠急性降低至 120mmol/L 以下时,成年患者病死率高达 50%。当血钠<110mmol/L 时可有肌无力、腱反射减弱或消失,有时可呈延髓麻痹或假性延髓麻痹症、惊厥、昏迷甚至死亡。如果血钠缓慢下降,则表现为深反射减弱、全身肌无力、过度换气或其他病理阳性体征,SIAVP 的另一重要特征是水潴留而不伴有组织间隙水肿,血压一般正常。这可能是由于当细胞外液容量扩张到一定程度时,脑钠素释放增加,抑制钠的重吸收,尿钠排泄增多,水分不至于在体内潴留过多,所以不会出现水肿,但会进一步加重低钠血症和低渗状态。

因为体内大量水潴留,SIAVP 还存在血液稀释的表现,临床上除了低钠血症外,还可出现低肌酐、低尿素氮、低尿酸血症,血氯降低的程度与低钠血症一致。

三、辅助检查

1.生化检验 主要有如下发现。

(1)血清钠一般<130mmol/L。

(2)血浆渗透压<270mOsm/L。

(3)尿渗透压不适当地升高,在血浆渗透压下降时尿渗透压大于血渗透压。

(4)尿钠排泄增加,>20mmol/L。

(5)二氧化碳结合力正常或稍偏低,血清氯化物偏低。

(6)血清尿素氮、肌酐、尿酸、清蛋白常降低。

(7)甲状腺、肝、肾、心和肾上腺皮质功能均正常。

(8)如能检测血浆和尿中AVP,可发现其水平升高,血浆渗透压<280mOsm/L时,血浆AVP>1.5ng/L。

2.水负荷试验 正常人水负荷时均有利尿作用,于5小时内有80%水排出,尿渗透压降低至100mOsm/L(比重为1.003左右),比血浆渗透压低。而本病患者尿量少于摄入水量40%,且不能排泄低渗尿,尿渗透压>血浆渗透压,偶尔SIAVP患者在严格限钠后尿渗透压可低于血浆渗透压,但尿渗透压仍不能降低到100mOsm/L以下。

3.影像学检查 MRI检查可能发现神经垂体高密度信号消失,故有人认为MRI检查对于SIAVP的诊断有重要意义。

四、诊断

1.临床条件 应满足以下要求。

(1)细胞外液的有效渗透压降低,且必须除外假性低钠血症及单纯高血糖。

(2)与特定低渗程度不相符的球浓度。

(3)可以因其他原因而表现出低血容量或高血容量,但除非恢复正常血容量后仍持续存在低渗状态,否则将无法诊断潜在的不适当抗利尿作用。低血容量(直立性低血压、心动过速、皮肤弹性差、黏膜干燥)及高血容量(皮下水肿、腹腔积液)强烈提示低渗状态是由SIAVP以外的其他原因引起的。

(4)尽管水盐摄入正常,尿钠排出仍升高。但SIAVP患者在严重限盐限水的情况下出现低血容量或溶质耗竭,其尿钠排泄也可偏低。因此,在大多数SIAVP患者,尿钠的排出是偏高的,但是存在高尿钠并不能确保SIAVP的诊断,而其缺乏也不能排除诊断。

(5)排除其他导致正常血容量低渗状态的因素,如甲状腺功能减低、肾上腺皮质功能不全及应用利尿药。

2.诊断标准

(1)低钠血症,血钠<135mmol/L。

(2)血浆渗透压降低伴尿渗透压升高,血浆渗透压<280mOsm/L,尿渗透压大于血浆渗透压。

(3)尿钠>20mmol/d。

(4)临床上无脱水、水肿。

(5)心、肾、肝、肾上腺、甲状腺功能正常。当血容量正常而渗透压轻度降低的患者难以明确诊断时，水负荷试验是很有价值的检测，但如果血浆渗透压已 $<275mOsm/(kg \cdot H_2O)$，该试验应用价值减低。

五、鉴别诊断

1.低渗状态　由于能够引起低渗状态的疾病很多，而它们又常常与一种以上的致病机制有关，在疾病出现的初始阶段并不总能明确诊断。

(1)细胞外液容积减少：临床可察觉的低血容量通常意味着体内总溶质已明显减少。低尿钠提示病因是非肾源性的。高尿钠提示肾脏原因造成的溶质丢失可能性大。应用噻嗪类利尿药是导致肾脏丢失溶质的最常见原因。但是肾上腺功能减退造成的盐皮质激素缺乏或盐皮质激素抵抗，以及失盐性肾病(如多囊肾、间质性肾炎、化疗)也是可能的病因。

(2)细胞外液容积增加：临床可察觉的高血容量通常意味着体内总钠过剩。在这些患者中，低渗状态是由于水排出速度显著减少造成机体总水量的扩张超过钠过剩程度造成的。有效动脉血容量(FABV)的下降不仅增加近端肾小管对于肾小球滤过液的重吸收，还通过刺激 AVP 的分泌使远端小管和集合管的重吸收增加，从而继发产生水排出障碍。由于继发性高醛固酮，这些患者的尿钠通常偏低。

(3)细胞外液容积正常：许多不同的低渗性疾病其血容量是正常的，但是，糖皮质激素缺乏可与 SIAVP 极为相似，以至于这两种异常在水平衡方面经常是难以区分的。应用利尿药导致的低钠血症也可以不伴有临床上明显的低容量，而尿 Na^+ 通常是升高的。

2.低钠血症　与低渗透压血症的病因一样，多种多样。低钠血症可分为"真性"低钠血症和"假性"低钠血症。所谓"假性"低钠血症，是指高脂血症与高血浆蛋白血症时，血浆中含水部分减少，而血钠实际上仅存在于血浆中含水部分，因而所测得血钠浓度下降，形成"假性"低钠血症，可见于高脂血症、多发性骨髓瘤、干燥综合征、巨球蛋白血症或部分糖尿病患者存在高血糖、高三酰甘油血症或口服降糖药物治疗时。"真性"低钠血症的病因除了 SIAVP 外，还存在下列原因。

(1)胃肠道消化液丢失：是最常见的低钠血症原因，各种消化液中钠离子浓度，除胃液略低外，均与血浆钠离子浓度相近，腹泻、呕吐及胃肠、胆道、胰腺造瘘或胃肠减压吸引都可丢失大量消化液而致低钠血症。

(2)肾性失钠：肾功能衰竭时尿钠排泄可以增多，加以此时肾脏对低钠时的主动潴钠反应消失，当尿毒症引起呕吐、腹泻而致机体缺钠时，由于肾小管对醛固酮不起反应，尿中继续排钠，而致低钠血症。失盐性肾病、醛固酮减少症、Fanconi 综合征、远端肾小管性酸中毒、甲状旁腺功能亢进症、Bonier 综合征等均可导致肾小管重吸收钠减少，尿排钠增多而致低钠血症。此时，多有相应肾脏病史可资鉴别。

(3)肾上腺皮质功能减退、肾小管病变常伴有效循环血容量减少、低渗透压血症、低血压、低渗性脱水及氮质血症，易于鉴别。

（4）甲状腺功能减退症：甲状腺功能减退症时由于 AVP 释放过多或肾脏不能排出稀释尿而引起低钠血症。但本病常有低代谢综合征如畏寒、嗜睡、腹胀、便秘、脉缓、体重增加，有典型的黏液性水肿，血清 T_3、T_4 降低，TSH 升高，可资鉴别。

（5）大量出汗：汗液中氯化钠含量约 0.25%，含钠量与出汗量有关。在显性出汗时，汗液中含钠量可增高到接近血浆中钠浓度。高热患者或在高温区劳动作业大量出汗时，如仅补充水分而不补充电解质，都可发生以缺钠为主的失水。

（6）慢性充血性心力衰竭、肝硬化腹腔积液、肾病综合征多有明显水肿、腹腔积液、尿钠降低，此时水潴留多于钠潴留，出现稀释性低钠血症，呈钠正平衡，血浆肾素活性增高，醛固酮亦增高。

（7）糖尿病酮症酸中毒：血糖高、血浆渗透压高时可出现低钠血症，高血糖时血钠低可能是由于细胞外液高渗，使细胞内水移向细胞外以致血钠被稀释，且此时肾小管滤液中含糖多，渗透压高，肾小管对钠的重吸收受抑，尿中排钠增多。此时有糖尿病史及血、尿酮阳性、血糖升高等特点可以鉴别。

（8）腹腔积液及大面积烧伤：腹腔积液所含钠离子浓度与血浆相近，故大量放腹腔积液特别是反复多次放腹腔积液或一次放腹腔积液过多，可致低钠血症，大面积烧伤使血浆外渗致失钠失水，但缺钠比缺水更明显，易于鉴别。

（9）精神性烦渴：患者由于饮水过多可引起低钠血症，血浆渗透压可降低，但尿渗透压明显降低，易与 SIAVP 鉴别。

六、治疗

1.纠正水过多和低钠血症

（1）限制水分摄入：轻型患者限制水分摄入，每天给水 800～1 000mL 即可见效，摄入水量的多少主要根据体重的变化，有效的限水应使体重减少 1～1.5kg。一般经过 7～10 天可使血浆渗透压及血清钠浓度逐步升高至正常水平。

（2）利尿药：在严重水中毒症状（如抽搐、昏迷等）出现时使用。必须使用呋塞米等快速利尿排水。呋塞米 40mg 或依他尼酸 50mg 1 次给药，如在用药后 8 小时内尿量小于全日尿量的 60%，则可将剂量加倍。在应用利尿药的同时，适量加服口服钠盐，可使效果更佳。利尿药治疗可产生低钾血症，可同时补钾，或并用保钾利尿药螺内酯。袢利尿药可以抑制肾小管袢升支对钠的重吸收，使肾小管腔内水的重吸收受阻，从而抑制了 AVP 的作用。噻嗪类利尿药如氢氯噻嗪往往无效，有时可加重 SIAVP。当血钠浓度和渗透压已初步恢复后，仍应限制水分摄入，以防 SIAVP 复发。

（3）高渗盐水：轻型患者仅需限水，不需补钠。较重者可在限水的同时口服补钠。当患者病情严重，出现如意识模糊、抽搐、昏迷症状，或血钠<115mmol/L 时应静脉输给 3%～5%氯化钠 200～300mL，以便迅速提高血钠浓度至 120mmol/L，然后使血钠逐渐回升至 130mmol/L。血钠浓度的提升应每小时不超过 0.5mmol/L，否则可导致脑损害，如中枢脑桥脱髓鞘综合征，同时应注意防止诱发肺水肿。

（4）盐皮质激素：盐皮质激素治疗 SIAVP 低钠血症时，用量多较大。通常是纠正

Addison 病低钠血症时用量的 3~4 倍。9α-氟氢可的松用量为 2~8mg/d。应用激素时仍应限水,否则效果不好。

2.病因治疗　有恶性肿瘤者应早诊断早切除,或放疗、化疗。SIAVP 的病情常可随着肿瘤的缓解而缓解。有感染者,应积极采用适当抗菌药物控制感染。药源性 SIAVP 应立即停止可疑的药物,必须继续使用时,可同时合并使用地美环素,以减少低钠血症的发生率。

3.抑制 AVP 分泌及拮抗 AVP 作用

(1)地美环素:可拮抗 AVP 作用于肾小管上皮细胞受体中腺苷酸环化酶的作用,可抑制其重吸收水分,因而可用于对症治疗,剂量为 600~1 200mg/d,分 3 次口服,可引起等渗或低渗性利尿。5~14 天后低钠血症可获暂时改善,因其影响骨骼发育,故不宜应用于<8 岁的儿童;可诱发氮质血症,应定期复查肾功能,酌情处理。

(2)锂盐:可拮抗 AVP 对肾小管的作用而引起多尿,因其不良反应大,临床少用。苯妥英钠虽然可抑制神经垂体分泌 AVP,但作用时间短暂,应少用。目前尚无抑制肿瘤分泌 AVP 的药物,其治疗依赖对肿瘤的手术、放疗或化疗。

4.纠正低钠血症

(1)对于任何低钠血症患者,必须决定应以多快的速度提升血浆渗透压,以及提升至何种水平,评估不纠正低钠血症的风险和纠正过程中所产生的风险。过快地纠正严重的低钠血症是危险的,因为这有可能导致脑桥及脑桥外脱髓鞘,而该部位脱髓鞘性疾病可产生很高的神经系统并发症发生率及病死率。

(2)将低钠血症过度纠正至超过正常上限水平显然是神经系统恶化的危险因素,但临床和实验研究均已发现,当血钠纠正至尚低于正常范围时已有可能发生脱髓鞘病变。脱髓鞘病变的发生与纠正低钠血症的方法无关,而与低钠血症的严重程度和持续时间显著相关。低钠血症的程度越严重、持续时间越长,脑容量调节过程中需要排出的溶质就越多,而溶质的流失将影响脑部缓冲血浆渗透压增加导致容量变化的能力。脱髓鞘性疾病很少发生于初始血钠>120mmol/L 的患者,且不见于因急性饮用大量水而导致低钠血症又通过利尿迅速排出过多液体的心因性烦渴患者。

(3)低钠血症的迅速纠正与大部分渗透性引起的脱髓鞘性疾病有关,但没有可靠指标预测哪些患者将发生脱髓鞘病变。很多患者经历了非常迅速且大幅度的血钠变化却没有进一步发生神经系统并发症。因此过快纠正低钠血症是使患者面临脱髓鞘性疾病风险的危险因素,但并不能预测该疾病将不可避免地发生。因而治疗要个体化,当为低渗状态的患者制订治疗方案时应考虑到以下因素:①低钠血症的严重程度;②低钠血症的持续时间;③神经系统症状。急性低钠血症的病例(人为定义为持续 48 小时以内)通常有症状,这些患者有着极高的因低钠血症而产生神经系统并发症的风险,但却极少产生脱髓鞘病变,据推测是由于足量的脑容量调节尚未发生所致,因此,这些患者的血浆钠纠正速度应相对较快。在治疗低钠血症的过程中,应始终快速评估低渗状态的患者是否存在神经症状,以便在有指征的情况下开始恰当的治疗。

七、预后

与原发病及水中毒和低钠血症的严重程度相关。轻症者预后良好,病因去除后可痊愈,严重水中毒和低钠血症的患者,如未得到及时恰当的治疗,可发生严重的神经系统功能紊乱,病死率高。

第二章　垂体疾病

第一节　概述

一、垂体主要特点

(一)解剖特点

垂体位于大脑底部蝶骨上蝶鞍的垂体窝内,蝶鞍上部覆盖着硬脑膜,称为鞍膈,垂体柄及其血管穿过鞍膈中央的孔伸出垂体窝,垂体与下丘脑通过垂体柄相联系。覆盖于鞍膈上面的蛛网膜,沿垂体上面向上反折并包绕垂体柄,与下丘脑下面的软脑膜相续,在正常人鞍膈以下的垂体周围没有蛛网膜或软脑膜包绕,因此,脑脊液不能进入鞍内,鞍膈可保护垂体不受脑脊液压力波动的压迫。鞍膈的前部介于垂体的前部和视交叉之间。视交叉在鞍膈上 5~10mm,垂体柄的前面。蝶窦位于垂体窝的下方和前方,蝶窦与鼻咽相通。

成年人垂体重 0.4~0.9g,横径约 13mm,前后径约 9mm,上下径 6~9mm。经产妇的垂体较大,垂体体积也会随月经周期发生变化。妊娠时垂体体积增加,重量可增至 1g。在妊娠即将结束时,垂体最大。如果垂体体积明显减小或明显缺失,蝶鞍腔内大部分被一"囊泡"所占据,则称为空蝶鞍。

(二)海绵窦

在垂体的两侧有海绵窦,海绵窦位于蝶骨体两侧,窦内由纤维条索分隔为海绵状,故称海绵窦。海绵窦是一个包含有静脉血管丛、颈内动脉、脂肪、结缔组织及神经等结构的腔隙,海绵窦内有颈内动脉、交感神经和展神经经过,其外侧壁有动眼神经、滑车神经、三叉神经眼支经过,垂体侧壁距颈内动脉 1~3mm。

(三)腺垂体与神经垂体

垂体有腺垂体(前叶)和神经垂体(后叶)之分。

1.腺垂体　由 3 部分构成。远侧部(又称腺垂体、腺部)包含最多激素分泌细胞;结节部(漏斗部)为腺垂体沿漏斗茎的膜状延伸,为垂体柄的一部分,它有许多毛细血管祥穿通,可能无内分泌功能;中间部,源自 Rathke 囊的后壁,在胎儿和新生儿中尚能分辨出垂体中部的小腔隙,而成年人此腔隙逐渐被上皮细胞充填,妊娠期较为明显,少数人该腔隙一直留存,当腔隙内分泌物显著增加,该腔隙可扩大形成较大的囊肿,即 Rathke 囊肿。

2.神经垂体　包括正中隆起、垂体柄和神经垂体。

(四)血管分布

1.动脉　垂体的动脉血供来源于颈内动脉的分支:垂体上动脉和垂体下动脉。垂体上动脉供应腺垂体和垂体柄,而垂体下动脉的分支主要供应神经垂体,垂体上下动脉之间由分支相吻合。垂体上动脉从基底动脉环发出后,进入结节部和漏斗柄,然后分支,最后在漏斗处形成毛细血管网。由正中隆起和漏斗柄的毛细血管网(第1级毛细血管)汇集为若干条小静脉,小静脉下行至腺垂体前部,在腺垂体前部再一次分成毛细血管网(第2级毛细血管),上述的小静脉即垂体门脉。第二级毛细血管网再汇合为垂体静脉,垂体静脉出腺垂体后,即汇入邻近的静脉。下丘脑的神经分泌细胞的轴突末梢与门脉系统的第1级毛细血管网接触,这样轴突末梢释放的神经激素就可通过毛细血管进入门脉系统内,神经激素再从第2级毛细血管网透出而作用于腺垂体分泌细胞。这样垂体门脉就完成了下丘脑-垂体之间激素的运送,达到了功能联系下丘脑分泌的调节激素通过下丘脑垂体门脉系统直接向腺垂体输送。腺垂体主要由垂体门脉系供血,后叶为动脉直接供血。

2.静脉 自腺垂体血流汇集成的静脉由小支合成大支,入海绵窦;神经部和中间部血流汇集成的静脉穿出神经部入海绵窦,海绵窦血液经岩上窦、岩下窦、横窦汇入颈内静脉。垂体分泌物可通过静脉穿刺从岩下静脉窦处获得,以协助鉴别 Cushing 综合征是由 Cushing 病还是异位 ACTH 综合征引起,故这个解剖关系在临床上很重要。

MRI 对垂体、周围脑脊液、血管、中枢神经系统结构有出色的分辨力。在 MRI 图像中,正常腺垂体与大脑白质呈等强度信号,而神经垂体呈高强度信号。垂体腺瘤在 T_1 加权像中呈低强度信号,增强扫描时信号不如周围正常组织增强明显。由于囊肿、无功能小腺瘤的存在,局部低信号区也可见于约 1/4 的正常人,此时内分泌功能的评估就非常重要。

二、腺垂体细胞组织学分类

腺垂体由各种分布不同、形态学不同、生理功能不同、调节不同的细胞组成。不同类的细胞并不是同等地分布在垂体中。如今,组织化学染色(如 PAS 染色)已经逐渐被免疫组化代替,因为后者可以帮助分辨腺垂体多种细胞的分类,而不是仅以嗜酸性、嗜碱性、嫌色 3 种来区别。

(一)生长激素细胞与催乳素细胞

1.生长激素细胞 为最常见的腺垂体细胞(约占腺垂体细胞的 50%),强嗜酸性,PAS 染色阴性,主要位于腺垂体的两侧翼。电镜下,生长激素细胞是中等大小的卵圆形细胞,分泌致密颗粒,有发达的高尔基体。

2.催乳素细胞 腺垂体中催乳素(PRL)细胞数量变异很大(10%~30%),为嫌色或嗜酸性细胞,PAS 染色阴性,散在分布于腺垂体,在腺垂体后外侧边缘数量较多。催乳素细胞对功能需求的改变反应活跃,其数量随性别、年龄、分娩次数及体内激素水平而变化。妊娠或哺乳时会发生细胞增生,在生产后可逐渐恢复正常。电镜下,催乳素细胞为中小体积的多面体细胞,其分泌颗粒在均匀分布的细胞中较大而密。在共同分泌 PRL 和 GH 的细胞中,可见分泌颗粒中同时储存有两种激素。

(二)促肾上腺皮质激素细胞

促肾上腺皮质激素细胞强嗜碱性和 PAS 强阳性,占产阿片-促黑素细胞皮质素原(POMC)细胞的大多数,主要集中于腺垂体中部,在胎儿 8 周时出现,是人体最早能测到的腺垂体细胞。电镜下,促肾上腺皮质激素细胞为中等大小的卵圆形细胞,特点包括不透明细胞质、明显的神经分泌颗粒(直径 150~400nm)、中等发育的粗面内质网、明显的高尔基体及异质的溶酶体。该细胞产生 POMC 基因产物,包括促肾上腺皮质激素(ACTH)、β-促脂素和内啡肽。当糖皮质激素过多时,负反馈导致的功能性抑制,会出现克鲁克玻璃样变性(Crooke hyaline change),即大量细胞角蛋白的形成,玻璃样物质沉积,在超微结构水平,其表现为由中间丝的聚集形成的半透明的环状物。

在人类垂体中,POMC 仅在促肾上腺皮质激素细胞中表达,而大部分哺乳动物的垂体中间部具有 POMC 表达的促黑素细胞,但中间部在成年人中已退化。

(三)促性腺激素细胞

促性腺激素细胞分泌尿促卵泡素(FSH)和黄体生成素(LH),嗜碱性,PAS 染色阳性,比较均匀地分布于整个垂体远侧部。促性腺激素细胞的功能状态随着年龄、性别、月经周期的多种时相而发生变化。电镜下,大而圆的促性腺激素细胞内有两种被囊泡包裹的分泌颗粒,以及较大的细胞核、明显的粗面内质网和环状高尔基体。LH 的分泌颗粒常聚集在细胞周边,该高尔基体亦不明显。SFI 和 DAX1 细胞核受体决定了促性腺激素细胞特异性的基因表达。

(四)促甲状腺激素细胞

促甲状腺激素细胞分泌促甲状腺激素(TSH),中度嗜碱性和 PAS 染色阳性,占腺垂体有功能细胞的比例最少(约 5%),主要分布于垂体的前中部。电镜下,促甲状腺激素细胞体积比其他腺垂体细胞小,且呈不规则形(多角形),含有扁平细胞核、较小的分泌颗粒及显著成群分布的异质性溶酶体。长期原发性甲状腺功能减退症或持续性刺激都会导致促甲状腺激素细胞增生。

(五)其他细胞

正常垂体中可见到裸核细胞,但较少见,还有星形细胞、Rathke 囊残留细胞、混杂细胞、构成血管系统的细胞、涎腺残余细胞。

三、腺垂体分泌的激素

(一)生长激素

1.分泌特点　GH 是腺垂体合成量最多的一种蛋白质激素,它和催乳素及胎盘催乳素都属于催乳素-生长激素家族成员。呈脉冲式分泌,正常人基础状态下血清 GH 水平是很低的($<3\mu g/L$),但在低水平的基础上有自发的、间断出现的 GH 高峰,成年人女性多于男性,青春发育期的青少年比成年人多,幅度也大。正常人在入睡后 45~90 分钟,血浆 GH 有一个很明显的升高,甚至可达 $50~60\mu g/L$。此外,运动、应激、血糖均可影响 GH 的

分泌。高蛋白饮食及口服或静脉滴注精氨酸、亮氨酸和赖氨酸等也刺激 GH 分泌。

2.分泌调节　包括神经调节、反馈调节和体液调节,下丘脑生长激素释放激素(GH-RH)和生长抑素(SS)是 GH 分泌的主要调节因素,整体条件下 GHRH 的作用占优势,SS 则主要在应激等刺激引起 GH 分泌过多时才对 GH 分泌起抑制作用。生长激素释放肽(GHRP,主要是 ghrelin)是促 GH 分泌的另一主要因素,它对 GH 的作用依赖于 GHRH 系统,GHRP 与 GHRH 有协同作用。另一方面,循环血中的胰岛素样生长因子-1(IGF-1)和 GH 也对垂体 GH 分泌和下丘脑 GHRH/SS 分泌有反馈抑制作用或调控影响。甲状腺功能减退症和甲状腺功能亢进症患者都导致 GH 释放迟钝,其机制可能是通过调节 SS 和 GHRH 的作用。糖皮质激素对生长有抑制作用,糖皮质激素可能是人类 GH 分泌的重要调节者。性激素在 GH 的神经内分泌调节中起重要作用。一些神经递质、脑-肠肽、年龄、睡眠、应激、营养代谢信号等对 GH 分泌也有一定的调节。

3.生理作用

(1)促进生长:机体的生长发育受多种激素的调节,GH 的调节十分重要。临床上可见,若幼年时期 GH 分泌不足,则患儿生长停滞、身材矮小,称为侏儒症;如果幼年时期 GH 分泌过多,则称为巨人症,成年人如果 GH 分泌过多,则引起肢端肥大症。巨人症不仅身材高大、心、肝、肾及肌肉等组织器官也相应增大,故 GH 对非骨性组织也有促生长作用,只是不像对骨骼那样明显。GH 主要促进骨、软骨、肌肉和其他组织细胞的分裂增生和蛋白质合成,从而加速骨骼和肌肉的生长发育。GH 的促生长作用受其他激素的影响。甲状腺激素缺乏时即使有充足的 GH 也不能有效地发挥促生长作用,而大剂量肾上腺皮质激素能抑制 GH 的促生长作用。

(2)调节代谢:GH 增加氨基酸和蛋白质的合成,抑制其分解,尿中尿素和肌酐的排泄减少,从而产生正氮平衡。GH 可使机体的能量来源由糖代谢向脂肪代谢转移,有助于促进生长发育和组织修复。GH 可激活对激素敏感的脂肪酶,促进脂肪分解,增强脂肪酸的氧化分解,提供能量,并使组织特别是肢体的脂肪量减少。GH 的急性效应表现为血糖的轻度下降,长期效应表现为抑制外周组织摄取葡萄糖,减少葡萄糖的氧化分解,增加肝糖输出,从而使血糖升高。此外,GH 可诱发肝对胰岛素的受体后性抵抗,从而拮抗胰岛素的降糖作用,这是其发挥升糖效应的另一个原因。GH 影响水盐代谢,增加钠、钾、磷、氯的储存。

(二)催乳素

1.分泌特点　PRL 由腺垂体催乳素细胞分泌,由 199 个氨基酸组成的多肽激素,分子内有 3 个二硫键。人类 PRL 结构与 GH 有部分同源性,PRL 受体和 GH 受体的序列有同源性,GH 具有一定的催乳活性。PRL 在血循环中主要以单体形式存在,也有二聚体、多聚体、糖基化形式,多聚体形式的催乳素可以减少 PRL 受体的亲和力和生物活性。血清 PRL 水平受不同生理情况(月经周期、妊娠、哺乳)、睡眠、饮食、运动及各种应激影响,一天中 PRL 呈间歇分泌,入睡后逐渐升高,表现为分泌峰的振幅增高,而频率无变化,清晨醒来前 1 小时左右最高,醒后渐渐下降。

2.分泌调节　PRL 的分泌受抑制和刺激因子的双重调节,正常情况下以抑制性影响为主。多巴胺(DA)是最重要的 PRL 抑制因子,结合垂体催乳素细胞的多巴胺受体(D2),抑制 PRL 的分泌。大部分引起 PRL 释放的药物或是通过阻断多巴胺受体,或是将结节漏斗神经元中多巴胺耗竭。PRL 的刺激因子包括雌激素、TRH、VIP、GnRH、5-羟色胺(5-HT)、血清素及多种内源性阿片肽(EOP)等。

3.生理作用

(1)对乳腺和泌乳的作用:PRL 最重要的作用是促进乳腺发育生长、始动和维持泌乳。催乳素不是青春期乳腺发育的关键,出生时,乳腺由脂肪垫和少量导管基组成,在雌激素、GH、IGF-1 的影响下在青春期发展为乳腺腺体。真正的分泌成分——腺泡只有在妊娠期才发育,妊娠期的 PRL 刺激乳腺分泌组织明显发育,肾上腺皮质激素和腺垂体的其他激素也有协同作用,分娩前,血中 PRL 的浓度已经很高,但并无乳汁分泌,分娩后雌激素、孕激素迅速降低,减少对 PRL 的抑制,PRL 始动和维持泌乳过程。

(2)对卵巢的作用:主要是促黄体作用,PRL 还通过维持黄体的 LH 受体数目而与 LH 共同促进黄体细胞生长和分泌孕激素,对生殖有重要作用,是早期妊娠的主要激素。过多 PRL 引起黄体期缩短、中枢 FSH 和 LH 水平降低、颗粒细胞减少、雌二醇水平减低,导致受精率下降、月经稀少、闭经。

(3)对睾丸功能的影响:PRL 对男性的前列腺、精囊和 Leydig 细胞的生长有促进作用,可增加 Leydig 细胞膜上 LH 受体的数目,能增强 LH 诱导的生精作用,并增加睾酮合成和分泌。高 PRL 血症对睾丸功能的抑制作用主要通过降低垂体 LH 和 FSH 的分泌实现,血睾酮和精子数减少,过多的 PRL 对睾丸功能可能也有直接的抑制作用。

(4)参与渗透压调节:就整个动物界而言,渗透压调节是 PRL 最基本、最重要的功能,鳃和肾是其重要的靶器官。虽然 PRL 对人类渗透压调节不起重要作用,但它对人类肾、胃肠道、皮肤和胎盘水电解质的转运有影响。肾衰竭患者常有高 PRL 血症,透析治疗难以纠正,在肾移植后才能纠正高 PRL 血症。

(5)调节免疫反应:胸腺的免疫细胞功能处于垂体 PRL 和 GH 的调控之下,同时胸腺组织亦可合成和分泌许多激素和细胞因子调节其免疫功能。在人类,自身免疫病和器官移植都可引起血 PRL 升高,这对排斥反应及自身免疫病的形成有一定意义。

(三)促肾上腺皮质激素(ACTH),或促脂素(LPH)、内啡肽、黑色素细胞刺激素(MSH)

1.分泌特点

(1)ACTH:主要由垂体的 ACTH 细胞合成和分泌。阿片促黑素细胞促皮质激素原(POMC)为 241 肽,POMC 在腺垂体的促皮质激素细胞、中叶细胞、大脑的一些神经细胞群、外周嗜铬细胞和某些免疫细胞均有表达。在垂体激素原转化酶作用下 POMC 断裂为 39 肽的 ACTH、91 肽的 β-促脂素(β-LPH)、连接肽和 N 末端肽,在人的垂体中间叶(主要在胎儿期和妊娠末期;在成年人垂体中间叶已经退化,产生 MSH 的细胞分散在腺垂体中)ACTH 被裂解为 13 个氨基酸的 α-MSH(其氨基酸序列与 ACTH 1~13 完全相同)和促肾上腺皮质素样中叶肽(cortico-tropin-like intermediate lobe peptide,CLIP,即 ACTH

18~39),而β-LPH 被裂解为 58 肽的 γ-LPH 和 31 肽的 β-内啡肽,22 个氨基酸的 β-MSH 为 γ-LPH 裂解产物。各种属之间 ACTH 分子的前 24 个氨基酸完全相同。ACTH、α-MSH、β-MSH 有共同的 7 个氨基酸组成的核心序列,α-MSH 和 β-MSH 相同的 7 肽序列是 MSH 活性所必需的。

（2）MSH:与 ACTH 有相似之处(包括分泌调节)。MSH 的分泌受下丘脑刺激因子和抑制因子的共同调节,下丘脑刺激 MSH 分泌的物质称为 MSH 释放因子(MRF),下丘脑抑制 MSH 分泌的物质称为 MSH 释放抑制因子(MIF)。平时占主导作用的是 MIF,MSH 的分泌也存在昼夜节律性,清晨时水平最高而午夜水平较低。

2.分泌调节 ACTH 的基础分泌形式是脉冲式分泌。ACTH 的阵发性分泌峰在清晨 6:00~8:00 最常见,午夜降至最低。其昼夜节律由视觉线索和光暗循环进行控制,由 CRH 和其他因子进行中枢性控制。

下丘脑促肾上腺皮质释放激素(CRH)和抗利尿激素(AVP)是 ACTH 分泌的主要刺激物,中枢神经系统的一些递质和其他激素(去甲肾上腺素、乙酰胆碱、5-HT、神经肽 Y 等),也影响 CRH,调节 ACTH 分泌。血中皮质醇的浓度对下丘脑 CRH 和垂体 ACTH 的分泌经常起反馈调节作用,当血中皮质醇的浓度增高时抑制 CRH,使垂体 ACTH 分泌减少,当血中皮质醇浓度降低时,刺激下丘脑及垂体使 CRH 及 ACTH 分泌增高,促进肾上腺皮质分泌皮质醇增多达生理水平。这种调节是维持血中皮质醇浓度正常的稳定机制,称为长环反馈。ACTH 对下丘脑 CRH 的分泌亦有抑制作用,称为短环反馈。长环反馈和短环反馈的结合,保证了体内 CRH、ACTH 和皮质醇分泌的相对稳定,统称为下丘脑-腺垂体-肾上腺轴的调节。糖皮质激素抑制 ACTH、抑制 CRH 和 AVP 的合成和释放。垂体内细胞因子和生长因子局部作用,可独立或与下丘脑因子联合调控 ACTH,肥胖者瘦素改变,瘦素抑制 CRH 合成,调节 ACTH 的分泌。

3.生理作用

（1）ACTH:①维持肾上腺腺体大小、结构和功能,刺激类固醇激素合成及释放;②刺激脂肪细胞的脂解作用,使其释放甘油和脂肪酸,血浆游离脂肪酸升高,加速脂肪酸氧化,促进生酮;③参与多种高级神经活动,加强学习记忆、动机行为、体温调节、心血管功能调节、神经损伤修复与再生等;④不仅通过促进皮质醇的合成和释放间接影响免疫系统,还有直接免疫调节作用。

（2）β-LPH 在高浓度时有促进脂肪分解的作用。β-LPH 在神经系统中有较强的阿片样活性,对腺垂体、神经垂体和内脏的一些功能,如疼痛、睡眠、食欲、饥渴和性欲等有一定的影响,也可促进 GH 和 PRL 释放,抑制 CTH、TSH 释放等。

（3）MSH 作用于黑素细胞,增加黑色素形成,使皮肤和毛发颜色加深。MSH 对人类皮肤色素沉着并非必需,因为黑种人因病切除垂体后其皮肤颜色并不变浅,但近年研究表明,MSH 对人类皮肤也有增加色素沉着的作用,只是这种作用较弱。此外,MSH 还参与生长激素、醛固酮、CRH、胰岛素和 LH 等激素分泌的调节,可影响摄食行为,调节心血管功能,具溶脂、神经营养、调免疫、抗炎、退热,调节神经、肌肉的兴奋状态等作用。

（四）促性腺激素

促性腺激素（GTH）包括黄体生成素（LH）和促卵泡素（FSH），前者也称为间质细胞刺激激素，后者也称为尿促卵泡素。4 种糖蛋白激素，LH、FSH、TSH 和 hCG 在结构上相似，都由 α、β 两个亚单位构成。这 4 种激素的 α 亚单位完全相同，β 亚单位具有特异性，这种差别决定了这些二聚体分子的生物功能。

1.分泌特点　FSH 和 LH 的分泌方式反映了下丘脑、垂体和周围信号器敏感复合物的整合性。GnRH 对 FSH 和 LH 的分泌都有促进作用，但对 LH 的作用较强。雌激素（主要是雌二醇）、雄激素（主要是睾酮）、性腺肽对促性腺激素的分泌也有调节作用。此外，机体的一些内源性物质和神经递质通过 GnRH 调节 GTH 的分泌。

2.分泌调节　男性青春期，睾丸发育及精子发生需要 FSH，它还作用于睾丸支持细胞（Sertol Ⅰ细胞），使其表达雄激素结合蛋白，雄激素结合蛋白与睾酮及二氢睾酮结合后转运到曲细精管，提高局部雄激素的浓度来促进生精过程。FSH 对青春期后的男性的功能还未完全明确，但是可能帮助精子细胞遵从睾酮作用发育为精子，FSH 升高会导致精子生成失败。对女性，FSH 的主要作用是作用于卵巢颗粒细胞，刺激其增生分化，从而促进卵泡发育，还促进颗粒细胞合成雌激素，在雌激素的协同作用下，FSH 可增加颗粒细胞 FSH 受体水平，这一正反馈作用使颗粒细胞对 FSH 更加敏感。FSH 对优势卵泡的选择也具有重要意义。

3.生理作用　LH 作用于睾丸间质细胞（Leydig 细胞）的 LH 受体，增强 cAMP 的生成，诱导睾丸内睾酮的合成。FSH 有始动生精作用，LH 有维持生精的作用。在女性，LH 刺激雌激素的合成，排卵前 1 周左右，卵泡分泌的雌激素逐渐增多，至排卵前 1 天，血中雌激素浓度达到高峰，高水平雌激素对下丘脑促性腺激素释放激素的分泌有正反馈调节作用，GnRH 释放增加，从而使 LH 和 FSH 分泌增多，以 LH 增多明显，形成 LH 高峰，LH 高峰为排卵所必需。成熟的卵泡必须在 FSH、LH 和雌二醇（E_2）的共同作用下才能引起排卵，排卵后 LH 可促进卵泡转为黄体，促进间质细胞的生长，以及孕激素和雌激素的分泌。

（五）促甲状腺素

促甲状腺素（TSH）由含有 2 个糖蛋白亚基的肽链组成，α 链与 FSH、LH 和 hCG 的 α 链相同，β 链则各异。单独分离出 α 和 β 亚单位无生物活性。编码 α 亚单位和 β 亚单位的基因分别位于人的 6 号染色体和 1 号染色体，因此 TSH 的基因转录需要不同的 DNA 调节元件来调控，在对 TSH 的调控中，β 亚单位的合成似乎是限速步骤和主要调节点。

1.分泌特点　TSH 呈脉冲式释放，具有昼夜节律性，夜间 TSH 脉冲分泌的频率减小，振幅增高，所以夜间 TSH 的分泌多于白天。下丘脑分泌的 TRH 具有强大的促进 TSH 分泌的作用。

2.分泌调节　甲状腺激素对 TSH 的分泌具有强烈的抑制作用，发挥这种作用的是 T_3，T_4 需转变为 T_3 才可发挥作用，T_3 对 TSH 分泌的抑制作用具有双相反应：早期抑制储存的 TSH 的释放，晚期则通过抑制 TSH 的生物合成而降低其分泌。体液中的另一些激素和细胞因子也调节 TSH 分泌,生理因素,如年龄、性别、日节律、应激、进食等通过中枢神经系统调节下丘脑激素,调节 TSH 分泌的多种神经递质包括多巴胺、内源性阿片肽和神经肽等。

3.生理作用　TSH 能促进甲状腺合成甲状腺激素中的每一个步骤,包括甲状腺上皮细胞由血浆摄取碘、碘化酪氨酸、T_3、T_4 的合成,以及水解甲状腺球蛋白,释放出甲状腺激素,缺乏 TSH 则甲状腺萎缩。TSH 还促进甲状腺滤泡上皮细胞对葡萄糖的摄取,增强葡萄糖-6-磷酸脱氢酶的活性,并促进三羧酸循环。非甲状腺组织(如淋巴细胞、脂肪细胞)也可表达 TSH 受体,TSH 发挥甲状腺外作用,促离体脂肪组织中脂肪溶解,引起眶后水肿液堆积,使眼球突出。毒性甲状腺肿患者,眼球突出,但是血 TSH 水平却很低,而小鼠垂体瘤模型中,TSH 增多,却未见突眼,可能是腺垂体内一种 TSH 降解的致突眼物质所致,它由 TSH 的 β 亚基和 α 亚基 N 末端的一部分组成。关于导致突眼的确切原因尚有待进一步阐明,甲状腺癌和良性甲状腺瘤的发生与 TSH 受体功能失常有关。

四、神经垂体激素

1.分泌特点　神经垂体激素包括抗利尿激素(AVP)和缩宫素(OT),ADH 主要由视上核合成;OT 主要由室旁核合成,两者均是九肽激素,两者的前体高度同源,合成后经下丘脑-神经垂体束至神经垂体并储存其中,由神经垂体分泌入血作用于靶器官发挥作用。合成 AVP 的神经元同时表达 CRH、酪氨酸羟化酶、VIP、血管紧张素Ⅱ、脑啡肽、促生长激素神经肽、缩胆囊素和 TRH 等,合成 OT 的神经元也同时表达上述多肽中的大部分。

2.分泌调节　AVP 分泌主要受血浆渗透压调节,血浆渗透压则决定于血钠浓度。AVP 对血浆渗透压的改变十分敏感,当血浆渗透压发生微小变化(1%)时,即可对 AVP 分泌产生影响,当血浆渗透压<280mOsm/L 时,AVP 停止分泌;当血浆渗透压>295mOsm/L 时,AVP 达分泌最大值;血浆渗透压在 280~295mOsm/L 时,AVP 分泌与血浆渗透压呈直线关系。血容量剧烈改变也影响 AVP 分泌,当机体血容量丢失超过体重 10%时,AVP 分泌明显增加,通过其升压作用维持机体血压。另外,氧分压(PO_2)下降或二氧化碳分压(PCO_2)升高,通过刺激颈动脉体化学感受器,引起 AVP 分泌增多。糖皮质激素也参与 AVP 分泌的调节。

3.生理作用

(1)调节机体水代谢:主要作用于肾远曲小管和集合管,当血浆渗透压升高,AVP 分泌增加,肾脏重吸收水增多,尿量减少;血浆渗透压降低,AVP 分泌减少,肾脏重吸收水减少,尿量增加,AVP 通过这个调节机制使机体血浆渗透压维持在稳定状态。

(2)升压作用:当机体血容量降低时,神经垂体释放 ADH 增加,ADH 通过收缩血管平滑肌(主要以小动脉、微动脉为主),使血压升高。

(3)调节内分泌激素:AVP 与 CRH 同为 ACTH 的促泌剂,并与 GRH 有协同作用。生理浓度 AVP 可促进 TSH 释放,其作用强度与 TRH 相当。

(4)其他作用:微弱的催产、泌乳作用;增强记忆力作用,以及促进肝糖原分解,诱导血小板聚集等。

另外,吸吮乳头及扩张子宫颈均可通过神经信号调控使 OT 分泌增加,乙酰胆碱、肾上腺素、抑制素 B、雌激素影响 OT 的基因表达。OT 的主要作用:①催产作用,能促进子宫平滑肌收缩,尤其以妊娠子宫较为敏感,从而促进分娩;②催乳作用,能促进乳腺上皮细胞收缩,从而促进排乳;③降压作用,大剂量的 OT 能舒张血管平滑肌,从而使血压下降;④调节机体水代谢,小剂量的 OT 能促进机体排水、排钠,大剂量的 OT 则有抗利尿作用,但其作用无 AVP 明显;⑤促进精子成熟。

第二节　垂体瘤

垂体瘤或称垂体腺瘤,是指一组来源于腺垂体和后叶及胚胎期颅咽管囊残余鳞状上皮细胞的肿瘤。垂体瘤是常见的鞍区肿瘤,占颅内肿瘤的 10%~20%,在普通人群,无论是尸检还是利用高分辨率 CT 或 MRI 检查,证实垂体瘤的患病率为 20%~25%。垂体瘤可起源于垂体内部的各种细胞,故临床表现多样化。

一、发病机制

目前并不完全清楚。垂体瘤的发病过程可分为起始和促进两个阶段。在疾病起始阶段,细胞出现单克隆基因异常;在促进阶段,下丘脑调控等因素发挥主要作用。即某一垂体细胞发生突变,导致原癌基因激活和(或)抑癌基因失活,然后在体内外因素的促进下,单克隆的突变细胞不断增生,逐渐发展为垂体瘤。

1.细胞的单克隆异常

(1)近年来,在基因学和遗传学研究中,利用重组 DNA 技术追踪 X-染色体灭活分析法作为一种细胞体系的指标来研究,发现大多数垂体瘤如 GH 瘤、PRL 瘤、ACTH 瘤及无功能性垂体瘤(NFPA)源于某个单一突变细胞的无限制增生。单克隆扩增的其他佐证:肿瘤切除后复发率甚低;大部分垂体瘤患者的下丘脑促激素或神经递质水平不高,甚而下降,另外,如一组细胞受外部促发因素(生长因子、下丘脑促激素)的刺激而增生,则形成克隆来源的垂体瘤。因此基因突变可能是肿瘤形成的最根本原因。已查明的主要原癌基因有 gsp、gip2、ras、hst 及垂体瘤转化基因(pituitary tumor-transforming gene,*PTTG*)等,抑癌基因有 *MEN*-1、p53、nm23 及 *CDKN*2A 等。

(2)gsp 基因及 gip2 基因的激活使内源性 GTP 酶活性受到抑制,于是 Gs 蛋白及 Gi2 蛋白的 α-亚基持续活化,从而激活腺苷酸环化酶,使肿瘤细胞的 cAMP 含量升高,进而通过 cAMP/PKA 途径使肿瘤细胞大量分泌 GH,并促使其细胞增生。PTTG 是一种肿瘤转化基因,能诱发肿瘤形成,现认为 PTTG 是垂体瘤是否具有侵袭性的一种生物学标记。

(3)抑癌基因 *MEN*-1 位于 11 号染色体长臂 13 区(11q13)。在散发性垂体瘤中约有 20% 的肿瘤组织中存在 11q13 位点上的杂合子状态缺失,提示 11q13 区内的抑癌基因失活可能是 *MEN*-1 有关的遗传性和散发性内分泌肿瘤发生的原因。另外,视网膜母细胞瘤(Rb)基因、嘌呤结合蛋白(nm23)基因在垂体瘤发生中也发挥重要作用。

2.旁分泌与自分泌功能紊乱　下丘脑的促垂体激素和垂体内的旁分泌或自分泌激素

可能在垂体瘤形成的促进阶段起一定作用。GHRH 有促进 GH 分泌和 GH 细胞有丝分裂的作用,长期的 GHRH 高水平可以导致垂体 GH 细胞增生和肥大。有些研究发现正常垂体本身或垂体瘤患者的垂体在局部释放 GHRH,且局部的 GHRH 可能促进肿瘤的生长速度。植入 GHRH 基因的动物可导致 GH 细胞增生,进而诱发垂体瘤。以上研究表明 GH-RH 增多可以诱导垂体瘤形成。某些生长因子如胰岛素样生长因子(IGF)1 和 2、转化生长因子(transforming growth factor,TGF)α 和 β、PTH 相关肽(PTHrP)等在不同垂体瘤中有较高的表达。它们可能以自分泌或旁分泌的方式促进垂体瘤细胞的生长和分化。TGF-α 作为一种膜蛋白在正常垂体细胞和垂体瘤细胞表达,利用 PRL 启动子定向过度表达 TGF-α 可以导致 PRL 瘤的形成,提示 TGF-α 在 PRL 瘤形成中的作用。

3.下丘脑调节功能紊乱 下丘脑抑制因子的作用减弱对肿瘤的发生可能也有促进作用。研究发现,在深入 PRL 细胞群而生长的新生血管中,多巴胺的浓度很低,因此,作为抑制因子的多巴胺作用不足可能与 PRL 瘤发病有关。肾上腺性 Cushing 综合征患者行肾上腺切除术后,皮质醇对下丘脑 CRH 分泌的负反馈抑制减弱,CRH 分泌增多,患者很快出现 ACTH 瘤。慢性原发性甲状腺功能减退症患者也常发生垂体 TSH 瘤。这些足以说明缺乏正常的靶腺激素负反馈调节机制及随后的下丘脑调节功能紊乱对垂体瘤可以起促进作用。

二、分类

1.按功能分类 根据肿瘤细胞有无合成和分泌具有生物活性激素的功能,将垂体瘤分为功能性垂体瘤和无功能性垂体瘤(non-functioning pituitary adenomas,NFPA)。功能性垂体瘤分泌相应的激素,使其血浆水平升高,导致靶腺功能亢进或出现激素过多的临床表现,以 PRL 瘤多见,占 50%~55%,女性患者可出现闭经、泌乳、不孕,男性患者可出现性功能减退等表现;其次为 GH 瘤,占 20%~23%,患者可出现肢端肥大症、糖尿病与高血压;ACTH 瘤为 5%~8%,患者可出现 Cushing 综合征表现,TSH 瘤与 LH/FSH 瘤较少见。

2.按形态学分类 根据垂体瘤的生长解剖和影像学特点可分为微腺瘤(肿瘤直径<1cm)和大腺瘤(肿瘤直径>1cm)。根据瘤体大小和与周围组织的关系将垂体分为以下 5 级。Ⅰ级:垂体内微腺瘤,鞍区结构未受侵犯;Ⅱ级:垂体内微腺瘤,瘤体与蝶鞍接触,鞍壁局限性凸起;Ⅲ级:垂体内大腺瘤,蝶鞍弥漫性扩大,对周围结构无侵犯;Ⅳ级:大腺瘤,以及对周围结构的局限性侵犯和破坏;Ⅴ级:大腺瘤,以及对周围结构广泛侵犯。

3.按术后病理学分类 是目前公认的比较合理的分类方法,该方法将垂体瘤分为 GH 瘤、催乳生长细胞瘤(包括 PRL 和 GH 混合腺瘤)、PRL 瘤、嗜酸干细胞瘤、TSH 瘤、ACTH 瘤、GnH 瘤、零位细胞瘤(包括嗜酸细胞瘤)及多激素腺瘤 9 种。

三、临床表现

主要包含 3 方面:①肿瘤向鞍外扩展压迫邻近组织结构的表现;②因肿瘤周围正常垂体组织受压或破坏,引起不同程度的腺垂体功能减退的表现;③一种或几种垂体激素分泌亢进的临床表现。

1.压迫症状

(1)头痛:见于 1/3～2/3 的患者,胀痛为主,间歇性加重。头痛部位多在两颞部、额部、眼球后或鼻根部。引起头痛的主要原因是鞍膈与周围硬脑膜因肿瘤向上生长而受到牵连所致。当肿瘤穿破鞍膈后,疼痛可减轻或消失。肿瘤压迫邻近的痛觉敏感组织如硬脑膜、大血管壁等,可引起剧烈疼痛,呈弥漫性,常伴有呕吐。垂体瘤梗死可出现剧烈头痛,伴恶心、呕吐及意识改变。

(2)视神经通路受压:垂体肿瘤可引起以下 5 种类型视野缺损及视力减退。①双颞侧偏盲,最常见的视野缺损类型,约占80%,因垂体肿瘤压迫视交叉的前缘,损害了来自视网膜鼻侧下方、继而鼻侧上方的神经纤维。患者视力一般不受影响;②双颞侧中心视野暗点,占 10%～15%,由于垂体瘤压迫视交叉后部,损害了黄斑神经纤维;③同向偏盲,较少见,因肿瘤向后上方扩展或由于患者为前置型视交叉导致一侧视束受压所致,患者视力正常;④单眼失明,见于垂体瘤向前上方扩展或患者为后置型视交叉变异,扩展的肿瘤压迫一侧视神经引起该侧中心视力下降甚至失明,对侧视野和视力正常;⑤一侧视力下降、对侧颞侧上部视野缺损,由于向上扩展的肿瘤压迫一侧视神经近端与视交叉结合的部位。

因视神经受压,血液循环障碍,视神经逐渐萎缩,导致视力减退。视力减退与视野缺损的出现时间及病情程度不一定平行。

2.垂体激素分泌减少的表现

(1)表现一般较轻,进展缓慢,直到腺体有 3/4 被破坏后,临床才出现明显的腺垂体功能减退症状,但在儿童患者中,垂体激素减少的症状可能较为突出,表现为身材矮小和性发育不全,有时肿瘤影响到下丘脑和神经垂体,血管加压素的合成和排泌障碍引起尿崩症。

(2)出现腺垂体功能减退症时,性腺功能减退约见于 3/4 的患者,其次为甲状腺功能减退症,但以亚临床型甲状腺功能减退症较为多见,如不出现严重应激,肾上腺皮质功能通常正常,但在严重应激时,由于垂体 ACTH 储备不足,可能出现急性肾上腺皮质功能减退。

(3)通常面色苍白,皮肤色素较浅,腋毛、阴毛稀少,毛发稀疏、细柔,男性患者的阴毛可呈女性分布。女性患者闭经、月经稀少,性欲减退,男性除性欲减退、性功能障碍外,尚可出现生殖器官萎缩,睾丸较软。

(4)垂体瘤尤其是大腺瘤易发生瘤内出血,诱发因素多为外伤、放射治疗等。垂体瘤有时可因出血、梗死而发生垂体卒中,其发生率为5%～10%。垂体卒中起病急骤,表现为额部或一侧眶后剧痛,可放射至面部,并迅速出现不同程度的视力减退,严重者可在数小时内双目失明,常伴眼外肌麻痹,尤以第Ⅲ对脑神经受累最为多见,也可累及第Ⅳ对、第Ⅵ对脑神经。严重者可出现神志模糊,定向力障碍、颈项强直甚至昏迷。有的患者出现急性肾上腺皮质功能衰竭的表现。CT 或 MRI 示蝶鞍扩大。

3.垂体激素分泌增多的表现　由于不同功能腺瘤分泌的激素不同,临床表现各异,相应的垂体激素分泌增多的表现详见各有关章节。

4.其他症状　当肿瘤向蝶鞍两侧扩展压迫海绵窦时可引起海绵窦综合征(第Ⅲ、第Ⅳ、第Ⅴ及第Ⅵ对脑神经损害)。损害位于其内侧的眼球运动神经时,可出现复视。一般单侧眼球运动神经麻痹较少见,如发生则提示有浸润性肿瘤侵犯海绵窦可能。第Ⅵ对脑神经因受颈内动脉保护,受损的机会较少。若肿瘤侵犯下丘脑,可出现尿崩症、嗜睡、体温调节紊乱等一系列症状。如肿瘤压迫第三脑室,阻塞室间孔,则引起脑积水和颅压增高,头痛加剧。

四、辅助检查

1.实验室检查　可根据患者的临床表现选择相应的垂体激素基础值和动态试验。一般应该检查6种腺垂体激素,当某一激素水平变化时应检查相应的靶腺或靶器官、组织的激素水平。

2.影像学检查　高分辨率 CT 和 MRI 可显示直径>2mm 的微腺瘤。极少数高度怀疑垂体瘤而 CT 和 MRI 阴性的病例,可以于岩下窦取血进行肿瘤相对定位。CT 的优点是对骨质显像清楚,能观察周围骨质受肿瘤侵犯和破坏的情况,也能发现肿瘤是否有钙化灶。CT 显示垂体瘤呈等密度或低密度表现,等密度肿瘤通常显影不佳,与正常垂体组织分界不清。MRI 对软组织显影良好,能更好地显示肿瘤及其与周围组织的解剖关系,是垂体瘤影像学检查的首选。垂体微腺瘤在 MRI 检查 T_1 相多表现低信号或等信号,在 T_2 相为高信号,直接征象为垂体内小结节,间接征象为垂体上缘隆起,垂体高度增加,垂体柄偏斜,鞍底塌陷(图2-1和图2-2)。垂体大腺瘤在 T_1 相多为等信号,T_2 相呈等信号或高信号,向上生长的肿瘤可有明显的鞍膈切迹,肿瘤向上生长可压迫视交叉和垂体柄,向后上方可压迫脑干,向下可使蝶鞍加深、蝶窦受侵犯,向侧方压迫可浸润海绵窦,大腺瘤内可出现出血或坏死,呈 T_1 相高信号改变,与周围等信号或低信号形成鲜明对比。

3.视力、视野检查　可以了解肿瘤向鞍上扩展的程度。

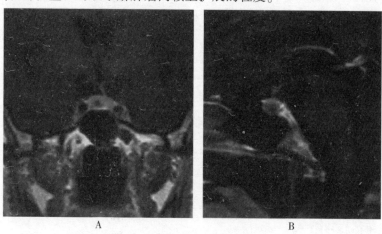

图 2-1　垂体微腺瘤

水平面(A)和矢状面(B)。T_1WI 见鞍区一低密度结节影,水平面可见垂体上缘隆起,垂体柄偏斜

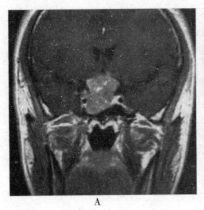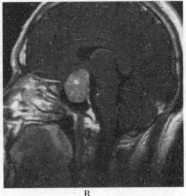

图 2-2　垂体大腺瘤

A.水平面可见已侵入双侧海绵窦;B.矢状面 T_1WI 见鞍区一较大肿块性病变向鞍上生长

五、诊断

诊断一般并不困难,根据临床表现、内分泌功能实验室检查和影像学改变一般可做出诊断。但部分微腺瘤,激素分泌增多不显著,激素检测值高出正常范围上限不多,可能较难做出诊断。

六、鉴别诊断

1.颅咽管瘤　最常见的先天性肿瘤,可发生于任何年龄,以儿童和青少年多见,视野缺损不对称,往往先出现颞侧下象限缺损。诉头痛,可出现发育迟缓,性功能障碍,闭经,男性可有性欲减退。下丘脑损害者伴多种下丘脑功能紊乱的表现,如尿崩症、多食、发热、肥胖等。头颅 MRI 呈多种不同信号强度,实质性者 T_1 加权图像为等信号而 T_2 加权图像为高信号。

2.淋巴细胞性垂体炎　多见于妊娠或产后妇女,病因未明,可能是病毒引起的自身免疫性疾病。临床表现有垂体功能减退症和垂体肿块。确诊有赖组织病理检查。

3.视神经胶质瘤　多见于儿童,尤以女孩多见,视力改变常先发生于一侧,视力丧失发展较快,无内分泌功能障碍。

4.异位松果体瘤　多见于儿童及青少年,患者可出现视力减退、双颞侧偏盲,渴感消失、慢性高钠血症等下丘脑功能紊乱的表现。

5.其他　垂体腺瘤还需和另一些伴蝶鞍增大的疾病相鉴别,如空泡蝶鞍综合征、鞍上生殖细胞瘤、垂体转移癌等。

七、治疗

应根据患者的年龄、一般情况、肿瘤的性质和大小、扩展和压迫的情况及以往的治疗、对生育和发育的影响进行综合考虑,并需要多学科包括神经外科、内分泌科、肿瘤外科等协作。主要目的:①尽可能去除肿瘤组织;②缓解肿瘤引起的占位效应;③纠正肿瘤自主性的高分泌功能,缓解临床表现;④尽可能保持垂体的固有功能,恢复受到影响的激素分泌紊乱,恢复下丘脑-垂体-靶腺之间的自身调节功能;⑤防治肿瘤复发。治疗手段主要包括手术治疗、药物治疗和放射治疗3种。除了PRL瘤,垂体肿瘤以经蝶手术治疗为主。垂体大腺瘤和侵袭性肿瘤若手术不能完全切除干净,需辅助放疗和药物治疗。

1.手术治疗　主要为经蝶手术切除,优点是创伤小、并发症少而且轻、住院时间短、术后恢复快、可迅速减轻或解除由肿瘤压迫引起的一系列临床症状。经额手术仅用于少数对经蝶手术有禁忌证的患者。经蝶手术的主要指征为鞍内肿瘤、伴脑脊液漏的肿瘤、垂体卒中、向蝶窦扩张的肿瘤、向鞍上轻度扩张的肿瘤、囊性肿瘤放液后向鞍内塌陷者。手术的并发症较少见,包括一过性尿崩症、垂体激素分泌不足、脑脊液漏、术后出血、脑膜炎和永久性尿崩症。

2.放射治疗　主要用于手术辅助治疗。

(1)主要指征:①手术后肿瘤残余比较大,药物不能控制;②肿瘤于术后复发;③鞍上病变,患者拒绝经额手术;④影像学检查阴性,但临床表现和生化检查明显异常者,也可放射治疗。根据患者的病情,目前有多种放射治疗方法可供不同医疗单位进行选择。

(2)常规放射治疗法:使用^{60}Co治疗机或直线加速器给予垂体肿瘤位置以适当剂量的外照射。该种类高能射线装置完全取代了传统的深部X线治疗机。适用于手术或药物治疗后的辅助治疗及复发病例。标准的设野是等中心三野照射,分割剂量为每次180~200cGy,总剂量45~50Gy。上述条件下脑坏死及视神经损伤发生率相对较低。对PRL腺瘤药物治疗后和GH腺瘤、ACTH腺瘤及无功能垂体腺瘤术后放射治疗均显示出良好控制效果。对放疗后复发再次放疗病例总剂量应控制在100Gy以下并间隔1年以上。

(3)重粒子放射治疗装置:包括α粒子、负π介子、快中子及质子束等回旋加速器。质子束治疗总剂量为35~100Gy,分12次照射,2周内完成。由于该类装置价格昂贵,国外应用较多。

(4)立体定向放射外科:γ刀技术将现代影像学、立体定向聚焦和放射治疗巧妙地结合为一体,实现了对病灶的单次大剂量照射。主要适应证:①直径<10mm的垂体微腺瘤;②直径>10mm的大腺瘤,但视力、视野无明显受损,MRI检查肿瘤和视交叉之间应有3mm以上的距离;③手术残留或肿瘤复发患者;④高龄,身体状况不能耐受手术者。微腺瘤和中小垂体瘤周边剂量应控制在25~30Gy,以免治疗后出现视神经损伤及垂体功能减退。垂体大腺瘤,瘤体靠近视交叉者,应确保视神经吸收剂量<10Gy,一般可采取降低视神经周围覆盖曲线,重点治疗远离视交叉的瘤组织。

(5)放射治疗主要并发症:部分或全垂体功能减退。据报道称约50%的放疗患者发生全垂体功能减退。其他一些研究发现35%~45%的患者出现ACTH缺乏,40%~50%的患者出现GnRH缺乏,5%~20%出现TSH缺乏。在放疗前应充分评估垂体功能,在放疗后应密切随访,如果发生垂体功能减退,应及早给予替代治疗。其他的并发症包括视神经和视交叉的放射性损伤,大脑皮质放射性损伤,放射诱发肿瘤等。

3.药物治疗　最常用的药物是多巴胺激动药(溴隐亭、卡麦角林)和生长抑素类似物。前者可在PRL瘤、GH瘤、ACTH瘤及GnH瘤中使用,但在PRL瘤和GH瘤中使用最多,特别是对PRL瘤,多巴胺激动药卡麦角林是2011年内分泌学会分会临床实践指南治疗 PRL 瘤的首选药物;后者主要用于 GH 瘤、TSH 瘤及 GnH 瘤。药物治疗是 PRL 瘤的主要治疗方法,其他肿瘤仅作为辅助治疗。具体用法见于各相关章节。

八、预后

绝大部分为良性肿瘤,预后良好,垂体癌罕见。

第三节　高催乳素血症与催乳素瘤

催乳素(prolactin,PRL)腺瘤是最常见的功能性垂体腺瘤,约占成人垂体功能性腺瘤的 40%~45%,以 20~50 岁的女性患者多见,成人患者男女比例约 1∶10。规范化地诊断和治疗垂体催乳素腺瘤对恢复和维持正常腺垂体功能、预防肿瘤复发等具有重要的意义。

一、主要特点

高催乳素血症是指各种因素引起外周血中催乳素(PRL)水平持续高于正常值的一种临床状态,而不是一种独立的疾病。高催乳素的原因分生理性、药理性、病理性和特发性 4 种。催乳素腺瘤是最常见的垂体功能性腺瘤,约占全部垂体腺瘤的 45%,是临床上病理性高 PRL 的主要原因。由于催乳素是一种应激激素,在生理性状态下可以升高,生理性高 PRL 血症主要与雌激素升高相关,如妊娠和分娩后。年轻女性高催乳素血症是常见的下丘脑-垂体轴的内分泌紊乱。

文献报道,单纯闭经的患者中约有 15% 的 PRL 升高,闭经伴有溢乳的患者中约有 70% 的血中 PRL 升高。女性不孕症患者中催乳素增高的占 19.5%,男性不育症患者高催乳素血症的发生率约为 5%。15% 的无排卵女性有高 PRL 血症,无排卵伴有溢乳者中 43% 为高 PRL 血症。3%~10% 无排卵的多囊卵巢综合征患者有高 PRL 血症。因而实际催乳素瘤的患病率远不止(60~100)/百万,可能要增加 3~5 倍。催乳素腺瘤多为良性肿瘤,依照肿瘤大小可分为微腺瘤(≤10mm)和大腺瘤(>10mm)。药理性和病理性的高 PRL 血症主要与多巴胺相关,随着多巴胺受体激动药在垂体催乳素瘤的临床应用逐渐广泛,不仅有效降低血中 PRL 浓度并能缩小肿瘤体积,采用药物治疗的越来越多,传统的外科手术和放射治疗逐渐减少。

二、病因

1.生理和应激情况下的变化

(1)昼夜变化:催乳素的分泌有昼夜节律,入睡后逐渐升高,早晨睡醒前可达到 24 小时峰值,醒后迅速下降,上午 10∶00 至下午 2∶00 降至一天中谷值。

(2)年龄和性别的变化:由于母体雌激素的影响,刚出生的婴儿血中催乳素水平高达 4.55nmol/L(100ng/mL)左右,之后逐渐下降,到 3 月龄时降至正常水平。催乳素水平在青春期轻度上升至成年人水平。成年女性的催乳素水平始终比同龄男性高。女性绝经后的 18 个月内,体内的催乳素水平逐渐下降 50%,而接受雌激素补充治疗的女性下降较缓慢,在高 PRL 的女性中,应用雌激素替代治疗不引起催乳素水平的改变。老年男性与年轻人相比,平均血清催乳素水平约下降 50%。

（3）月经周期的变化:催乳素水平随月经周期变化不明显,一些女性在月经周期的中期催乳素水平升高,而在卵泡期水平降低。排卵期的催乳素轻度升高可能引起某些女性不孕。

（4）妊娠期的变化:妊娠期间雌激素水平升高刺激垂体催乳素细胞增生和肥大,导致垂体增大及催乳素分泌增多。到妊娠末期催乳素水平可上升 10 倍,>9.10nmol/L(200ng/mL)。分娩后增大的垂体恢复正常大小,血中催乳素水平下降。正常生理情况下,催乳素分泌细胞占腺垂体细胞的 15%~20%,妊娠末期可增至 70%。

（5）产后泌乳过程的变化:若不哺乳,产后 4 周血中催乳素水平降至正常。而哺乳时乳头吸吮可触发垂体催乳素快速释放,产后 4~6 周哺乳妇女基础催乳素水平持续升高。此后 4~12 周基础催乳素水平逐渐降至正常,随着每次哺乳发生的催乳素升高幅度逐渐减小。产后 3~6 个月基础和哺乳刺激情况下,催乳素水平的下降主要是由于添加辅食导致的哺乳减少。如果坚持严格哺乳,基础催乳素水平会持续升高,并有产后闭经。对健康的妇女,在非哺乳状态下刺激乳房也可以导致催乳素水平的上升。

（6）应激情况的变化:应激(如情绪紧张、寒冷、运动等)时垂体释放的应激激素包括催乳素、促肾上腺皮质激素(ACTH)和生长激素(GH)。应激可以使得催乳素水平升高数倍,通常持续时间不到 1 小时。

PRL 生理性分泌受到中枢或外周的释放因子和抑制因子的调控。正常状态下,下丘脑多巴胺能神经元分泌的多巴胺主要抑制垂体 PRL 的释放。促进 PRL 释放的因子主要有 TRH、雌激素、抗利尿激素、血管活性肠肽、缩宫素等。下丘脑激素通过垂体-门静脉系统输送神经内分泌因子控制 PRL 释放,当垂体柄受到影响,下丘脑和垂体之间出现功能性分离,多巴胺对 PRL 细胞的抑制作用减弱,使 PRL 释放增多。

2.高催乳素血症的原因

（1）生理性高 PRL:各种生理因素会影响催乳素的水平,如在不同的生理时期、昼夜节律、日常活动、应激、性交、乳头刺激等均可导致催乳素水平暂时性升高,但升高幅度不会太大,持续时间不会太长,也不会引起有关病理症状。生理状态下,PRL 释放主要受到下丘脑多巴胺能神经元的调控,抑制垂体 PRL 释放。PRL 细胞含有雌激素受体,对雌激素较敏感,PRL 的合成与释放受雌激素的影响较大,最重要的生理性高 PRL 发生在妊娠期和产后哺乳期,妊娠期高 PRL 由雌激素刺激垂体所致,妊娠后期缩宫素的分泌进一步刺激 PRL 的升高,分娩后雌激素和孕激素急剧减少,血中催乳素水平下降,产后哺乳期的高 PRL 则需乳头吸吮的刺激来维持,若产后 1 周不哺乳,PRL 水平将平迅速下降。PRL 是应激导致的垂体释放激素之一,应激诱导的 PRL 升高基本上是 2~3 倍的上升,但持续时间少于 1 小时。因此,临床检测 PRL 分泌功能要充分考虑到生理因素的影响。

（2）药物性高 PRL:许多药物都可以引起 PRL 分泌增多。理论上,任何影响多巴胺(DA)代谢的药物等都可能通过拮抗下丘脑 PRL 释放抑制因子(PIF)或增强 PRL 释放因子(PRF)而促进 PRL 分泌,导致高催乳素血症,少数药物可能对催乳素细胞也有直接影响,但一般都在 4.55nmol/L(100ng/mL)以下。据报道,长期服用一些药物使 PRL 高达22.75nmol/L(500ng/mL),进而引起大量泌乳、闭经。常见的可能引起催乳素水平升高的药物类型:①多巴胺耗竭药:甲基多巴、利血平等;②多巴胺转化酶抑制药:阿片肽、吗啡、可卡因等麻醉药;③多巴胺重吸收阻断药:诺米芬辛,二苯氮类衍生物(苯妥因、安定);④组胺和组胺 H_1、H_2 受体阻滞药:5-羟色胺、苯丙胺类、致幻药、西咪替丁等;⑤单胺氧化酶抑制药:苯乙肼等;⑥血管紧张素转换酶抑制药:依那普利等;⑦激素类药物:雌激素、口服避孕药、抗雄激素类药物、促甲状腺激素释放激素等;⑧中草药(尤其是具有安神、止惊作用的中草药):六味地黄丸、安宫牛黄丸等;⑨其他:异烟肼、达那唑等。由于引起PRL 升高的药物在临床中广泛应用,在考虑病理性高 PRL 之前应排除药物性 PRL 的升高。

(3)病理性高PRL:①下丘脑 PIF 分泌不足或下达至垂体的通路受阻,使垂体 PRL 细胞所受的抑制性调节解除,垂体 PRL 的释放增多。常见于下丘脑或垂体柄病变:颅底脑膜炎、结核、梅毒、放线菌病、颅咽管瘤、类肉瘤样病、神经胶质细胞瘤、空泡蝶鞍综合征、外伤、手术、动-静脉畸形、帕金森病、精神创伤等;②原发性和(或)继发性甲状腺功能减退症:促甲状腺释放激素(TRH)是促进 PRL 释放的主要因子之一,甲状腺功能减退症时TRH 分泌增加使 PRL 升高,如假性甲状旁腺功能减退、桥本甲状腺炎;③自主性高功能的 PRL 分泌细胞单克隆株:垂体 PRL 瘤、GH 腺瘤、ACTH 腺瘤等,以及异位 PRL 分泌(如未分化支气管肺癌、肾上腺样瘤、胚胎癌、子宫内膜异位症等)。其中垂体 PRL 瘤是病理性高 PRL 的最常见原因;④传入神经刺激增强可加强 PIF 作用:各类胸壁炎症性疾病,如乳头炎、皲裂、胸壁外伤、带状疱疹、结核、创伤性及肿瘤性疾病等;⑤慢性肾功能衰竭时,PRL 在肾降解异常;肝硬化或肝性脑病时,假神经递质形成,拮抗 PIF 作用;⑥妇产科手术:如人工流产、引产、死胎、子宫切除术、输卵管结扎术、卵巢切除术等。

(4)特发性高PRL:临床上排除上述生理性、药物、垂体肿瘤或其他器质性病变,多因患者的下丘脑-垂体功能紊乱,因而导致 PRL 分泌增加。其中大多数 PRL 轻度升高,病程较长但可恢复正常。临床上若无病因可寻时,可考虑为特发性高 PRL 血症,但对部分伴月经紊乱而 PRL>4.55nmol/L(100ng/mL)者,不能排除潜隐性垂体微腺瘤存在的可能,应密切随访以防漏诊。另外,PRL 水平明显升高而无症状的特发性高 PRL 患者中,部分患者可能是巨分子 PRL 血症,这种巨分子 PRL 有免疫活性而无生物活性。

三、发病机制

1.高 PRL 血症　催乳素由腺垂体的催乳素细胞合成和分泌。其合成与分泌受下丘脑多巴胺能途径的调节,多巴胺作用于催乳素细胞表面的多巴胺 D2 受体,抑制垂体催乳素的生成与分泌。任何减少多巴胺对催乳素细胞上多巴胺 D2 受体作用的生理性及病理性过程,都会导致血的 PRL 水平升高。如上病因中所述,下丘脑多巴胺合成或分泌不足、下丘脑-垂体门脉系统受阻、多巴胺受体敏感性降低,以及雌激素或过剩的促甲状腺释放激素都可导致 PRL 细胞的增生和肥大,刺激 PRL 分泌。

2.PRL瘤 目前认为,垂体细胞的自身缺陷是PRL瘤形成的起始原因,下丘脑调控失常起着促进的作用,即垂体细胞发生突变,解除了垂体细胞的生长抑制状态,导致癌基因激活和(或)抑癌基因的失活,使PRL细胞发生单克隆增生。并在下丘脑激素调节紊乱、腺垂体内局部生长因子及细胞周期调控紊乱等因素作用下,逐渐发展为垂体瘤,导致PRL自主性合成和分泌过多。

四、生理作用

PRL主要是促进乳腺分泌组织的发育和生长,启动和维持泌乳,使乳腺细胞合成蛋白增多。催乳素可影响性腺功能的调节。在男性,催乳素可增强Leydig细胞合成睾酮,在存在睾酮的情况下,催乳素可促进前列腺及精囊生长;但慢性高PRL可抑制黄体生成素(LH)的分泌脉冲,睾丸类固醇激素合成减少,睾酮向双氢睾酮的转化亦减少,雄激素作用下降,睾丸曲细精管的生精功能下降,导致患者的性功能减退、精子发生减少,出现阳痿和男性不育。在女性,卵泡发育过程中卵泡液中催乳素水平变化明显;但高PRL不仅对下丘脑促性腺激素释放激素(GnRH)及垂体尿促卵泡素(FSH)、黄体生成素(LH)的脉冲式分泌有抑制作用。而且可直接抑制卵巢合成黄体酮及雌激素,导致卵泡发育及排卵障碍,临床上表现为月经紊乱或闭经。另外,催乳素和自身免疫相关,人类B淋巴细胞、T淋巴细胞、脾细胞和自然杀伤细胞均有催乳素受体,催乳素与受体结合调节细胞功能。催乳素在渗透压调节上也有重要作用。

五、病理类型

垂体腺瘤占所有颅内肿瘤的10%~15%,催乳素腺瘤约占全部垂体腺瘤的45%,是临床上病理性高PRL最常见的原因,为肿瘤自主性过多分泌PRL引起的。有研究表明,在应用多巴胺受体激动药之前,PRL瘤约占垂体瘤的30%,而临床应用多巴胺受体激动药后这一比例下降至20%。尽管如此,在临床病理检查中PRL瘤仍然占垂体瘤的50%~60%,为垂体瘤的主要类型。PRL瘤的大小和血中PRL水平呈正比关系,大腺瘤可能是微腺瘤在雌激素的刺激下逐渐增大的结果,但在对微腺瘤的影像学随访中却只发现很少部分(3%~7%)的微腺瘤向大腺瘤转变。PRL瘤的稳定性还表现在,如果PRL水平不是很高(<9.10nmol/L或<200ng/mL),多数腺瘤PRL水平可以维持多年不变,只有不到1/5的患者血中PRL逐渐增高。大部分PRL瘤为单纯的PRL瘤,部分属于多激素瘤,以合并GH分泌为多见,可出现相应的激素过多症状,如肢端肥大症、库欣综合征、甲状腺功能亢进症等。

PRL瘤90%为嫌色细胞瘤,不到10%为嗜酸细胞瘤,少数同时存在嫌色细胞和嗜酸细胞,个别表现为嗜碱细胞瘤,小肿瘤多为乳头状。与其他肿瘤不同,垂体瘤内血管不丰富,不及正常的垂体组织,而垂体微腺瘤的血管数量少于大腺瘤。

1.疏松颗粒型 大多数PRL瘤表现为疏松颗粒型,细胞呈嫌色或轻度嗜酸,颗粒分布均匀,偶呈乳头状结构。瘤体内常见有钙化,为重要的鉴别诊断特征。颅咽管瘤、松果体瘤和脑膜瘤也可出现钙化,其他鞍旁肿瘤很少有钙化现象。细胞核较大,核仁宽大、致密,粗面内质网和高尔基体发达。分泌颗粒大小为 150~300nm,抗 PRL 组化染色阳性,可见胞溢现象。

2.致密颗粒型　临床较少类型,胞质明显嗜酸,细胞内分泌颗粒多而致密,大小在 400~700nm 不等,分布在高尔基体内或胞质其他区域,胞吐现象活跃,为此型的特点。致密颗粒型多见于曾经使用过多巴胺受体激动药治疗的患者。部分细胞内有球状淀粉样蛋白的沉积,淀粉样肽来自过度分泌的 PRL 的裂解物和修饰物。此种腺瘤的侵袭性较颗粒稀疏型腺瘤要大。

3.分泌 PRL 的多激素腺瘤

(1)GH/PRL 腺瘤:GH 细胞和 PRL 细胞有共同的祖细胞,两者的氨基酸系列具有 16% 的同源性,是分泌 PRL 多激素腺瘤中的主要类型。包括 3 种:①GH 细胞和 PRL 细胞混合腺瘤:瘤体含有 2 种细胞,各自分泌自己的激素,免疫组化为 2 种激素阳性,故为双激素分泌细胞;②泌乳生长细胞瘤:分泌 GH 为主,表现为肢端肥大症,PRL 轻度升高,细胞具有特大的分泌颗粒(直径达 2 000nm)是其重要特征;③嗜酸干细胞瘤:分泌 PRL,呈嗜酸细胞样改变,富有气球样巨型线粒体,分布广泛。

(2)其他多激素腺瘤:PRL 几乎可以和任何垂体激素在多激素腺瘤一同分泌,免疫组化可见 2 种激素阳性,如 ACTH/PRL、TSH/PRL、FSH/PRL、LH/PRL。分泌 ACTH 和 TSH 激素的腺瘤多为有功能,而分泌 FSH 和 LH 的腺瘤则多为无功能。

4.PRL 细胞癌　极为罕见,报道病例中男性偏多,肿瘤巨大,生长快,侵袭性强,向周围组织扩张,产生压迫或粘连生长;向远处转移是诊断 PRL 癌的重要条件,常转移到颅内或颅外的神经组织。PRL 癌的镜下表现与疏松颗粒型差别不大,出现转移的恶性 PRL 癌多半核分裂象明显。

5.PRL 细胞增生　临床上少见,主要见于甲状腺功能减退症患者 TRH 升高,后者刺激 PRL 细胞增生;ACTH 腺瘤周围往往有 PRL 细胞的增生;PRL 瘤周围也可有 PRL 细胞的增生。

6.多巴胺受体激动药治疗后的变化　这类药可使 PRL 瘤的组织特征发生不同程度的改变,如对 PRL 瘤的功能和形态具有明显的抑制作用。受到抑制的瘤细胞内 PRL 的免疫活性低,甚至检测不到。受抑制而变小的瘤细胞内含有多处凹入的细胞核(呈异染色质),胞质边缘少,内见复原的粗面内质网和高尔基体膜。有些肿瘤内细胞受抑制程度不等,并可见细胞坏死。极少数肿瘤对激动药不敏感,血 PRL 无下降,形态学上也无明显变化。溴隐亭可减少瘤细胞表面雌激素受体 mRNA 的表达,增加多巴胺 D2 受体 mRNA 表达。对药物抵抗的 PRL 瘤同样也可检测到 D2 受体表达,只不过其 mRNA 的水平较低。停止药物治疗后 2 周,瘤细胞可恢复到治疗前状态,也有些 PRL 瘤的细胞抑制状态在停药后可持续 1 个月或更久。长期的药物治疗会导致 PRL 瘤显著钙化、内源性淀粉样物沉积,以及血管周围和间质纤维化,而这种纤维化若广泛会增加手术切除腺瘤的难度。

术后对切除组织的病理检查很少见 PRL 细胞增生,但 PRL 瘤附近非肿瘤组织中的 PRL 细胞数目增多。

六、临床分类

1.微腺瘤（≤10mm）　40%的 PRL 瘤为微腺瘤，PRL 细胞位于腺垂体侧翼，微腺瘤多位于一侧垂体偏离中线。肿瘤呈局限性生长，同侧垂体变大、扩张，或鞍膈受压局限性上突。垂体柄被挤向对侧，或同侧海绵窦受挤压。鞍底骨质变宽、变薄。30%~40%的微腺瘤呈侵袭性，与周围的硬膜、骨质、海绵窦内的结构粘连生长。

2.大腺瘤（>10mm）　大腺瘤约占 60%，瘤体大小相差较大。小腺瘤局限在鞍内，较大者向周围组织压迫侵袭。垂体肿瘤向上扩展压迫视交叉；向下方侵袭鞍底骨质结构；肿瘤向蝶鞍两侧生长可压迫海绵窦，压迫第Ⅲ、第Ⅳ、第Ⅵ、第Ⅴa、第Ⅴb 脑神经；向后压迫脑桥，甚至通过压迫脑桥使导水管闭塞，引起脑水肿。巨大的 PRL 腺瘤向大脑额叶、颞叶发展可引起癫痫发作及精神症状等。此外，当 PRL 大腺瘤压迫周围正常的腺垂体组织时可引起 GH、ACTH、TSH 及 LH、FSH 缺乏，出现甲状腺或肾上腺皮质功能减退表现。

七、临床表现

1.女性主要表现

（1）月经改变和不孕不育：当 PRI 轻度升高时（4.55~6.83nmol/L 或 100~150ng/mL）可因引起黄体功能不足发生反复自然流产；随着血 PRL 水平的进一步增高，可出现排卵障碍，临床表现为功能失调性子宫出血、月经稀发或闭经及不孕症。

（2）溢乳：高 PRL 血症在非妊娠期及非哺乳期出现溢乳的患者为 27.9%，同时出现闭经及溢乳者占 75.4%。这些患者的 PRL 水平一般都显著升高。

（3）其他：高 PRL 血症通常伴有体重增加。长期高 PRL 血症可因雌激素水平过低导致进行性的骨痛、骨密度减低、骨质疏松。少数可出现多毛、脂溢及痤疮，这些患者可能伴有多囊卵巢综合征等其他异常。

2.男性主要表现

（1）勃起功能障碍：高 PRL 血症是导致男性勃起功能障碍的常见原因之一，相反，勃起功能障碍也常是高 PRL 血症的最早临床表现之一。高 PRL 血症导致男性勃起功能障碍的机制尚未完全阐明，目前认为血睾酮水平降低为其原因之一，但不少患者血睾酮水平完全正常，却仍然表现出明显的勃起功能障碍。此外，如果不能将血 PRL 水平降至正常，单纯补充睾酮治疗效果并不明显，说明高 PRL 血症可能对阴茎勃起功能有直接的作用。不能射精和性高潮障碍等也是常见的性功能障碍的表现。

（2）性欲减退：高 PRL 血症时下丘脑分泌 GnRH 的频率和幅度均明显减低，使垂体分泌 LH 与 FSH 的频率和幅度也减少，睾丸合成雄激素的量明显下降而引起性欲减退，表现为对性行为兴趣下降甚至消失。

（3）生精减少、男性不育：高 PRL 可导致生精作用减退。当垂体分泌 LH 与 FSH 的频率和幅度减退时，精子生成的功能会明显下降。

（4）第 2 性征减退：长期高水平的 PRL 可导致男性第 2 性征的减退，表现为胡须生长速度变慢、发际前移、阴毛稀疏、睾丸变软、肌肉松弛等。此外，也有不少患者出现男性乳腺发育。

（5）其他：长期高 PRL 血症使雄激素水平减低可能会造成骨质疏松症。

3.瘤体压迫症状　女性患者以微腺瘤居多，可高达 90%，男性则以大腺瘤为主。

（1）头痛：部位多在两颞侧、额部、眼球后或鼻根部，引起头痛的主要原因是鞍膈与周围硬脑膜因肿瘤向上生长而受到牵拉所致；肿瘤压迫硬脑膜、大血管等引起剧烈弥漫性头痛；如果肿瘤压迫第三脑室，阻塞室间隔引起脑水肿和颅压增高，头痛加剧。

（2）视神经通路受压：肿瘤向鞍上扩展，压迫视交叉引起视野缺损、视力下降；因视神经受压，血液循环障碍，视神经渐萎缩导致视力减退。视野缺损和视力减退的出现时间和严重程度不一定平行。

（3）其他症状：肿瘤向蝶鞍两侧扩展压迫海绵窦时可引起海绵窦综合征（第Ⅲ、第Ⅳ、第Ⅵ、第Ⅴa、第Ⅴb 脑神经损害）；或损害眼球运动神经导致复视；当肿瘤侵袭鞍底及蝶窦时，可造成脑脊液鼻漏；如扩展至额叶、颞叶可引起癫痫发作。

（4）15%~20% 的患者存在垂体腺瘤内自发出血，少数患者发生急性垂体卒中，表现为突发剧烈头痛、呕吐、视力下降、动眼神经麻痹等神经系统症状，甚至蛛网膜下隙出血、昏迷等危象。男性垂体 PRL 腺瘤常因血高 PRL 引起的症状轻、未能及时就诊，导致病程延长。而直到肿瘤体积较大，压迫视交叉引起视力视野障碍或垂体瘤卒中出现剧烈头痛时才就诊而获得诊断。

4.其他症状　合并分泌的 GH、ACTH、TSH、FSH/LH 的 PRL 混合腺瘤，可伴有这些激素增多引起的相应症状，出现靶腺功能的亢进，如肢端肥大症、库欣综合征、甲状腺功能亢进症等，儿童 FSH/LH 的分泌可诱发性早熟。多激素瘤的临床症状往往比单一的 PRL 瘤的表现明显。

八、辅助检查

1.内分泌功能检查　首先要求详细询问患者的病史，主要包括月经史、分娩史、既往病史，特别是服用各种药物的具体情况，检测采血时的生理状态，以及有无应激因素等。

（1）基础 PRL 测定：正常育龄女性 PRL 水平不超过 1.14~1.37nmol/L（25~30ng/mL，各实验室的正常值）。规范的血标本采集和准确可靠的实验室检查对判断是否为高 PRL 至关重要，尤其是 PRL 水平轻度升高时，需要重复测定确诊。血清 PRL 水平>1.37nmol/L（30ng/mL）则可确诊高催乳素血症，通常至少须经二次严格按要求进行的测定，血清值均>1.37nmol/L（30ng/mL）。垂体 PRL 瘤患者血中 PRL 一般都在 9.10nmol/L（200ng/mL）以上，需结合鞍区影像学检查进行诊断；若超过 13.65nmol/L（300ng/mL）排除药物作用后则可肯定为 PRL 瘤。注意事项：①为避免生理和应激状态的影响，采血时要求安静 1 小时后，在上午 9:00~11:00 为宜；②高 PRL 血症者而没有相应的临床症状，应考虑是否存在巨分子 PRL 血症；③若患者有典型垂体瘤表现，但检测 PRL 值反而正常者，需要用倍比稀释的方法重复测定患者的 PRL 水平。

（2）其他实验室检查：包括妊娠试验、垂体及其靶腺功能（如 LH、FSH、TSH、GH、ACTH、睾酮及雌激素）、肾功能和肝功能等，根据病史选择进行，排除生理性或者其他疾病导致的 PRL 平升高。

2.PRL 动态试验

(1)多巴胺受体激动药抑制试验:基础状态下口服左旋多巴(L-Dopa)500mg,分别于服药前 30 分钟及 0 分钟,服药后 60 分钟、120 分钟、180 分钟、6 小时抽血检测 PRL 水平。溴隐亭抑制试验:服药当天早 8:00 抽血检测 PRL,晚间 10:00~11:00 口服溴隐亭 2.5mg,次晨 8:00 再抽血测 PRL 水平。正常人服药后血 PRL 水平可抑制到 4ng/mL 以下,或抑制率>50%,而 PRL 瘤不被多巴胺受体激动药所抑制(抑制率<50%)。

(2)多巴胺受体阻断药兴奋试验:基础状态下口服甲氧氯普胺或多潘立酮 10mg,分别于给药前 30 分钟及 0 分钟,给药后 60 分钟、90 分钟、120 分钟及 180 分钟抽血检测 PRL。正常人的峰值在 1~2 小时,峰值/基值>3。PRL 瘤患者峰值出现不明显或峰值延迟,且峰值/基值<1.5。

(3)TRH 兴奋试验:在基础状态下,静脉滴注人工合成的 TRH 200~400μg(用生理盐水 2mL 稀释),于注射前 30 分钟、0 分钟及注射后 15 分钟、30 分钟、60 分钟、120 分钟、180 分钟分别抽血测 PRL。正常人峰值多出现在注射后 30 分钟,峰值/基值>2。PRL 瘤患者的峰值延迟,峰值/基值<1.5。

3.影像学检查 主要是鞍区影像学检查(MRI 或 CT)。

(1)MRI:为首选。其特点是对软组织分辨率高,可以多方位成像,在垂体微小腺瘤的检出、鞍区病变的定性和定位诊断、治疗随访等各个方面都明显优于 CT,并且无放射线损伤,可以多次重复进行。增强、动态扫描可提高微腺瘤的检出率。MRI 检查常规应包括薄层、小扫描野(FOV)的矢状面和冠状面 T_1WI 序列,且需至少 1 个平面的 T_2WI(矢状面或冠状面)。尽管有些病变 MRI 平扫即可提出较确定的诊断,仍建议同时行鞍区增强 MRI 检查,使微小腺瘤的检出率更高,必要时还应行鞍区动态增强的 MRI 检查。

(2)CT 扫描:高分辨率 CT 可以发现直径 1.5mm 的小腺瘤,对显示鞍底钙化、骨质结构破坏征象较 MRI 更灵敏。CT 在软组织分辨率方面不及 MRI,常不能显示垂体的微腺瘤。但是对于较大病变的诊断,CT 可以满足临床的需要。垂体瘤患者一般表现为垂体形态改变,左右不对称,腺体密度不均,可见较模糊的高密度灶,大的腺瘤可有向垂体外扩展影像。增强 CT 扫描可见腺垂体组织影像增强,脑垂体高度超过正常范围(正常男性<7mm,女性<8mm),垂体柄不居中。

(3)X 线片检查:只能发现已经侵犯了蝶鞍的较大肿瘤。

(4)眼底和视野检查:排除可能存在的肿瘤压迫引起的眼底或视野改变。

九、诊断

包括明确是否存在高 PRL 血症和确定引起高 PRL 的病因。

1.确认高催乳素血症 根据临床表现和血清 PRL 水平>1.37nmol/L(30ng/mL)可确诊为高催乳素血症。在正常育龄女性通常至少须经两次严格按要求进行的测定,血清值均>1.37nmol/L(30ng/mL)。PRL 瘤患者的血清 PRL 水平往往超过 9.10nmol/L(200ng/mL),肿瘤大小与 PRL 水平呈正相关。垂体 PRL 瘤的典型特征是血清 PRL 水平明显升高,FSH、LH、雌激素和 LH/FSH 比值均降低；血 PRL 对 TRH、甲氧氯普胺等刺激无反应，亦不被左旋多巴或溴隐亭所抑制,结合鞍区影像学的改变可诊断。

2.确定病因　通过详细询问病史、相应的实验室检查、影像学检查等排除生理性或药物性因素导致的 PRL 水平升高,明确是否存在病理性原因。其中最常见的病因为垂体 PRL 腺瘤(图 2-3)。

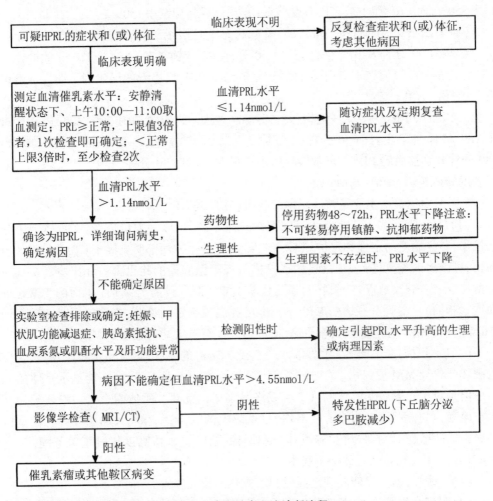

图 2-3　高催乳素血症诊断流程

十、鉴别诊断

应排除生理性和药物性引起的 PRL 升高。当 PRL 呈轻至中度升高(<9.10nmol/L 或 200ng/mL)时,必须与垂体非 PRL 瘤、下丘脑肿瘤或鞍区垂体外肿瘤、特发性高 PRL 血症等鉴别。

1.生理性升高　很多生理因素会影响血清 PRL 水平,而且在不同的生理时期有所改变。许多日常活动,如体力运动、精神创伤、低血糖、夜间、睡眠、进食、应激刺激、性交,以及各种生理现象,如妊娠、哺乳、产褥期、乳头受到刺激、新生儿期等,均可导致 PRL 水平暂时性升高,但升高幅度不会太大,持续时间不会太长,也不会引起有关病理症状。

2.药物性升高 药物引起的高 PRL 大多数是由于拮抗下丘脑催乳素释放抑制因子(PIF,多巴胺是典型的内源性 PIF)或增强兴奋催乳素释放因子(PRF)而引起的,少数药物可能对催乳素细胞也有直接影响。临床上引起 PRL 升高的药物种类较多,应用广泛,包括多巴胺受体阻滞药、含雌激素的口服避孕药、某些抗高血压药、阿片制剂及 H_2 受体阻滞药等。其中氯丙嗪和甲氧氯普胺的作用最强,如 25mg 氯丙嗪可使正常人血清 PRL 的水平增加 5~7 倍,因而用于 PRL 的动态试验以协助 PRL 瘤的诊断。

3.病理性升高 多见于下丘脑-垂体疾病,以 PRL 瘤最为常见,或含 GH、ACTH 等混合腺瘤。其他下丘脑或垂体柄病变,如肿瘤、浸润性或炎症性疾病、结节病、肉芽肿,以及外伤、放射性损伤等,均可使下丘脑 PIF 不足或下达至垂体的通路受阻所致。而由 PRL 释放因子(PRF)增多引起高 PRL 的情况见于原发性甲状腺功能减退症、应激刺激和神经源性刺激。慢性肾衰竭时,PRL 在肾降解异常;或肝硬化或肝性脑病时,假性神经递质形成,拮抗 PIF 作用引起 PRL 的升高。此外,在系统性红斑狼疮、类风湿关节炎、干燥综合征等自身免疫性疾病中也可出现高 PRL,源于自身免疫相关细胞上存在催乳素受体,催乳素与受体结合调节细胞免疫功能。

4.特发性升高 临床上排除生理性、药物、垂体肿瘤或其他器质性病变(CT 或 MRI 无异常发现)所致的高 PRL 之后才能诊断,多因患者的下丘脑-垂体功能紊乱使 PRL 分泌增加。大多数 PRL 轻度升高(<4.55nmol/L 或 100ng/mL),病程较长但可恢复正常。临床上若无病因可循时,可考虑为特发性高 PRL 血症。但对部分伴月经紊乱而 PRL>4.55nmol/L者,不能排除潜隐性垂体微腺瘤存在的可能,应密切随访以防漏诊。

5.垂体非 PRL 瘤 血 PRL 一般不超过 9.10nmol/L,MRI 或 CT 检查可发现腺垂体内有占位病变,向鞍上扩展压迫垂体柄使 PIF 不能到达腺垂体。垂体激素检测还有另一种激素增高(无功能腺瘤除外),但其他腺垂体激素多减少。用溴隐亭治疗 PRL 可降至正常,但垂体瘤的大小变化不大。临床上此种情况以无功能性垂体腺瘤和 GH 瘤多见。

6.下丘脑肿瘤或鞍区垂体外肿瘤 虽然肿瘤类型不同,但共同点是血清 PRL 常<200ng/mL;MRI 或 CT 检查未见垂体内占位病变;肿瘤多靠近垂体柄区域并压迫垂体柄造成门脉血流障碍,或者位于下丘脑内干扰多巴胺的合成和分泌。患者多有脑神经压迫、颅压增高及尿崩症等症状。一般下丘脑-垂体区 MRI 或高分辨率 CT 检查可与 PRL 瘤鉴别。

7.原发性甲状腺功能减退症 TRH 的升高可刺激 PRL 分泌增加,一般情况下易与 PRL 瘤鉴别。但在少数患者因导致腺垂体增大,MRI 等检查误认为存在垂体腺瘤。

十一、治疗

治疗目标是控制高 PRL、恢复女性正常月经和排卵功能,或恢复男性性功能、减少乳汁分泌及改善其他症状(如头痛和视功能障碍等)。垂体催乳素大腺瘤及伴有闭经、泌乳、不孕不育、头痛、骨质疏松等表现的微腺瘤都需要治疗;仅有血 PRL 水平增高而无以上临床表现,可随诊观察。其次是选择哪种治疗方法,垂体催乳素腺瘤不论是微腺瘤还是大腺瘤,都应首选药物多巴胺受体激动药治疗。由于微创技术的发展,手术治疗垂体催乳素腺瘤,尤其是垂体催乳素微腺瘤的疗效已经明显提高,对某些患者也可以作为首选治疗方案。对于药物疗效欠佳,不能耐受药物不良反应及拒绝接受药物治疗的患者应当选择手术治疗。在治疗方法的选择方面,医师应该根据患者自身情况,如年龄、生育状况和要求,在充分告知患者各种治疗方法的优势和不足的情况下,充分尊重患者的意见,帮助患者做出适当的选择。

溴隐亭 1973 年上市以来,在临床应用垂体催乳素腺瘤的治疗史上具有重要意义。此后,一些疗效更佳的具有高效、长效和不良反应更少等特点的新型多巴胺受体激动药相继问世。越来越多的垂体催乳素腺瘤患者采用药物进行治疗,传统的外科手术治疗和放射治疗逐渐减少。

1.药物治疗 多巴胺受体激动药治疗适用于有月经紊乱、不孕不育、泌乳、骨质疏松,以及头痛、视交叉或其他脑神经压迫症状的所有高 PRL 患者,包括垂体催乳素腺瘤。常用的药物有溴隐亭、卡麦角林和喹高利特。

(1)溴隐亭:不仅能抑制 PRL 的分泌,还可抑制其 DNA 的合成、PRL 细胞的增生及肿瘤的生长。溴隐亭可以使 70% ~ 90% 的垂体催乳素腺瘤患者血清 PRL 水平下降、抑制泌乳、缩小肿瘤体积、使月经和生育功能得以恢复。在男性也可恢复性欲和生精、纠正男性不育。为了减少药物的不良反应,溴隐亭治疗从小剂量开始渐次增加,初始量从1.25mg 开始,睡前服用。常用的治疗剂量为每天 2.5 ~ 10.0mg,分次服用,一般每天 5.0 ~ 7.5mg 已显效。剂量的调整依据是血 PRL 水平及患者的耐受情况,达到疗效并维持一段时间后可分次减量至维持量(每天 1.25 ~ 2.50mg)。溴隐亭的治疗只是使垂体 PRL 腺瘤可逆性缩小、抑制肿瘤细胞生长,长期治疗后肿瘤出现纤维化。但并不能消除肿瘤细胞,所以停止治疗后垂体 PRL 腺瘤会恢复生长,导致 PRL 再升高,因此需要长期维持治疗。只有少数患者在长期治疗后达到临床治愈。

溴隐亭的不良反应主要是恶心、呕吐、头晕、头痛、便秘,多数病例不良反应短期内消失。由小剂量起始逐渐加量的给药方法可减少不良反应,如在增加剂量时出现明显不耐受现象,通过减少递增剂量或延长增量间期等措施可以缓解。溴隐亭最严重的不良反应是初剂量时少数患者发生直立性低血压,个别患者可出现意识丧失,故开始治疗时剂量一定要小,服药时不要做可使血压下降的活动,如突然起立、热水淋浴或泡澡。大剂量药物治疗时可能发生雷诺现象和心律异常。治疗期间不要同时使用致血 PRL 升高的药物。长期服用 >30mg/d 剂量时,个别患者可能发生腹膜后纤维化。另外,约 10% 的患者对溴隐亭不敏感、疗效欠佳,或有严重头痛、头晕、胃肠反应、便秘等不良反应持久不消失,不能耐受治疗剂量的溴隐亭,可更换其他药物或选择手术治疗。

(2)卡麦角林:具有高度选择性的多巴胺 D2 受体激动药,是溴隐亭的换代药物,抑制催乳素的作用更强大而不良反应相对减少,作用时间更长。对溴隐亭抵抗(每天 15mg 溴隐亭效果不满意)或不耐受溴隐亭治疗的 PRL 腺瘤患者,改用这些新型多巴胺受体激动药仍有 50% 以上有效。每周只需服用 1~2 次,常用剂量 0.5~2.0mg,不良反应较溴隐亭轻,患者的耐受性和依从性好。

(3)喹高利特:多巴胺 D2 受体特异性激动药,每天服用 1 次,75~300μg,从小剂量开始逐渐增量,疗效及不良反应与溴隐亭相似。

(4)诺果宁:非麦角类 D2 受体激动药,半衰期达 17 小时,每天 1 次,剂量为 0.1~0.5mg,从小剂量开始逐渐增加。

2.药物治疗期间随访　用多巴胺受体激动药治疗高 PRL、垂体 PRL 腺瘤时,不论从降低血 PRL 水平还是肿瘤体积缩小方面的作用都是可逆性的,因此需要长期服药维持治疗。在逐渐增加药量使血 PRL 水平降至正常、月经恢复后,应按此剂量继续治疗 3~6 个月。之后,微腺瘤患者可以开始减量;而大腺瘤患者需根据 MRI 复查结果,确认 PRL 肿瘤已明显缩小(通常肿瘤越大,治疗后缩小得越明显)后,也可开始减量。减量时应缓慢分次(2 个月左右 1 次)进行,一般每次 1.25mg。最好用能够保持血 PRL 水平正常的最小剂量为维持量。每年随诊至少查 2 次血 PRL 值以保证血 PRL 水平正常。在维持治疗期间,一旦再次出现月经紊乱或 PRL 升高,应查找原因,如药物的影响、怀孕等,必要时复查MRI,根据其结果决定是否需要调整用药剂量。对于那些用小剂量溴隐亭即能维持 PRL 水平保持正常,而且 MRI 检查肿瘤基本消失的病例,药物治疗 5 年后可试行停药。若停药后血 PRL 水平再次升高者,仍需长期服用药物治疗。

对于 PRL 大腺瘤患者,在多巴胺受体激动药治疗后血 PRL 水平虽然正常,但肿瘤体积仍未缩小者,应重新审视诊断为 PRL 腺瘤是否正确,是否为非 PRL 腺瘤或混合性垂体腺瘤,是否需要手术治疗。治疗前已经有视野缺损的患者,治疗初期即应复查视野。视野缺损严重者每周查 2 次视野以观察视野改善状况(已有视神经萎缩的相应区域的视野会永久性缺损)。药物治疗满意时,一般在 2 周内可以观察到视力视野的改善。对于药物治疗后视野缺损无改善或只有部分改善的患者,应在溴隐亭治疗后 1~3 周复查 MRI,观察肿瘤变化再决定是否需要手术治疗,以解除肿瘤对视神经视交叉的压迫。

3.手术治疗　由于垂体的解剖位置,以及在内分泌方面的重要作用,垂体腺瘤可出现因肿瘤压迫和下丘脑-垂体轴功能紊乱所导致局部或全身各系统功能的紊乱,治疗起来有一定的困难。随着神经导航及内镜等仪器设备的发展及手术微创技术水平的提高,使经蝶窦入路手术更精确、更安全、损伤更小、并发症更少。因此,经蝶窦入路手术也是垂体催乳素腺瘤患者除药物治疗之外的另一选择。

微腺瘤一般均采用经蝶显微手术切除腺瘤,约 30% 可在术后 1 年内出现复发;大腺瘤的治愈率约为 25%。也可以选择开颅经额切除术治疗大腺瘤。经蝶窦手术病死率和病残率分别为 0.5% 和 2.2%。

(1)手术指征:①药物治疗无效或效果欠佳者;②药物治疗反应较大、不能耐受者;③巨大垂体腺瘤伴有明显视力视野障碍,药物治疗一段时间后无明显改善者;④侵袭性垂体腺瘤伴有脑脊液鼻漏者;⑤拒绝长期服用药物治疗者。手术也可治疗复发的垂体腺瘤。手术成功的关键取决于手术者的经验和肿瘤的大小。微腺瘤的手术效果较大腺瘤好。在多数大的垂体治疗中心,60%~90%的微腺瘤患者术后 PRL 水平可达到正常,而大腺瘤患者达到正常的则约为 50%。另外,在手术后 PRL 水平正常的患者中,长期观察也有 10%~20%的患者会出现复发。

(2)手术并发症:①内分泌并发症:包括新出现的腺垂体功能减退和暂时性或持续性尿崩症,以及抗利尿激素(AVP)分泌紊乱的症状,术后持续性腺垂体功能减退症与原发肿瘤体积相关;②解剖方面的并发症:包括视神经的损伤、周围神经血管的损伤、脑脊液鼻漏、鼻中隔穿孔、鼻窦炎、颅底骨折等,其中颈动脉海绵窦段的损伤是最严重的并发症,常危及生命;③其他与手术相关的并发症:包括深静脉血栓形成和肺炎等,发生率均很低。

(3)术后处理和随访:术后如果血中的 PRL 水平仍>6.83nmol/L,提示肿瘤残余或复发。垂体柄损伤者 PRL 一般不超过 4.55nmol/L。术后都需要进行全面的垂体功能评估,存在垂体功能减退的患者,需要给予相应的内分泌激素替代治疗。手术后 3 个月应行影像学检查,结合垂体功能的变化,了解肿瘤切除程度。视情况每半年或 1 年再复查 1 次。手术后若有肿瘤残余的患者,仍需要采用药物或放射治疗。

4.放射治疗　随着放射治疗技术的进步,发展出了 X 刀、γ 刀、质子刀等技术,对部分选择性的 PRL 腺瘤患者采用立体定向放射外科治疗的方法,与传统治疗技术相比,照射范围小、疗效出现快、对周围组织损伤小、垂体功能减退发生率低。

(1)指征:主要适用于大的侵袭性肿瘤、术后残留或复发的肿瘤;药物治疗无效或不能耐受药物治疗不良反应的患者;有手术禁忌或拒绝手术的患者,以及部分不愿长期服药的患者。

(2)方法:传统放射治疗(包括普通放疗、适形放疗、调强适形放疗)和立体定向放射外科治疗。传统放射治疗因照射野相对较大,易出现迟发性垂体功能减退等并发症,目前仅用于有广泛侵袭的肿瘤术后的治疗;立体定向放射治疗适用于边界清晰的中小型肿瘤。最好选择与视通路之间的距离在 3~5mm 的肿瘤,一次性治疗剂量可能需达到 18~30Gy。研究发现,多巴胺受体激动药可能具有放射保护作用。因此,建议在治疗催乳素瘤的同时最好停用多巴胺受体激动药。

(3)疗效评价:肿瘤局部控制率较高,但血 PRL 恢复至正常则较为缓慢(需 1 年后才缓慢起效)。文献报道,即使采用立体定向放射外科治疗后,2 年内也仅有 25%~29%的患者催乳素恢复正常,其余患者可能需要更长时间随访或需加用药物治疗。

(4)并发症:用传统放射治疗后 2~10 年,有 12%~100%的患者出现垂体功能减退,有 1%~2%的患者可能出现视力障碍或放射性颞叶坏死。而定向放射外科治疗后也有可能出现视力障碍和垂体功能减退。此外,放射治疗还需特别注意可能出现对生育的影响。

5.妊娠患者的相关处理

(1)基本原则是尽可能地减少胎儿对药物的暴露时间。临床资料报道未治疗者,催乳素微腺瘤患者妊娠后约 5% 的人会发生视交叉压迫,而大腺瘤患者妊娠后出现这种危险的可能性达 25% 以上。垂体微腺瘤的患者在明确妊娠后应停用溴隐亭治疗,因为肿瘤增大的风险较小。停药后应定期测定血 PRI 水平和视野检查。正常人妊娠后 PRL 水平可以升高 10 倍左右,患者血 PRL 水平显著超过治疗前的 PRL 时要密切监测血 PRL 及增加视野检查频度。一旦发现视野缺损或海绵窦综合征,立即加用溴隐亭,可望在 1 周内改善缓解。若不见好转,应考虑手术治疗。

(2)对于有生育要求的 PRL 大腺瘤女性患者,需在溴隐亭治疗腺瘤缩小后方可允许妊娠;所有患 PRL 腺瘤的妊娠患者,在妊娠期需要每 2 个月评估 1 次。妊娠期间肿瘤再次增大者给予溴隐亭仍能抑制肿瘤生长,但整个妊娠期须持续用药直至分娩,用药治疗时要严密地监测。药物治疗对母亲和胎儿的影响可能比手术小。如果对溴隐亭没有反应及视力视野进行性恶化时,应采取经蝶鞍手术治疗并尽早终止妊娠(妊娠接近足月时),另外,高 PRL、PRL 腺瘤女性应用溴隐亭治疗,妊娠后自发流产、胎死宫内、胎儿畸形等发生率在 14% 左右,与正常女性妊娠的产科异常率相近,并不增加异常妊娠的风险。尚无证据支持哺乳会刺激肿瘤生长,对于有哺乳意愿的女性,除非妊娠诱导的肿瘤生长需要治疗,一般到患者想结束哺乳时再使用多巴胺受体激动药。尽管妊娠前的放疗(随后用溴隐亭)将肿瘤增大的危险降到只有 4.5%,但放疗很少能够治愈。放疗还可导致长期的垂体功能减退,所以不建议使用这种治疗方法。

6.女性不孕症的治疗

(1)高 PRL 正常后仍无排卵者可用氯米芬促排卵:高 PRL 女性应用多巴胺受体激动药使血 PRL 受抑制后,尿促卵泡素(FSH)脉冲释放恢复到正常状态,90% 以上血 PRL 水平可降至正常、恢复排卵。若 PRL 下降而排卵仍未恢复者,可联合诱发排卵药物促排卵,如枸橼酸氯米芬(clomifene citrate,CC)。CC 为非类固醇抗雌激素,结构与雌激素相似,具有抗雌激素和微弱雌激素的双重活性。通过抑制内源性雌激素对下丘脑的负反馈作用,间接促进下丘脑促性腺激素释放激素(GnRH)的释放,刺激垂体促性腺激素的分泌,刺激卵巢,促进卵泡的发育。CC 还具有微弱的雌激素作用,可直接作用于垂体和卵巢,提高其敏感性和反应性,并促进卵巢性激素合成系统活性,增加性激素的合成和分泌,促进雌二醇的正反馈效应。由于排卵前出现血雌二醇峰,对下丘脑-垂体-卵巢轴(HPOA)起正反馈效应,激发垂体黄体生成素(LH)峰而促进排卵。CC 促排卵只适用于下丘脑-垂体轴有一定功能的患者,若垂体大腺瘤或手术破坏的垂体组织较严重,垂体功能受损则 CC 促排卵无效。

(2)术后低促性腺激素者采用促性腺激素促排卵:CC 促排卵无效时或垂体腺瘤术后垂体组织遭破坏、功能受损而导致低促性腺激素性闭经的患者,可用外源性人促性腺激素(Gn)促排卵。Gn 分为人垂体促性腺及人绒毛膜促性腺激素(hCG),人垂体促性腺激素又分为 FSH 和 LH。垂体肿瘤术后低 Gn 者应以人绝经后尿促性腺激素(HMC,每支含 75U FSH 及 75U LH)促排卵治疗为宜,促进卵泡发育成熟,并用 hCG 诱发排卵。由于卵巢对促性腺激素的敏感性存在个体差异,应以低剂量 HMG 开始,一般可从 HMG 75U,每天1次开始,连续使用5~7天行超声监测卵泡发育,如果卵泡发育不明显,每隔5~7天增加HMG用量每天75U。切忌Gn增量太快,以防严重的卵巢过度刺激综合征(OHSS)发生。当最大卵泡直径达18mm时注射hCG。

7.男性不育的治疗 高PRL经药物治疗血PRL水平降到正常后,男性下丘脑-垂体-性腺轴的功能异常一般可恢复正常,勃起功能障碍和性欲低下得以明显改善,生精能力也逐渐恢复。部分患者由于垂体瘤压迫导致促性腺激素细胞功能障碍,在血PRL水平下降后睾酮水平仍不能恢复正常者,应该同时进行雄激素补充治疗,以恢复和保持男性第2性征或用促性腺激素治疗恢复生育功能。也可用多巴胺受体阻滞药,如吩噻嗪类、丁酰苯类或甲氧氯普胺、多潘立酮、舒必利等药物。

十二、随访

1.药物治疗的随访 多巴胺受体激动药治疗高PRL血症和PRL腺瘤时,对降低血PRL水平和肿瘤体积缩小方面的作用都是可逆性的,因此需要长期服药维持治疗。药物的减量和停药必须非常谨慎。定期检查项目:维持剂量的治疗者,每年检查1~2次血PRL值,影像学检查每年1次;出现症状反复、加重或新的症状出现时,应立即进行上述检查。即使停药后也要跟踪复查,避免复发。

2.手术治疗的随访 术后如果血中的PRL水平仍>150ng/mL,提示肿瘤残余或复发。垂体柄损伤者一般不超过100ng/mL。存在垂体功能减退者,需要给予相应的内分泌激素替代治疗。手术后存在肿瘤残留的患者,仍需要采用药物或放射治疗。

3.放射治疗的随访 放射治疗后肿瘤局部控制率较高,但血PRL恢复至正常较为缓慢,且出现腺垂体功能减退的概率较高,通常作为辅助的治疗手段。若有腺垂体功能减退的患者应坚持服用相关的激素替代治疗,此外,放射治疗还需特别注意可能出现对生育的影响。

十三、预后

绝大多数PRL腺瘤均为良性过程,并且对药物有良好的反应,预后较其他的垂体瘤明显要好。少数PRL瘤为恶性,肿瘤生长快,药物治疗无效;虽经垂体手术或放射治疗后仍无明显改善,预后较差,常伴有颅高压、腺垂体功能减退症、尿崩症、脑脊液鼻漏、垂体卒中等并发症。

第三章　甲状腺功能亢进症

第一节　概述与病因学分类

一、概述

甲状腺功能亢进症(hyperthyroidism,简称甲亢)是甲状腺产生和分泌甲状腺激素过多所引起代谢亢进,神经、循环、消化等多系统兴奋性增高的一组临床综合征。甲状腺毒症则指任何原因引起血循环中甲状腺激素过多,引起高代谢的表现。两者常互换使用,但严格来说有所区别。"甲状腺毒症"描述的是血循环中过量甲状腺激素所引发的状态,而不论甲状腺激素来源于何处;"甲亢"则强调甲状腺腺体本身处于功能亢奋状态,合成、分泌了大量的甲状腺激素。

应该说甲状腺毒症的意义更宽泛,可包括由自身免疫、感染、化学或物理性损伤等因素,导致甲状腺功能亢进、激素合成增加,或腺体中的激素大量释放,以及外源性甲状腺激素摄入过多等原因引起血循环中甲状腺激素过多。因此,甲状腺毒症包含两种不同的情况,一种是甲状腺腺体功能是亢进的,此时常伴有放射性碘(radioactive iodine,RAI)摄取弥散性或局灶性升高;另一种则腺体功能不亢进,但由于结构破坏,存储于滤泡腔内的甲状腺激素被动地释放入血,导致血液中甲状腺激素过多,此时,甲状腺 RAI 摄取是减低的。"甲亢"是"甲状腺毒症"的主要原因,其中又以 Graves 病(Graves disease,GD)最为常见。

甲状腺功能亢进症的患病率在文献中不尽相同,以女性较多见,女性中为 0.5%~2.5%,男/女患病比例为(1:10)~(1:4)。美国甲亢患病率为 1.2%,其中临床甲亢为 0.5%,亚临床甲亢为 0.7%。

二、病因学分类

根据甲状腺自身的功能状态,甲状腺毒症可以分为两大类。

1.甲状腺毒症伴增高或正常 RAI 摄取率　主要由各种病因所导致的甲状腺组织增生、功能亢进,合成和分泌甲状腺激素持续过多所导致的一组临床综合征,主要病因有以下几种。

(1)弥漫性毒性甲状腺肿。

(2)多结节性毒性甲状腺肿。

(3)毒性甲状腺腺瘤。

(4)桥本甲状腺炎。

(5)垂体 TSH 分泌瘤。

（6）hCG 相关性甲亢、妊娠期一过性甲亢、绒毛膜癌、滋养层细胞病等。

（7）肺、胃、肠、胰等部位恶性肿瘤伴甲亢（分泌 TSH 或 TSH 类似物）。

（8）甲状腺激素抵抗（T_3 受体 β 突变，THRB）。

2.甲状腺毒症伴 RAI 摄取率降低　包括破坏性甲状腺毒症与外源摄入甲状腺激素过多造成。前者主要由自身免疫、感染、化学或物理性的损伤导致甲状腺滤泡被炎症等破坏，滤泡内储存的甲状腺激素被大量释放进入循环。主要病因有以下几种。

（1）亚急性甲状腺炎。

（2）桥本甲状腺炎。

（3）产后甲状腺炎。

（4）无痛性甲状腺炎。

（5）碘致性甲亢。

（6）胺碘酮诱发的甲状腺炎。

（7）医源性甲状腺毒症。

（8）人为摄入甲状腺激素。

（9）卵巢甲状腺肿。

（10）急性甲状腺炎。

（11）滤泡性甲状腺癌广泛转移。

在各种甲亢的病因中，以 Graves 病最常见，其次是毒性多结节性甲状腺肿。前者可见于各种人群，后者则在老年人、长期居住在碘缺乏地区的人群中更常见。本章重点介绍 Graves 病。

第二节　Graves 病

一、病因和发病机制

甲亢是内分泌系统常见疾病，虽然可由多种病因所致，但临床上以毒性弥漫性甲状腺肿，即 Graves 病（GD）最为常见，占甲亢的 80% 以上，是器官特异性的自身免疫病。基因易感性和环境因素在 GD 的发病中发挥重要作用。大部分流行病学研究只关注甲亢而不是 GD 的发病率。GD 患病率可从甲亢的患病率中推测，在碘充足的地区，如在美国，GD 占甲亢的 70%~80%。在碘缺乏地区，甲亢的发病率增加，但 GD 的发病率降低，提示碘缺乏使其他形式的甲状腺毒症发病率增加。GD 是一个复杂的多基因病，有显著的遗传倾向，和大多数多基因病一样，GD 的发病是环境因素与遗传易感性共同作用的结果，目前研究发现 HLA、CTLA4、RTPN22、IL-2R、FcRL3、CD40 和 TSHR 等基因的多态性与 GD 的发病显著相关。在最近数年内识别或验证了 22 个甲亢的致病易感基因，其中免疫相关基因如 SCGB3A2/UGRP-1、RNASET2、BACH2、GDCG4p14 等与甲亢的发生和预后显著相关。在易感人群中，应激、细菌感染、性激素的波动和劳累等环境因素会诱发 GD 的发病。

GD 的免疫反应呈 Th2 型,免疫应答以体液免疫为主。但有时还同时存在 Th1 型免疫应答,其优势在一定条件下可以转化,所以在部分 GD 患者中有时以甲亢为主,有时甲亢可以自发缓解,甚至发生甲减。GD 是自身免疫性甲状腺病(autoimmune thyroid disease,AITD)的一种,90%~100%的患者血清中呈现 TSH 受体抗体(TSH receptor antibodies,TRAb)阳性,50%~80%的患者同时存在甲状腺过氧化物酶抗体(TPOAb)和甲状腺球蛋白抗体(TgAb)阳性。TRAb 有 2 种类型:TSH 受体激动型抗体(TSAb)和 TSH 受体阻滞型抗体(TSBAb)。TSAb 与 TSHR 结合,激活腺苷酸环化酶系统,使甲状腺细胞增生和甲状腺激素合成释放增加。不同于 TSH 刺激的甲状腺激素分泌,受下丘脑-垂体-甲状腺负反馈轴的调节,TSAb 刺激的甲状腺素分泌不受负反馈调节的抑制,导致甲状腺激素的过度分泌。而且 TSAb 还可以通过胎盘作用于胎儿,导致胎儿或新生儿甲亢。TSBAb 与 TSHR 结合后,不激活下游腺苷酸环化酶信号通路,同时由于占据了 TSH 的结合位点而阻断了 TSH 的作用,从而产生抑制效应,甲状腺激素产生减少。部分 GD 患者自发性地发展为甲减,TSBAb 的滴度占优可能是重要的原因之一。

二、临床表现

(一)症状

在下述的多系统临床表现中,以甲状腺、心脏和眼部等改变对诊断有较好的特异度。

1.一般表现　高代谢症状,怕热、多汗、疲乏无力、体重下降和易饥多食等。病程较长者可合并糖耐量异常或糖尿病。

2.精神神经系统　情绪不稳定,有多言多语、焦虑、烦躁、易激惹、振奋和欣快感等;患者还有注意力不集中、记忆力下降和失眠等表现;明显的神经肌肉症状是震颤和肌无力;患者双臂平举向前伸出时可见双手细震颤,严重者有全身颤动,但舞蹈病样动作少见;腱反射亢进;也可表现为抑郁状态;失眠多梦,记忆力减退;甲状腺激素对神经肌肉系统的发育及功能有着重要的影响,所以有很多患者是以神经系统症状首发就诊的,对于这类患者比较容易误诊。除了震颤以外,周围神经系统并发症还包括甲状腺肌病、重症肌无力、周围神经损害等。甲亢神经系统并发症还包括中枢神经系统并发症,包括运动障碍、皮质脊髓束的损害、癫痫、情绪和认知障碍、脑血管病、偏头痛及睡眠障碍等。

3.循环系统　心动过速,尤其是在静息状态下心率加快、心律失常、心脏扩大、心力衰竭(甲亢性心脏病)、收缩压升高、舒张压下降、脉压增大。甲亢患者中心房颤动的发生率为 10%~15%,伴发心力衰竭时,心房颤动的发生率高达 30%~50%。有些患者因心房颤动而就诊,发现有甲亢,而其他临床表现轻微或不典型。

4.肌肉和运动系统　甲亢时可伴有多种类型、不同程度肌肉和运动受累的表现。

(1)甲亢性肌病:近端肌肉(以肩胛肌和骨盆带肌群为主)无力、萎缩,可伴有急性或慢性肌病,称为甲亢性肌病。患者多为中年人,男性多见。甲亢严重程度和肌病的严重程度无明显相关性,肌肉病变也可早于甲亢症状出现。临床上,常被消瘦乏力等症状掩盖。肌电图显示,电刺激诱导下的单肌重复收缩无力和缺少正常的收缩效率。

(2)周期性瘫痪:甲亢伴发周期性瘫痪,主要见于亚裔男性,以下肢麻痹最多见,少数累及呼吸肌而危及生命。多于夜间和劳累后休息时发作。劳累、剧烈运动、大量摄入碳水化合物和注射胰岛素是常见的诱发原因。发作时持续数十分钟到数天不等。实验室检查可见低血钾,经补钾后可暂时缓解。甲亢控制后发作显著减少或消失。如甲亢控制后仍有周期性瘫痪发作,应考虑甲亢和周期性瘫痪两种疾病同时存在的可能。

(3)重症肌无力:同属自身免疫性疾病,约1%的患者伴发重症肌无力,女性多见。眼肌麻痹和延髓肌无力最多见。主要表现为面部肌无力、咀嚼、吞咽说话功能障碍;肌萎缩不明显;肌运动时很快出现无力;用新斯的明治疗有效等可以和甲亢性肌病鉴别。

5.骨骼和钙磷代谢　甲状腺激素过多可引起骨重建加速,导致机体钙负平衡,骨量丢失。甲亢时骨吸收和骨形成都加速,骨转化增加,其中骨吸收更为明显,导致骨质疏松和脱钙。血钙有升高的趋势。临床甲亢是导致骨质疏松症和骨量减少发生的重要危险因素。

6.消化系统

(1)胃肠道:多为食欲亢进,但老年人可有厌食。大便次数增多或腹泻;对于食欲不亢进反而减退者,可能与血钙增高有关,注意筛查。如腹泻伴食欲减退、恶心、严重呕吐,提示甲亢危重,应警惕,可能为甲亢危象的先兆。

(2)肝:不少初发、未治疗的甲亢患者,在既往无肝疾病史的情况下,有血清转氨酶、碱性磷酸酶和胆红素升高,但一般不严重,随着甲亢控制,多可恢复。长期未得到有效治疗、病情较重的甲亢患者可出现黄疸、肝大、结合胆红素升高、肝功能明显损害,提示预后不佳。

7.内分泌、生殖系统

(1)肾上腺功能:基础垂体-肾上腺轴功能正常;在甲亢进展期,对皮质醇的清除加快,患者肾上腺处于高负荷状态,肾上腺皮质功能较活跃,如果这一状态延续时间过长导致肾上腺储备功能的下降,导致面对严重应激时肾上腺功能反应不足,这也是甲亢危象发生的可能机制之一。

(2)性腺功能:甲亢时高水平的甲状腺激素会影响 GnRH 的信号转导,外周类固醇激素代谢转化增加。女性出现月经稀少、经期紊乱或闭经,受孕机会减少,流产风险增加等。由于雄激素向雌激素转化的增加,少部分男性出现乳腺发育和勃起功能障碍。

8.血液系统　甲状腺激素对造血功能有一定影响。未治疗的甲亢患者可有轻度贫血,血维生素 B_{12}、叶酸、铁及储铁量可轻度减少。少数患者可出现恶性贫血,可检测到胃壁细胞抗体。在一些初发病且病情较重的甲亢患者可有白细胞、粒细胞减少,淋巴细胞、嗜酸性粒细胞相对增加,治疗后随着甲状腺激素水平下降可恢复正常。少数患者可有皮肤瘀斑、紫癜、血小板减少,与存在血小板抗体有关。

(二)体征

1.甲状腺肿大　大多数患者的甲状腺呈不同程度的对称性弥漫性肿大(少数患者甲状腺不肿大),质地较软(病史长的患者质地较韧),无压痛,甲状腺上下极可触及震颤,听诊可闻及血管杂音。结节性甲状腺肿伴甲亢的患者,甲状腺可触及结节性肿大的甲状腺。自主高功能腺瘤患者可扪及孤立的结节。

2.眼部表现　即 Graves 眼病(Graves ophthalmopathy,GO),从严重程度上可分为单纯性突眼和浸润性突眼。后者常常有畏光、流泪、复视、眼部疼痛、异物感、视力减退、眼睑不能闭合等表现。检查可有上眼睑挛缩、滞后,睑裂增宽,瞬目减少,凝视,两眼内聚不能,突眼度增加,结膜充血水肿,严重者可由于睡眠时眼睑不能闭合出现角膜溃疡。

3.心血管系统表现　表现为静息状态下的心动过速。心尖部第一心音亢进,常有收缩期杂音,偶在心尖部可听到舒张期杂音。有些患者可出现心律失常,房性期前收缩最常见,其次为阵发性或持续性心房颤动。久病及老年患者可出现心脏浊音界扩大。收缩压升高、舒张压下降和脉压增大为甲亢的特征性表现。

4.皮肤及肢端表现　皮肤触之温暖湿润。年轻患者可有颜面潮红,部分患者面部和颈部可呈红斑样改变,触之褪色,尤以男性多见。少数 GD 患者可在胫骨前、足背、踝关节等部位出现非凹陷性水肿。皮损多为对称性分布,皮损边界清楚,局部皮肤增厚,有不规则的斑块或结节状突起,皮肤粗糙,呈橘皮样。由于多见于胫前下 1/3 处,故称为胫前黏液性水肿。少数患者的指(趾)端可增粗呈杵状指(趾),指甲呈钟表盖样隆起(但患者并无肺源性心脏病等),称为甲亢肥大(厚)性骨关节病。在罕见的情况下,甲亢患者可同时出现突眼、胫前黏液性水肿和杵状指(趾),其于 1967 年由 Braun-Falco 和 Petzoldt 率先报道,男性显著多于女性,称为 EMA 综合征或 EMO 综合征。

三、辅助检查

(一)实验室检查

有多种实验室检查应用于甲亢的临床诊断,应根据患者的不同病情进行选择。

1.血清促甲状腺激素(TSH)测定

(1)敏感 TSH 测定(sTSH):血清 TSH 水平是反映甲状腺功能最灵敏的指标。sTSH是筛查或诊断甲亢的首选检查指标,用超灵敏方法可检测到甲亢时血清 TSH 水平降低。

(2)甲亢时表现:甲亢时 sTSH 降低(<0.1mU/L),但垂体性甲亢不降低或升高。若患者血清甲状腺激素正常,但 TSH 水平降低,提示存在亚临床甲亢。

2.血清甲状腺激素测定　甲亢时血清 TT_3、TT_4、FT_3、FT_4 和 rT_3 水平可有不同程度增高,在多数情况下,增高的程度与病情的严重性相一致。血清甲状腺激素水平在治疗后可迅速恢复正常,是甲亢治疗中监测甲状腺功能状态变化的指标。在应用血清 TT_3、TT_4监测时要注意排除甲状腺结合球蛋白(TBG)的影响。

(1)TT_4:T_4全部由甲状腺产生,血清中 99.96% 的 T_4 以与蛋白结合的形式存在,其中80%~90% 与 TBG 结合。TT_4测定方法稳定,在 TBG 稳定的情况下,是反映甲状腺功能状态的良好指标。

(2)TT_3:血清中 99.6% 的 T_3 与蛋白结合。测定的也是与蛋白结合的总的 T_3 的水平。20% 的 T_3 由甲状腺产生,80% 的 T_3 在外周组织转化而来。通常情况下,甲亢时 T_3 与 T_4 同步升高,而 T_3 型甲亢时仅有 T_3 升高。

(3)影响 TBG 的因素:①升高:妊娠、急性病毒性肝炎、服用雌激素等;②降低:雄激素、糖皮质激素、低蛋白血症。

(4)FT_3、FT_4:分别占 T_3、T_4 的 0.35%、0.025%,是甲状腺激素发挥生物学效应的主要部分。由于浓度低,测定结果相对不太稳定。存有 TBG 的影响因素时选用,如妊娠,服用雌激素、糖皮质激素,肝病,肾病等。

3.血清 TRAb 测定　多采用放射受体法测定,测定的是总的 TRAb,不能区分 TSAb 或 TSBAb。临床上在未治疗或复发的 Graves 病患者可呈阳性,有助于甲亢的病因诊断、停药指标、判断预后、预测新生儿甲亢等。

4.其他自身抗体测定　一些甲亢患者血清中常可以检测到抗甲状腺球蛋白抗体(TgAb)、抗微粒体抗体(TMAb)、抗甲状腺过氧化物酶抗体(TPOAb)等,但通常滴度较低。在合并慢性淋巴细胞性甲状腺炎时抗体滴度较高。在甲亢眼病的患者血清中可检测到抗眼肌膜抗体,尤其有助于甲状腺功能正常的 Graves 眼病诊断。

(二)甲状腺放射性碘摄取

甲亢时,包括 Graves、毒性腺瘤、毒性多结节性甲状腺肿(TMNG)等,甲状腺的 ^{131}I 摄取率增高,而且可有高峰前移。在医源性甲亢时甲状腺 ^{131}I 摄取率不增高甚或降低。在无痛性、产后或亚急性甲状腺炎时甲状腺 ^{131}I 摄取率反而降低,甚至可接近于零,呈现与血清甲状腺激素水平升高不一致的"分离"现象。一些含碘的食物、药物可影响甲状腺 ^{131}I 摄取率的测定结果。

(1)正常值:甲状腺 ^{131}I 摄取率正常值受到碘摄入量的影响,存在地区差异,在碘摄入正常(富足)地区的居民,通常 3 小时为 5%～25%、24 小时为 20%～45%,高峰位于 24 小时。甲亢时 ^{131}I 摄取率增高,高峰前移。

(2)临床应用

1)鉴别甲状腺毒症时是否存在腺体功能亢进。①^{131}I 摄取率增高:Graves 病、结节性甲状腺肿伴甲亢、高功能腺瘤;②^{131}I 摄取率降低:亚急性甲状腺炎、产后甲状腺炎、碘性甲亢。

2)甲亢 ^{131}I 治疗剂量的估算。需要注意的是,甲状腺 ^{131}I 摄取率测定不宜用于妊娠期及哺乳期妇女,不能作为治疗中病情变化的监测方法。

(三)核素显像

给患者注射 ^{123}I 或 ^{99m}Tc 可获得甲状腺的扫描图像。主要用于:①确定甲状腺的大小与形态;②甲状腺内有无结节,并区分"热"结节、"温"结节、"凉"结节和"冷"结节;③发现异位甲状腺;④甲状腺癌手术前后,辅助寻找有功能性甲状腺癌在腺体内分布和腺体外转移;⑤鉴别颈部肿块的性质。从扫描图像上可见到 Graves 患者的甲状腺放射性碘摄取是弥散性增加,毒性腺瘤患者的放射性碘为局灶性摄取增加同时伴有周围和对侧甲状腺组织的碘摄取减少,TMNG 患者甲状腺有多个区域的碘摄取增多或减少。

（四）影像学检查

采用高分辨率的超声显像技术可获得较清晰的甲状腺声像图,在甲亢患者中应用的主要目的是鉴别诊断。甲亢时,由于甲状腺功能活跃,腺体内血流丰富,在彩色超声显像时可呈现"火海征",而亚急性甲状腺炎时,虽可有血清激素水平升高,但由于甲状腺功能并不活跃,腺体内血流不丰富,在彩色超声显像时不会出现"火海征",而可呈现所谓"湿衣征",从而鉴别是否确实存在腺体功能亢进。这在妊娠、哺乳期,不能够行甲状腺^{131}I摄取率检查时尤其有用。此外,可以发现一些临床不易触摸到的甲状腺细小结节,鉴别结节的性质等。

甲状腺 CT 和 MRI 检查可清晰显示甲状腺内和甲状腺与周围组织器官的关系,对甲状腺结节的鉴别诊断和术前评估有较大的价值。眼眶 CT 和 MRI 检查可清晰显示 Graves 眼病患者球后组织,尤其是眼肌肿胀的情况。对于非对称性的突眼(单侧突眼)的鉴别诊断,价值较大。

（五）病理

1.大体标本　不同程度的弥漫性肿大,质地较软,包膜完整无粘连;腺体内血管扩张;切面呈不透明牛肉色,可呈分叶状。

2.镜下所见　甲状腺组织弥漫性增生,滤泡上皮由立方体变成高柱状,细胞核较不规则,可见分裂象;甲状腺间质中血管丰富,并有明显的充血和淋巴细胞、浆细胞的浸润;局部呈现甲状腺炎的表现,少数 Graves 病患者与桥本甲状腺炎相似,有典型的单核细胞的聚集和生发中心的形成。

3.其他组织的病理变化

（1）横纹肌:常有萎缩,肌纤维条纹消失,部分可见脂肪细胞、淋巴细胞浸润和退行性变。

（2）淋巴组织:全身淋巴组织增生,脾常轻度增大。

（3）肝:脂肪变多见,有时可见小叶中心或边缘区的坏死。

（4）眼眶内组织的变化。

四、诊断

Graves 病是引起甲状腺毒症的最常见病因,诊断依赖于临床症状、体征及实验室检查,通常认为甲亢诊断确立的条件为:①血清 T_3、T_4升高,TSH 降低和(或)临床存在高代谢的症状和体征;②甲状腺肿大(触诊或 B 超证实),若伴有高速血流引起的杂音亦可支持诊断,少数病例可无甲状腺肿大;③突眼或伴有其他眼征;④胫前黏液性水肿;⑤血清 TRAb 阳性,可伴有 TPOAb 和 TgAb 阳性。其中①②为诊断的必要条件,③④⑤项为诊断的辅助条件。

美国甲状腺协会(American Thyroid Association, ATA)指南认为,如果根据临床表现和实验室检查无法做出准确诊断,应选择进一步的诊断测试方法。2011 版指南仅推荐了放射性碘摄取试验,而 2016 版新增了血清 TRAb 水平检测和甲状腺血流的彩色多普勒超声检查。当临床表现提示可能存在高功能腺瘤或多结节性毒性甲状腺肿时,应行甲状腺超声检查、^{131}I 摄取率和甲状腺静态核素扫描。甲状腺上动脉和组织内血流的彩色多普勒超声可以区分甲状腺本身功能是否处于亢进状态,从而鉴别 Graves 与无痛性甲状腺炎等。两者的特异度都可达 100%,灵敏度前者达到 87%,后者为 71%。当不能采用放射性核素检查时,如妊娠期、哺乳期或近期有碘暴露史,则主要靠甲状腺超声和 TRAb 进行病因学判断。如彩超示甲状腺内血流丰富且 TRAb 抗体阳性则提示为 Graves 病。2016 版ATA 指南更加重视 TRAb 检测,建议将 TRAb 作为首选的甲亢病因鉴别诊断手段。虽然在极轻型的 Graves 病中也可能出现阴性,但如 TRAb 阳性则可确诊为 Graves 病。

应该说,多数甲亢诊断不难,但要注意一些老年患者的症状可不典型,可无高代谢表现,而以乏力、厌食、抑郁、嗜睡、体重减轻等表现就诊,即所谓的"淡漠型甲亢"。可伴有心房颤动、震颤和肌病,而甲状腺肿可以不明显。故老年患者如有不明原因的消瘦,新发的心房颤动,要及时查甲状腺功能,避免漏诊。

五、鉴别诊断

(一)鉴别流程

鉴别诊断可分为三步进行。首先要明确是否是甲状腺毒症,其次要明确甲状腺毒症是否为甲状腺自身功能亢进所致,最后进一步明确导致甲亢的病因。

(二)病因学鉴别

临床上有多种病因可导致甲亢,通常需要与 Graves 病相鉴别的主要是以下疾病。

1.甲状腺腺体功能亢进型(正常或高碘摄取率)

(1)毒性多结节性甲状腺肿(TMNG):患者有甲亢临床表现,血清 T_3、T_4 升高,TSH 下降,但 TRAb 阴性。年龄较大,可有甲状腺肿、居住在碘缺乏地区等病史。体检或 B 超可探及甲状腺呈多结节性肿大,放射性核素扫描可见核素分布不均,增强区和减弱区相间,呈灶性分布。

(2)自主功能性腺瘤(TA):可呈现甲亢的临床表现,血清 T_3、T_4 升高,TSH 下降,但TRAb 阴性。体检或 B 超可发现甲状腺结节,多为单个,相对较大,光滑、活动,包膜完整,无压痛。甲状腺核素扫描见腺瘤部位放射性浓聚,其余部位显影减弱或不显影。

2.非甲状腺腺体功能亢进型(正常或低碘摄取率) 在此大类中的各种甲状腺疾病所出现的甲亢状态,主要是由自身免疫、病毒感染、细菌或真菌感染、放射损伤、肉芽肿、药物、创伤等多种原因所致甲状腺滤泡结构破坏,存储于滤泡腔内的甲状腺激素被动地释放入血,导致血液中甲状腺激素暂时性过多,这种不伴有甲状腺激素分泌增多的甲状腺毒症状态通常表现为甲状腺碘摄取率减低。

(1)桥本甲状腺炎(Hashimoto thyroiditis,HT):又称慢性淋巴细胞性甲状腺炎,是自身免疫性甲状腺炎的一种。HT 的特征是血清中存在高滴度抗甲状腺过氧化物酶抗体和抗甲状腺球蛋白抗体。HT 有时由于甲状腺组织的破坏可出现甲状腺毒症,需与 Graves病鉴别。关键鉴别点在于前者的甲状腺毒症是由甲状腺内的激素漏出所致,后者则是由甲状腺本身腺体功能亢进所致。甲状腺碘摄取率可以用于鉴别,前者甲状腺碘摄取率降低,后者甲状腺碘摄取率增强。

1)桥本甲亢:是 HT 的特殊临床表现之一,临床上有甲亢表现,HT 与 Graves 共存,甲状腺同时有 HT 及 Graves 两种组织学改变。临床可见到甲亢表现和实验室检查结果。甲状腺肿大但质地较韧可有血管杂音,部分患者有浸润性突眼、胫前黏液性水肿等。血清中同时存在高滴度 TPOAb、TgAb 等破坏性抗体和刺激性抗体(TRAb)是重要的特征。甲状腺^{131}I 摄取率可为正常或者增高。产生这样临床表现的原因既可能与自身免疫性甲状腺炎使甲状腺破坏,甲状腺激素的释放增多有关,也可因存在 TRAb,刺激尚未受到自身免疫炎症破坏的腺体组织,使甲状腺激素分泌增加。但由于腺体组织不断被破坏,或由于 TSH 阻断性抗体的影响,最终甲状腺功能是减退的。此类患者对抗甲状腺药物(ATD)治疗反应敏感,治疗中极易出现甲减,但停用 ATD 后又常常出现复发,而采用放射性碘治疗则易发生永久性甲减。随访病程变化可有助于鉴别诊断。

2)桥本假性甲亢(桥本一过性甲亢):是因炎症破坏了正常甲状腺滤泡上皮,使原贮存的甲状腺激素漏入血循环,引起的一过性甲亢。此多为 HT 的早期阶段。有甲亢的临床表现,但甲状腺活检无 Graves 表现。甲状腺^{131}I 摄取率可正常或降低。血清 TPOAb、TgAb 明显升高而 TRAb 阴性对诊断有特殊意义。甲状腺彩超往往显示甲状腺体积增大,呈弥漫性、不均匀的低回声改变,有时可显示较丰富的血流信号。部分患者可见到网格样、条索状强回声改变,此改变为 HT 所特有的超声所见。甲状腺细针穿刺细胞学检查(FNAC)有助于诊断的确立。甲状腺核素扫描一般表现为甲状腺体积增大、弥漫性核素吸收功能减低,通常核素分布较均匀,但也可分布不均,呈斑片状或"冷"结节。此类患者的甲亢(甲状腺毒症)症状通常较轻微,有一定自限性,一般不需要 ATD 治疗,或单纯对症给予β受体阻滞剂对症治疗即可。

(2)产后甲状腺炎:产后甲状腺炎(PPT)是发生在产后的一种自身免疫性甲状腺炎。本病典型病程分为甲状腺毒症期、甲减期和恢复期三个阶段,并不是所有病例都有三期表现。甲状腺毒症期多发生在产后 6 周至 6 个月,一般持续 2~4 个月,发生的原因是甲状腺细胞炎症损伤,甲状腺激素从甲状腺滤泡漏出进入循环,导致血清甲状腺激素水平增高、血清 TSH 降低,出现甲状腺毒症的表现。血清 TPOAb、TgAb 明显升高而 TRAb 阴性是特征性改变。由于分娩也是 Graves 病发病、复发的诱因之一,故血清 TRAb 水平是与产后 Graves 病鉴别点之一。甲状腺^{131}I 摄取率下降,可呈现与亚急性甲状腺炎相似的"分离现象",但是因为产妇处于哺乳期,不宜做^{131}I 检查。血沉多正常或轻度升高,则与亚急性甲状腺炎明显不同。甲状腺超声示弥漫性或局灶性低回声,甲状腺上动脉和组织内血流的彩色多普勒超声没有血流的增加等则与产后 Graves 病不同。甲状腺穿刺有弥漫性或局灶性淋巴细胞浸润,无肉芽肿改变,无桥本甲状腺炎所见纤维化、Hurthle 细胞,无生发中心形成或罕见。对于产后 1 年内出现的疲劳、心悸、情绪波动或甲状腺增大的任何女性都应怀疑有产后甲状腺炎的可能,结合临床表现、血清甲状腺素及抗体水平等可资鉴别。

(3)亚急性甲状腺炎:亚急性甲状腺炎临床常见,女性最为多见。本病与病毒感染有关,通常于上呼吸道感染后 1~2 周发病,起病较急。典型的临床表现为发热、甲状腺肿痛及甲状腺功能异常。甲状腺滤泡上皮细胞的破坏及滤泡完整性的丧失是本病病理生理的主要改变。已经生成的甲状腺激素从滤泡释放入血中,使血清 T_4 及 T_3 升高,产生甲亢症状,但由于滤泡上皮细胞的破坏,致使 ^{131}I 摄取率减低,呈现"分离现象"。典型患者由于同时存在甲状腺区发生剧烈疼痛,故一般不难鉴别,但一些患者可能症状不典型、疼痛不明显,而又处于甲亢期时,则需要与 Graves 病相鉴别。此时,激素水平升高与甲状腺 ^{131}I 摄取率明显减低(24 小时<5%,甚至测不出),存在"分离现象",核素扫描可见图像残缺或显影不均匀,一叶肿大者常见无功能结节,或一叶残缺是重要特征。同时血沉显著增快,常常>50mm/h,甚至可达 100mm/h。血清 TRAb、TPOAb、TgAb 均阴性。超声检查可发现片状低回声区。甲状腺 FNAC 可见到多核巨细胞或肉芽肿形成。一些患者可有呼吸道病毒抗体滴度增高。

(4)医源性甲亢(伪甲亢):外源摄入甲状腺激素过多(可能是已知的甲状腺激素制剂过量摄入,亦可是因为某些目的摄入了一些含甲状腺激素的制剂)可导致甲亢的各种症状,仔细询问既往病史和诊疗经过有助于鉴别。减少或停止这些制剂的使用后,血清甲状腺激素水平可迅速下降。同时血清 TRAb、TPOAb、TgAb 均阴性亦是鉴别点之一。

(5)检测误差的影响:当患者没有甲亢的临床症状和体征,但发现甲状腺激素升高时则需要仔细鉴别。

1)血浆蛋白异常:如果血清 TSH 正常,TT_4、TT_3 水平升高,而 FT_4、FT_3 水平维持正常,需要考虑血循环中甲状腺结合蛋白增多的各种状态,如妊娠期、肝炎和肝硬化、接受雌激素等药物治疗等对实验检测的干扰。除了这些常见原因外,甲状腺素转运蛋白升高,家族性异常白蛋白、高甲状腺素血症导致白蛋白异常,甲状腺激素的血浆结合容量增加亦需要关注。

2)生物素:又称为维生素 H,可见于多种市售的保健品中,可以干扰甲状腺激素的免疫测定方法。如果摄入高剂量的生物素或含生物素的补充剂,尤其是长期或大量使用,可出现 T_4 升高、TSH 降低,类似于甲亢患者的血清激素改变。如有怀疑,应至少停用 2 天后重新抽血进行检测。

(6)非甲状腺疾病综合征:常见于重症监护室或经大剂量糖皮质激素治疗的患者,血清 TSH 水平可能被抑制,但同时伴有游离 T_4 和 T_3 浓度的下降或正常低值。在非甲状腺疾病综合征恢复之后,甲状腺功能异常即随之缓解。

(7)甲状腺激素抵抗综合征(SRTH):根据其发病机制及临床表现可分为多种类型,临床表现缺乏特征性,且具有高度的异质性,明显的甲亢和严重的甲减为 SRTH 的两个极端表现。其中选择性垂体对甲状腺激素不敏感型(T_3 受体 β 突变,THRB)需要与甲亢相鉴别。其特点为垂体对甲状腺激素不敏感,而外周组织对甲状腺激素反应正常,临床表现有甲状腺肿及甲亢临床表现,血清甲状腺激素升高,但同时有 TSH 水平的升高,无垂体 TSH 瘤的证据(甲状腺 RAI 可能正常或升高)。

六、治疗

目前甲亢的治疗方法主要有内科抗甲状腺药物（antithyroid drug, ATD）、放射性[131]I、外科手术治疗3种，治疗目标是减少甲状腺激素的合成，改善甲亢的症状和体征。三种方法各有利弊，在治疗机制、疗效、安全性、可行性及费用方面亦存在差异。应该说各有适应人群，没有适用所有患者的"最佳"方法，需高度个体化。不仅临床医师应当权衡每种治疗方式的利与弊，患者的个人选择也至关重要。在2016版ATA指南中，强调以患者为中心制订诊疗决策，选择治疗方案时应充分尊重患者的意见。一旦患者确诊为Graves病所致，如果没有禁忌证，患者和医师可从这三种既有效又相对安全的治疗中选择首次治疗方案，医师应与患者讨论各种治疗的特点，包括获益、预期恢复速度、缺点、潜在的不良反应及费用等。医师应在最充分的临床评判基础上为患者提供建议，同时最终的决定应融入患者的个人价值观和倾向性。严格地说，目前Graves病尚无有效的方法做到病因治疗。Laurberg等对这三种甲亢治疗方法5年随访观察表明，接受ATD治疗和手术治疗者血清TRAb水平可有较迅速的下降，均值可在1年左右降至正常，而接受放射性碘治疗者在治疗之初反而有所升高，随后才缓慢下降，但直到5年末也未降到正常。这种对TRAb滴度影响的差异，提示从病因学角度考虑ATD治疗也许可能是Graves病的最佳治疗方案。

本节重点阐述内科药物治疗，包括具有特异性的抑制甲状腺激素合成的抗甲状腺药物和各种针对症状处理的药物。

（一）一般治疗

甲亢患者代谢旺盛，消耗较大，应注意适当休息，补充足够热量和营养、碳水化合物，尤其是注意蛋白质和B族维生素的补充。但随着甲亢高代谢控制后，热量的补充应适当减少，不然会导致体重的明显增加。碘是合成甲状腺激素的原料，故应忌用含碘量较高的食物及药物等，饮食采用非碘盐。对于焦虑不安、失眠多梦较重者可给予镇静安眠剂。对于合并心力衰竭者，可给予洋地黄制剂治疗，但由于甲亢时洋地黄的治疗剂量与中毒剂量极其接近，应密切注意防止洋地黄中毒。

（二）抗甲状腺药物（ATD）治疗

采用ATD治疗甲亢，是甲亢的三种特异性治疗方法之一。在我国、日本及其他亚洲和欧洲国家中，ATD是甲亢治疗时首选的，也是最常用和最基本的治疗方法。美国等国家尽管长期以[131]I治疗为主，但近年针对ATA成员的调查发现，使用ATD治疗甲亢，尤其是无并发症甲亢的比例已明显上升。其主要优点：①疗效较肯定，短期（平均5~6周）控制率高；②无引起永久性甲减的顾虑；③使用方便、经济和相对安全。主要缺点：①疗程较长，通常需治疗1~2年，有时需长达数年；②治愈率较低，仅50%~60%；③复发率较高，高达40%~50%，其中约75%在停药后3个月内复发；④存在继发性失效可能；⑤药物的不良反应，少数病例可发生严重肝损害或出现粒细胞减少症，甚至粒细胞缺乏症等严重不良反应。

1.经典的抗甲状腺药物　主要包括咪唑类和硫脲类两大类,前者包括甲巯咪唑(MMI)和卡比马唑(CMZ),后者包括丙硫氧嘧啶(PTU)和甲硫氧嘧啶(MTU)。目前在国内临床上可供使用的是甲巯咪唑、丙硫氧嘧啶。

(1)作用机制:甲巯咪唑和丙硫氧嘧啶是临床治疗甲亢最常用的两种药物,尽管两者的作用机制有共同之处,即均通过抑制甲状腺过氧化物酶活性来减少甲状腺激素的生物合成,但在药代动力学(如起效时间、半衰期等)、药物不良反应及药物效力等方面仍有所不同。

1)抑制甲状腺内激素的合成:在甲状腺激素形成过程中的关键环节是酪氨酸的碘化与耦联,此过程受甲状腺内过氧化物酶的催化。硫脲类和咪唑类药物的主要作用靶点是通过抑制甲状腺内过氧化物酶的活性,从而抑制酪氨酸碘化和耦联,阻断 T_3 和 T_4 的形成,使甲状腺激素的合成减少。药物可在甲状腺内蓄积,甲状腺内的浓度显著高于血浆中的浓度。药物的血清水平与抗甲状腺作用不相关。

2)调控甲状腺激素在组织中代谢:丙硫氧嘧啶能抑制外周组织中的 I 型脱碘酶,使 T_4 转化为生物活性较强的 T_3 减少,无生物活性的 rT_3 增多,从而能迅速控制血清中 T_3 水平,在治疗重度甲亢时可能是更有益的,故在甲亢危象时首选。

3)免疫抑制作用:甲巯咪唑还具有一定的免疫抑制作用。试验动物用甲巯咪唑治疗后,免疫应答功能降低,用异体甲状腺球蛋白诱发的甲状腺炎程度减轻。而在接受甲巯咪唑治疗的患者中,可以见到甲状腺组织内淋巴细胞的浸润减少,大剂量时还可轻度抑制免疫球蛋白的生成,在一定程度上起到病因治疗作用。

(2)适应证:在 2011 版 ATA 指南中提出,如果为症状缓解可能性较大的甲亢(尤其是轻症、轻度甲状腺肿大、TRAb 阴性或低滴度的女性患者),伴有增加手术风险疾病的老年患者或预期寿命较短的患者、颈部曾经接受过手术或外照射的患者、患有中重度活动性 Graves 眼病的患者,以及缺乏诊治经验和技术的甲状腺外科医师均可采用 ATD 治疗。在此基础上,2016 版 ATA 指南对于 ATD 的适应证还明确增加了妊娠者、在养老院生活者、需要快速控制生化指标者或其他因生命受限而无法进行放射性安全防护的患者。

适应证:①轻、中度甲亢,甲状腺轻、中度肿大;②患者年龄较小,尤其是新生儿、儿童及青少年;③严重突眼或合并妊娠;④手术和 ^{131}I 治疗前后的辅助准备;⑤年老体弱或合并严重心、肝、肾疾病不能耐受手术者;⑥手术后复发且不宜 ^{131}I 治疗者。

(3)剂量与疗程:治疗通常分三个阶段,根据不同病情及阶段,分别采用不同剂量的药物,以及滴定疗法或阻断-替代疗法。

1)初治期:控制阶段,此时患者血清甲状腺激素水平较高,症状较重,必须迅速将症状控制。可采用 MMI 20~30mg/d 或 PTU 200~300mg/d,分 2~3 次口服,持续 4~6 周。至症状缓解或血清 T_3、T_4 水平恢复正常时即开始减量。ATD 起始剂量可以参考 FT_4 升高的倍数、症状的严重程度(如心率等)、自身抗体的滴度、既往 ATD 治疗的反应、肝功能与白细胞的水平等。怀疑桥本甲亢时,起始剂量宜小,缩短随访甲状腺功能的时间,以便及时调整剂量。2016 版 ATA 指南建议可根据治疗前的 FT_4 水平粗略确定 MMI 的起始剂量。当 FT_4 为正常上限的 $1\sim1.5$ 倍时,MMI 的起始剂量为 $5\sim10mg/d$,当 FT_4 为正常上限的 $1.5\sim2$ 倍时,起始剂量为 $10\sim20mg/d$,当 FT_4 为 $2\sim3$ 倍时,起始剂量为 $30\sim40mg/d$。以往 MMI 多采用顿服,但鉴于 MMI 的药效持续时间可能并不足 24 小时,因此对于严重的甲亢患者,如果想更快地控制病情,分次服药可能比每日一次顿服效果更好。

2)减量期:此阶段的治疗目标是巩固初治期的效果。通常每 $2\sim4$ 周减量一次,MMI 每次减 $5\sim10mg$,或 PTU 每次减 $50\sim100mg$,待患者临床症状稳定,体征明显好转后再减至维持量。此时,血清甲状腺激素水平已经正常,但血清 TSH 水平可能仍然处于抑制状态,甲状腺自身抗体(TRAb)可能依然阳性。在减量过程中,如果出现症状反复,血清甲状腺激素水平升高,则暂缓减量,甚至适当增加剂量,待病情稳定后再继续减量。

3)维持期:进入此期的患者临床症状应完全控制,体征基本消失,血清激素水平也已正常。此时用极少剂量的药物,如 MMI $5\sim10mg/d$,或 PTU $50\sim100mg/d$,如此维持 $1.5\sim2$ 年。必要时还可在停药前将维持量减半,即 MMI $2.5mg/d$,或 PTU $25mg/d$。疗程中除非有较严重反应,一般不宜中断,并定期随访疗效。此期治疗的目标是使患者血清甲状腺激素水平长期稳定正常,甲状腺自身抗体(TRAb)转阴。

4)滴定疗法与阻断-替代疗法:这实际上是在 ATD 治疗过程中如何调整药物剂量,以期获得最佳效果的技术性手段,有以下不同的方式。①滴定疗法:在 ATD 治疗过程中,当患者甲状腺功能恢复接近正常时,建议逐渐调整药物剂量至最低剂量,以保持患者甲状腺功能处于正常状态,称为滴定疗法;②阻断-替代疗法:是保持初始较大剂量 ATD 并加用左甲状腺素(LT₄)的疗法,以维持患者甲状腺功能处于正常状态,称为阻断-替代疗法。阻断-替代疗法优势在于大剂量 ATD 可阻止甲状腺激素过度分泌,同时联合 LT_4 替代治疗,可降低发生甲减的风险。理论上而言,阻断-替代疗法可以更好地维持 ATD 治疗过程中血清甲状腺激素的稳定,但劣势在于长期大剂量的 ATD 会增加药物不良反应发生的风险,因而并不常规推荐这一方案;③“改良”阻断-替代疗法:为了在 ATD 治疗中实现稳定甲状腺功能、预防甲亢和甲减出现的目的,与经典的“阻断-替代疗法”不同,通常在甲状腺激素水平控制到接近正常后再联用小剂量的 LT_4 治疗,此时由于甲状腺激素水平已经下降,故 ATD 的剂量较小,如 MMI 剂量已经减至每日 $10\sim15mg$,加用小剂量的 LT_4($25\sim50\mu g/d$),并根据甲状腺激素水平调整 ATD 与 LT_4 的剂量,维持血清 TSH 至 $1.0mU/L$ 左右。此方法在于既稳定了甲状腺功能,又降低了长期使用大剂量 ATD 时发生不良反应的风险。对于中、重度 Graves 病者,按时复诊困难者,单独应用 ATD 治疗但甲状腺功能波动难以控制者,甲状腺激素水平已经正常但 TRAb 等抗体水平依然较高者,更有利于病情的稳定控制。尤其是合并有甲状腺相关眼病,甲状腺中、重度肿大,儿童及青少年中更为适用。

(4)不良反应:硫脲类和咪唑类药物均可出现药物的不良反应,多数与剂量存在相关性,因此多发生在接受治疗后最初的数月内,随着剂量的减少,不良反应也相应减少。最新的研究数据支持 ATD 小剂量长期使用的安全性。2016 年丹麦的一项研究显示,83% 的 ATD 相关的肝毒性或粒细胞减少发生于治疗的最初 3 个月或复发后重新治疗时。两项分别来自中国和日本的研究亦得出了相似结论。尽管文献报道有各种不良反应的发生，但临床常见的主要有以下几点。

1）过敏反应：以药疹较常见，发生率约为 5%，症状较轻者可不必停药，可用抗组织胺药物控制。对某种药物发生过敏反应皮疹者，如果不严重还可试用另外一种抗甲状腺药物，但存在交叉过敏可能。重度皮疹应停药，不宜换用另一种 ATD，应该选择 ^{131}I 或手术治疗。

2）肝毒性：ATD 导致肝损可见于任何年龄段，此不良反应的发生可能存在种族上的差异。根据损害程度可分为亚临床和严重肝损害。前者无症状，仅有肝功能异常，谷丙转氨酶（ALT）升高幅度在正常上限的 3 倍以内，持续时间较短，发生率高达 30%。后者常有厌食、恶心、呕吐、右上腹痛、黄疸等症状，肝功能持续明显异常，多为进行性加重，发生率约为 1%。文献报道，抗甲状腺药物导致的肝功能受损最早在服药 1 天内发生。最长可在 1 年后发生，但多见于用药后 3 个月内。MMI 与 PTU 的肝毒性及胆汁淤积性肝炎的发生率相似。MMI 肝损害以肝内胆汁淤积为主。活检显示肝细胞结构得到保留，有小管内胆汁淤积和轻度门静脉周围炎症，主要表现为胆红素升高。PTU 肝损害则主要为过敏反应性肝炎伴肝细胞损伤。活检显示以不同程度的肝细胞坏死为主，主要表现为转氨酶升高。服用 PTU 的患者中约 30% 的患者有转氨酶的升高，4% 的患者可以高达正常上限的 3 倍。虽然引发药物性肝炎的比例低（0.1%~0.2%），但有可能发生暴发性肝坏死而危及生命。MMI 同样可以导致转氨酶升高，但主要是由胆汁淤积所致，很少损害肝细胞，所以选用 ATD 时优先考虑 MMI，而且在服药前后均应检查肝功能。

甲亢本身可以引起轻度肝功能异常。服用 ATD 前应检查肝功能，如有异常者，需同步排除其他原因所致的肝功能损伤，如病毒性肝炎、脂肪肝等。如为甲亢所致的轻度肝功能异常，经 ATD 治疗，甲亢缓解后，肝功能多可恢复。如有转氨酶轻度升高，ATD 治疗前，可先予保肝降酶等治疗后，谨慎试用 MMI；治疗过程中应密切监测肝功能，如果出现转氨酶升高明显者，即刻停用，改 ^{131}I 或手术治疗。

肝毒性与 ATD 的剂量相关，大剂量应用时应密切关注，对于出现相关症状的患者，应进行肝功能检测。2016 版 ATA 指南建议，对于服用 MMI 或 PTU 的患者，在出现肝损伤的临床表现（皮疹、黄疸、关节痛等）时均应密切检测肝功能。2014 年我国台湾学者回顾性分析了台湾地区 ATD 治疗相关数据，结果发现 PTU 导致急性肝衰竭的风险显著高于 MMI，而后者导致非感染性肝炎的风险更高。进一步分析显示，MMI 的这一风险较易出现在高剂量应用时，而低剂量 MMI 相比于任何剂量 PTU 并不明显增加肝炎风险。最新研究数据支持低剂量长期使用 ATD 的安全性。

对于 ATD 所导致的肝毒性需满足以下条件：①临床及实验室检查肝损害的证据；②用药与肝损害的时序性；③用药前肝功能正常，用药后异常，或用药前异常，用药后进行性加重；④无肝炎病毒感染的血清学证据或自身免疫性肝炎；⑤不存在导致急性肝损害的全身因素，如休克、败血症、中毒等；⑥无慢性肝损害的证据，无同时使用其他已知肝毒性的药物；⑦停药后肝功能好转或恢复。近年来，由于不断有文献报道 PTU 发生严重肝功能受损,肝损害过重,病情仍持续进展,最终死于肝衰竭或者需要肝移植的病例,美国食品药品监督管理局(FDA)和 ATA 已经在相关文献、指南中将 PTU 作为二线治疗药物。当患者应用 MMI 后出现毒性反应,且不能应用¹³¹I 和手术治疗时,可以短期使用 PTU。临床上一旦发生中毒性肝炎应立即停药,给予皮质激素等进行抢救。2010 年美国 FDA 针对 PTU 的使用发布了禁止令,即儿童不得服用 PTU,除了特殊情况,如对 MMI 过敏的患者。

2016 版 ATA 指南认为,未治疗的甲亢患者,如基线转氨酶水平超过正常上限 5 倍以上,不宜启用 ATD 治疗。如超过 3 倍以上,而且在 ATD 治疗后转氨酶在原有基础上进一步升高,则应停用 ATD 治疗。

3)血常规变化:以粒细胞减少最常见,少数患者可有粒细胞缺乏,以及贫血、血小板减少等。粒细胞减少:发生白细胞减少(白细胞$<4\times10^9$/L,但中性粒细胞$>1.5\times10^9$/L),一般不需要停药,可减少抗甲状腺药物的剂量,同时加用一般升白细胞药物(鲨肝醇、利血生等),同步密切随访血常规。在定期随访中,一旦白细胞$<3\times10^9$/L 时或中性粒细胞$<1.5\times10^9$/L 应立即停药,试用利血生、鲨肝醇、碳酸锂、重组粒细胞集落刺激因子等。有粒细胞缺乏时应积极抢救,粒细胞缺乏症常见于初始用药的前 3 个月,因此初始治疗时应当避免使用高剂量的 ATD。发生粒细胞缺乏时,禁止换用其他抗甲状腺药物,应采取无菌隔离措施,使用广谱抗生素防止感染,皮下注射重组人粒细胞集落刺激因子(rhG-CSF)或重组人粒细胞-巨噬细胞集落刺激因子(rhGM-CSF),白细胞计数恢复正常后即渐停用。

甲亢本身同样可以引起白细胞轻度减少。服用 ATD 前应常规检查血常规,对于治疗前基线中性粒细胞$<1.0\times10^9$/L 者,不宜启用 ATD 治疗。如考虑白细胞减少是由甲亢本身所致,可在与利血生等升白药物联用的使用下(或待白细胞基本恢复至中性粒细胞$>1.5\times10^9$/L),小剂量使用 MMI,如甲巯咪唑<15mg/d,每周一次密切随访血常规,随着甲亢控制,白细胞计数亦可恢复正常。

接受 ATD 治疗患者应警惕粒细胞的减少或缺乏。在治疗早期应每 1~2 周查血常规一次,并告知患者在用药过程中如有咽痛、发热、全身不适等症状,立即到医院检查血常规。粒细胞缺乏通常出现在药物治疗最初的 3 个月内,在此期间定期进行白细胞监测仍为主要的观察和检测手段,粒细胞缺乏常常突然发生,至今为止尚无特殊的检查预测该不良反应的发生。需要注意的是,一些既往无药物治疗不良事件者仍可发生粒细胞缺乏,尤其在病情复发再次接受抗甲状腺药物治疗时,故治疗中应密切观察血常规。发生粒细胞缺乏的机制不完全清楚,有认为是通过免疫机制导致白细胞抗体产生,该抗体破坏血循环内成熟的白细胞,还破坏骨髓内各阶段幼稚细胞并抑制粒系定向干细胞(CFU-C)的生长与成熟。

4)血管炎:血管炎可见于长期应用 PTU 与 MMI 的患者中,但总体来看,MMI 的发生率较低。

1953 年 Morrow 报道 PTU 可引起药物性狼疮,1993 年 Dolman 等报道 PTU 可引起抗中性粒细胞胞浆抗体（anti-neutrophil cytoplasmic antibodies，ANCA）阳性相关小血管炎，而后国外陆续有类似报道。目前认为 PTU 引起的狼疮样综合征其实就是 PTU 引起的 ANCA 相关小血管炎，是一种药物诱导的多克隆自身免疫反应，既可产生抗核抗体（ANA），也可产生 ANCA。血管炎是 ATD 治疗的严重不良反应，PTU 比 MMI 更常见。各年龄段均有发生，发生时间长短不一，可在用 PTU 后数日，或者数年。表现为全身多系统损害，以肾为主，其次为肺、皮肤黏膜及狼疮样综合征。大多数患者血中有核周抗中性粒细胞胞浆抗体，其中大多数为抗髓过氧化酶 ANCA。

ATD 致 ANCA 相关小血管炎的诊断标准：有服用 ATD 的病史，停药后临床症状缓解，抗体滴度下降；有全身性表现，多脏器受累，包括肾、肺、关节、肌肉、皮肤、血液等；组织活检，肾有肾小球毛细血管炎和肾小球毛细血管袢节段性纤维素样坏死；肺有肺泡毛细血管炎；皮肤有白细胞碎裂性血管炎，毛细血管破坏出现皮疹；可以发生多克隆自身免疫反应，产生识别多种靶抗原的 ANCA，也可同时产生 ANA。

抗甲状腺药物致 ANCA 相关小血管炎的治疗：立即停药，临床怀疑有 ANCA 相关血管炎，立即停用 PTU。据文献资料统计，29/33（87.9%）的患者停药后临床症状很快缓解。根据临床表现、抗体滴度和脏器受累程度，决定是否应用免疫抑制剂和血液净化治疗。PTU 可以诱发 ANCA 相关性小血管炎，部分患者有发热、肌肉关节疼痛、肺和肾损害，随着用药时间的延长，发生率增加。有条件者在 PTU 治疗前测定 ANCA 抗体，并在治疗过程中监测尿常规及 ANCA 抗体。多数患者停用 PTU 后多可恢复，少数重症患者需要激素和免疫抑制剂的治疗。

5）其他：关节痛、胃肠道不适等，MMI 和 PTU 两药的发生率相似。当出现明显关节痛时，该症状可能是严重的游走性多关节炎的前兆，应立即停止药物治疗。

鉴于 ATD 可能发生的以上各种不良反应，而甲亢本身亦可以引起白细胞减少及肝功异常，因此用药之前要查一次血常规和肝功能作为对照，以便于判断患者的上述异常究竟是甲亢本身造成的还是抗甲状腺药物引起的。用药期间（特别是在用药之初的 4~8 周）一定要密切监测血常规及肝功能，患者一旦出现咽痛、发热要高度警惕粒细胞减少，立即停药就医。由于 MMI 和 PTU 有较高（50%）的交叉过敏性，因此在治疗过程中，当一种 ATD 出现粒细胞缺乏、严重肝损害、剥脱性皮炎等严重药物不良反应时，须立即停药，禁止换用另一种 ATD，而以选择其他治疗方法为宜。如果只是皮疹、瘙痒等轻度过敏反应，可以加用抗过敏药物后继续用药，也可换用另一种 ATD。

需要警惕的是，即便患者既往服用 ATD 期间并无药物不良反应发生，再次开始使用 ATD 治疗仍具有发生药物不良反应的风险，需再次对患者进行 ATD 不良反应的知情告知，并密切随访和监测可能的不良反应。

（5）ATD 停药指征与预后判断

1）停药指征：血清 TRAb 水平变化可预测 Graves 病患者 ATD 治疗后是否可获得长期缓解，在诊疗前、治疗中应监测 TRAb 变化。2016 版 ATA 指南强烈推荐 TRAb 检测用于决定 ATD 治疗后是否可停药。停药的指征可参考以下因素：①疗程足够（1.5~2 年），

1年以下的短疗程会增加复发的风险;②ATD药物最小维持量下,临床症状消失,甲状腺功能指标长期稳定正常(超过6个月);③甲状腺肿明显缩小;④TRAb转阴性,可考虑停药。有研究显示,在12~18个月的MMI治疗后,TRAb检测阴性对于甲状腺功能正常具有良好的预测价值;若MMI治疗18个月后TRAb检测阳性,患者有高达89%的复发率,但若TRAb检测为阴性,则复发率仅为29%。若将甲巯咪唑(MMI)作为Graves病的首选,在持续治疗12~18个月后,如果TSH和TRAb水平达到正常,可以停止ATD治疗。

2)预后判断:2016版ATA指南推荐将TRAb用作ATD治疗停药后预后判断的重要参考。对于甲状腺功能正常,TRAb转阴者称为"Graves病缓解";对于甲状腺功能正常,但TRAb持续阳性者,称为"甲亢缓解",而非Graves病缓解。在2016版ATA指南中推荐,如果Graves病患者在完成一个周期的MMI治疗后出现甲亢,应考虑RAI或甲状腺切除术。对于使用低剂量MMI治疗超过18个月后不缓解,但患者仍倾向ATD治疗时,可以考虑继续用药。对于甲状腺显著肿大、血流丰富,TRAb持续高滴度,中至重度Graves眼病患者,儿童及吸烟的男性药物治疗缓解率低且复发率高,若拒绝接受需甲状腺素终身替代而破坏甲状腺治疗的患者,可以给予延长疗程甚至终身ATD治疗。

3)影响因素:吸烟、应激事件和摄碘为甲亢发生或复发的常见诱因。复发易于出现在产后和停药1年内。

(6)ATD治疗后甲亢复发的治疗选择:近年一些研究发现,经ATD治疗后复发的甲亢并非一定要以放射性碘治疗作为首选,甲亢复发后若通过评估再次启动ATD治疗可以避免终身用甲状腺激素替代治疗。在ATD停药前的剂量应个体化,建议采用延长疗程的极低剂量ATD治疗,保持相对较高的TSH水平对患者的远期缓解有益。

2.非经典的ATD

(1)碳酸锂:研究发现,锂可被甲状腺细胞所浓聚,在多个环节影响甲状腺激素的代谢。如抑制酪氨酸的碘化,抑制碘化甲腺络氨酸的偶联,改变甲状腺球蛋白分子结构,阻断TSH经cAMP途径对甲状腺细胞的兴奋作用,从而抑制甲状腺激素的合成与释放,降低血清甲状腺激素水平。当患者对抗甲状腺药物过敏或白细胞较低不能进行ATD治疗时可选用,以暂时控制甲亢症状。此外,锂不干扰甲状腺对放射性碘的摄取,在^{131}I治疗前用碳酸锂预治疗可提高治愈率,减少放射性碘的剂量。碳酸锂剂量为300~400mg,每日3次。有报道采用更小的剂量,即250mg,每日3次口服用于甲亢治疗,同样效果良好。治疗中要警惕药物不良反应,维持血药浓度在<1mEq/L目标水平。

(2)硒:有报道Graves病患者在接受抗甲状腺药物治疗停药后的12~18个月中,可有高达60%的患者病情复发,目前尚无确切的方法来减少复发。近年来,国外前瞻性的研究发现,联合使用硒治疗可减少ATD治疗后的复发。硒治疗剂量为每日200μg,分2次口服服用,共12个月。此外,硒治疗还可以有效降低血清TRAb和TPOAb水平,与对照组有35.4%的患者复发相比,硒治疗组仅9.5%复发,提示硒治疗可降低Graves病的复发。虽然硒治疗Graves病的作用机制尚不完全清楚,但可能与免疫学和抗感染症的特性相关。

(三)其他内科治疗药物

1.碘剂 百余年前人们采用碘治疗甲亢,可以见到症状短期内改善。随后认识到急骤给予大剂量碘一方面可阻碍甲状腺内酪氨酸的碘化,抑制甲状腺内激素的合成;另一方面还可抑制甲状腺球蛋白的水解,使激素的释放减少。但若长期给予碘剂,这种抑制作用消失,出现"脱逸"现象(Wolff-Chaikoff 效应),甲状腺内激素的合成仍旧可以正常进行。鉴于甲亢的基本病理生理学改变是不受调节的、主动的甲状腺激素合成增加,补充碘剂显然不恰当,因此,碘剂仅用于甲状腺手术前准备和甲亢危象的治疗。但近年日本学者有几项小样本(包含妊娠妇女)研究认为,超生理剂量碘剂可起到一定的治疗作用,对于那些 ATD 治疗有不良反应,放射性碘和手术治疗有禁忌证的 Graves 甲亢患者,碘化钾治疗可能是有益的,对于轻度甲亢或既往曾经接受过放射性碘治疗者可能更适合,剂量为 50mg/d。应该说目前碘化钾治疗的证据尚未充分,此方法可能也仅仅是一种权宜之计。

2.β 受体阻滞剂 20 世纪 70 年代,β 受体阻滞剂问世以来,一直作为甲亢最主要的辅助治疗药物。甲状腺激素具有拟交感作用,病情未控制的 Graves 甲亢患者常常有心悸、手抖等交感亢奋的症状。β 受体阻滞剂可有效对抗过多的甲状腺激素引起的交感亢奋症状,降低心率,改善心悸、乏力、手抖、易激动等症状,可与抗甲状腺药物联合使用,待症状控制后停用。β 受体阻滞剂可分为选择性和非选择性两种类型,目前临床常用的有普萘洛尔、阿替洛尔、美托洛尔等,均具有对抗甲亢时交感兴奋症状的作用。此外,普萘洛尔还可以抑制脱碘酶,使外周组织中 T_4 转换为 T_3 减少,继而生成无生物学活性的反 T_3,从而有效降低甲状腺激素的生物学作用。如果没有禁忌证,普萘洛尔应为甲亢治疗时的首选。甲亢时血流速度加快,内脏尤其是肝血流增加,首过清除效应更明显,因此患者对 β 受体阻滞剂的耐受程度较好。偶尔为了迅速控制甲状腺毒症的症状,将心率控制在正常上限,也可使用极高剂量的 β 受体阻滞剂。对于有支气管哮喘病史的患者,β 受体阻滞剂要慎用或者使用选择性 $β_1$ 受体阻滞剂。如果患者不能够耐受或对 β 受体阻滞剂有禁忌,可改用钙通道阻滞剂维拉帕米、地尔硫䓬等替代药物治疗。

目前国内外主要指南均推荐所有高度怀疑或已经确诊甲亢患者给予 β 受体阻滞剂治疗。尤其是对于具有甲亢症状的老年患者及静息时心率超过 90 次/分,或同时存在心血管疾病的甲亢患者,均应考虑应用 β 受体阻滞剂治疗。2016 版 ATA 指南指出,尽管美国 FDA 并未批准 β 受体阻滞剂用于甲亢的治疗,但鉴于多年来其在临床上的广泛应用和良好的治疗效果,更加强调 β 受体阻滞剂是 Graves 病起始治疗中的重要药物,并强调β 受体阻滞剂的治疗可持续到甲状腺激素水平正常。普萘洛尔常规起始剂量为 40~160mg/d,因为甲亢时药物清除率增加,有时可能需要更高剂量,如 160~320mg/d(药品说明书最大 200mg/d)来治疗,而且高剂量普萘洛尔还可以减少外周组织中 T_4 向 T_3 的转化,较其他 β 受体阻滞剂对甲亢的治疗作用更大。因此,尽管普萘洛尔为非选择性 β 受体阻滞剂,考虑到其所带来的额外益处,如果没有支气管哮喘等,则首选普萘洛尔。β 受体阻滞剂在甲亢治疗中的应用概述如下(表 3-1)。

表 3-1　β 受体阻滞剂在甲亢治疗中的应用

药物剂量	给药频次	注意事项
普萘洛尔 10~40mg	每日 3~4 次,缓释片 每日 1 次	非选择性 β 受体阻滞剂,有长期使用经验,高剂量时可阻止 T_4 向 T_3 转换,哺乳期和妊娠期女性首选
阿替洛尔 25~100mg	每日 1~2 次	相对选择性 β_1 受体阻滞剂,依从性提高,避免在妊娠期应用
美托洛尔 25~50mg	每日 2~3 次,缓释片 每日 1 次	选择性 β_1 受体阻滞剂
纳多洛尔 40~160mg	每日 1 次	非选择性 β 受体阻滞剂,迄今为止使用经验很少,高剂量时可阻止 T_4 向 T_3 转换
艾司洛尔 每分钟50~100μg/kg	静脉泵入	适用于重症监护治疗严重甲状腺毒症或危象

(四)放射性碘治疗

放射性碘(radioactive iodine,RAI)被成功用于治疗 Graves 病已有 70 余年,它的安全性是肯定的,但是它的应用在美国近年有轻度下降,可能的原因是其有加重甲状腺相关眼病的潜在风险。在选择放射性碘治疗时,不仅要关注甲状腺激素水平,还要对甲亢临床表现,包括潜在的心血管和神经肌肉系统并发症进行评估,尤其是对老年患者,应积极完善血钾、心电图、动态心电图、心脏超声或心肌灌注等检查。对于伴有周期性低钾性麻痹、心力衰竭、肺动脉高压者,可在积极对症治疗的同时选择^{131}I 治疗。

由于放射性碘治疗要在治疗后 6~8 周才能完全破坏甲状腺,若无 ATD 禁忌,部分患者可在服用放射性碘 3~7 天后重新开始使用小剂量 ATD,以避免放射性碘治疗起效前甲亢症状和指标的加重。放射性碘治疗后短期(平均 6~18 周)甲亢治愈率高达 90%,但远期可能会有甲减,终身需甲状腺激素替代治疗的比例高达 50%~90%。部分接受放射性碘治疗患者由于治疗失败可能需要第二次放射性碘治疗,这种多次治疗可能让 Graves 病患者的眼病症状加重,而且长期安全性也不十分清楚。

1.作用机制　利用甲状腺的聚碘功能,摄取^{131}I,释放 β 射线破坏甲状腺滤泡细胞,减少甲状腺素的产生。由于甲状腺是体内最主要的聚碘器官,且^{131}I 释放的 β 射线射程只有 2mm,不会累及其他组织器官。

2.适应证　绝对适应证:①甲状腺Ⅱ度以上肿大;②ATD 治疗失败,或过敏,或多次复发者;③甲亢术后复发;④甲亢合并心脏病;⑤甲亢合并血细胞减少(白细胞、血小板或全血);⑥自主性高功能腺瘤(结节)合并甲亢;⑦拒绝手术或有禁忌证者;⑧甲亢合并肝肾功能损害。相对适应证:青少年和儿童甲亢。在绝对剂量相同的情况下,儿童受到的辐射暴露明显高于成人,理论上应该避免用放射性碘治疗 5 岁以下的儿童,避免用大于10mCi 剂量治疗小于 10 岁的患者。

2011 版 ATA 指南中[131]I 治疗适应证为建议在[131]I 治疗达 6 个月以后再妊娠者、老年患者、伴有增加手术风险疾病者、曾经接受过手术或颈部外照射者、有 ATD 治疗禁忌证者，以及就诊于缺乏诊治经验的甲状腺外科医师时。但在 2016 版 ATA 指南中，老年已不再作为[131]I 治疗的选择依据，而是更关注临床上的综合病情，认为患者的临床病情才是决定甲亢治疗方案选择的重要依据。2016 版 ATA 指南特别把有周期性低钾性麻痹、右心衰竭、肺动脉高压或充血性心力衰竭的甲亢患者也明确列入了[131]I 治疗的适应证，但对于具体的[131]I 治疗方案和注意事项无明显变动。

3.禁忌证　妊娠、哺乳；确诊或怀疑甲状腺癌（此时应首选手术治疗）；甲亢危象期；不能遵循放射性治疗安全指导者；未来 6 个月内计划妊娠的女性。育龄女性[131]I 治疗前尤应注意排除妊娠。

4.剂量选择　很多因素会影响核素治疗的效果，根据甲状腺质量、放射性碘在甲状腺内滞留的时间、甲亢的严重程度、年龄、肾功能，以及之前抗甲状腺药物治疗情况等计算剂量。大多数中心是基于甲状腺大小和碘摄取率这两个变量计算。

5.治疗流程　流程如下：①完善检查，明确诊断（避免误诊，将非甲状腺功能亢进型的甲状腺毒症进行[131]I 治疗）；②甲状腺显像及碘摄取率检查，计算剂量；③服药，自我隔离；④定期随访甲功，原有血细胞减少和肝功能受损的，同步治疗并随访直至正常。

6.[131]I 治疗前 ATD 预治疗　考虑到甲状腺局部炎症、TRAb 滴度和核素治疗可能与治疗后数日、数周甚至数月内甲状腺毒症加重相关，如果没有禁忌证，在放射性碘治疗前可采用 ATD 预治疗，将甲状腺激素水平控制在不超过正常上限的 2~3 倍或接近正常。ATD 预治疗可降低[131]I 治疗后发生心血管事件的风险，减少甲状腺功能的波动，改善临床症状，对于老年人、有心血管疾病和其他并发症的患者尤其适宜。采用 ATD 预治疗者，由于 ATD 可能减少甲状腺对碘的摄取而影响疗效，故 MMI 需在治疗前 2~3 天停用，PTU 在 3~7 天停用。有认为如增加核素治疗剂量的 10%~15% 可能抵消这一影响。

7.辅助使用 β 受体阻滞剂　由于[131]I 治疗后可能会有甲状腺激素的短暂性升高或甲亢症状加重，如果没有禁忌证，应在[131]I 治疗前和治疗后的 4~8 周或更长一段时间，使用 β 受体阻滞剂以缓解症状和预防并发症。

8.疗效

（1）[131]I 治疗治愈率达 85% 以上，治疗后 2~4 周症状减轻，甲状腺开始缩小，6~12 周甲状腺功能恢复正常。

（2）甲减的发生为[131]I 治疗不可避免的结果，通常在 6~18 周后出现，10 年发生率为 40%~70%。

（3）[131]I 治疗后应每 4 周随访 1 次甲状腺功能，受抑制的 TSH 水平的恢复需要 2 个月甚至更长时间，因而评价游离 T_4 水平更重要，及时发现甲减并替代治疗。

9.并发症与安全性

（1）放射性甲状腺炎：多见于服药后 7~10 天，最长持续 3 周，表现为甲状腺疼痛、吞咽困难等，严重者可予非甾体类抗炎药或糖皮质激素治疗。

（2）诱发甲亢危象：常见于未控制的重症甲亢患者。

（3）突眼加重：放射性碘治疗甲状腺毒症是使 Graves 眼病恶化和加速发展的一个因素。在不同的 Graves 病患者亚组中，使用放射性碘治疗的频率可能导致 Graves 眼病发病率差异。对于活动性 Graves 眼病，尤其吸烟者，治疗前、后可予泼尼松 20~30mg/d 治疗，治疗后 3~4 个月逐渐减量。

（4）安全性：采用 RAI 治疗甲亢已经几十年，其安全性上最突出的争议焦点是^{131}I 治疗使甲状腺癌、白血病及其他恶性肿瘤的发病率升高，目前尚无大规模循证医学证据来证实。此外，发现^{131}I 治疗后诱发甲亢危象的发生也很少，对生育影响较小，没有增加遗传损害。关于^{131}I 治疗甲亢出现甲减的问题，也是人们关心的问题。中华医学会核医学分会 2010 年及 2013 年^{131}I 治疗 Graves 甲亢的共识或指南中，认为出现甲减是^{131}I 治疗甲亢有效的指标。以目前的技术水平还不能达到根治甲亢，又避免甲减，一味追求降低甲减发生率，也容易造成延误甲亢缓解，增高甲亢的复发率等问题。

（5）其他注意事项：^{131}I 治疗甲亢后需要对患者进行辐射安全注意事项告知。如离院返回居住地时，尽量避免公共交通，避免接触孕妇或新生儿，远离配有高敏感射线监测的场所；治疗 2 天内多饮水、多排尿，以减少对其他器官的辐射损伤；治疗后 1 周内，在固定居所内宜与他人保持 1.8m 以上的距离，独立使用餐具；固定居所内宜配备单独使用的卫生间，排便时应避免尿液和粪便污染卫生间，排便后宜增加冲水次数；^{131}I 治疗后 1 周至 1 个月，宜减少与家人的密切接触，特别需注意避免与儿童和孕妇的近距离接触；治疗后 6 个月内，育龄女性应采取避孕措施，半年后女性患者需待甲状腺激素水平正常后再考虑妊娠等。

10.重复治疗　如第一次^{131}I 治疗失败，应注意可能存在甲状腺碘转换率增高。可依据甲状腺激素水平和甲状腺体积的变化，酌情于 3~6 个月后行第二次^{131}I 治疗，应该观察 4~6 小时/24h ^{131}I 摄取率比值，剂量可能需要达到首次的 1.5 倍。

（五）手术治疗

手术切除甲状腺腺体，产生一种即刻的和肯定的疗效，但可能因出现甲减而需要终身进行甲状腺激素替代治疗。2%~10%的患者可能引起严重的手术并发症，如持久的低钙血症和喉返神经的损伤。短期（仅 2~4 周）甲亢治愈率高达 95%，复发风险低，但需终身甲状腺激素替代治疗的概率较高。

（1）适应证：①甲状腺肿大显著伴压迫症状者；②胸骨后甲状腺肿；③中、重度甲亢长期大剂量 ATD 药物治疗难以控制，或停药后复发，或不能坚持服药者；④结节性甲状腺肿伴甲亢；⑤自主性高功能腺瘤；⑥怀疑与甲状腺癌并存者；⑦妊娠患者 ATD 治疗无效或过敏者，可在妊娠中期（T_2期，4~6 个月）进行手术治疗；⑧儿童甲亢用 ATD 治疗效果差者。

2011 版 ATA 指南中手术治疗的适应证为具有压迫症状或重度甲状腺肿大（≥80g）者、放射性碘摄取率相对较低者同时伴有已证实或怀疑甲状腺癌的结节患者、存在无功能或低功能较大结节者、合并甲状旁腺功能亢进症需要手术治疗者、在未来 6 个月内计划妊娠者、合并中重度活动性 Graves 眼病者、不耐受 ATD 治疗且不希望接受^{131}I 治疗者。

除此之外,2016版ATA指南中还提出当血TRAb水平非常高时尤其适合手术治疗。

(2)禁忌证:①重度活动性Graves眼病;②合并严重心、肝、肾疾病,不能耐受手术;③妊娠T_1期(1~3个月)和妊娠T_3期(7~9个月)。

(3)术前准备

1)碘准备:优点为起效快,甲状腺缩小明显,便于手术;缺点为甲亢控制不理想,只用于轻症患者,术后有发生甲亢危象的风险,故目前很少使用。

2)硫脲类加碘剂准备:优点为方法可靠,缺点为所需时间较长,通常需要6~8周,甚至更长。行甲状腺切除术前需先用ATD治疗1~3个月使甲状腺功能恢复正常。对大多数Graves病患者都会在术前应用复方碘化钾溶液或碘化钾饱和溶液(saturated solution of potassium iodide,SSKI)治疗,以减少甲状腺血流和术中出血。2011和2016版ATA指南均提出在手术前10天应将碘化钾5~7滴(0.25~0.35mL)溶于林格液(8mg碘/滴)或碘化钾1~2滴(0.05~0.1mL)溶于SSKI(50mg碘/滴),混于水或果汁中,每日口服3次。以缩小腺体,减少甲状腺血供。在碘剂使用中应注意:甲亢控制后才能加用碘剂;ATD使用至术前,不可因为加用碘剂而停用ATD。

3)β受体阻滞剂联合碘剂准备:对于不适宜使用硫脲类药物的患者,可选用。方法是普萘洛尔40~80mg,每6小时服用1次,使心率在85次/分以下,如甲状腺肿大充血,可合用复方碘。普萘洛尔一直用到手术当天清晨,术后仍需使用,不然会增加甲亢危象的风险。Cooper教授曾经推荐联用β受体阻滞剂、SSKI、地塞米松及考来烯胺进行紧急甲状腺手术的快速术前准备,此方法也得到了2016年版ATA指南的推荐。这一方案为那些对ATD过敏或不耐受又存在[131]I治疗禁忌证的甲亢患者提供了一个新的治疗策略,不用ATD的术前准备和随后的手术切除甲状腺,就能使这些难治患者的甲状腺毒症病情得到快速和有效的控制。

4)评估血钙或维生素D的水平和其他检查:除常规的术前检查外,还需检测钙磷水平、甲状腺扫描、间接喉镜等。低钙血症是甲状腺切除术后最常见的并发症。2011版ATA指南提出,应在术后测定血清钙和全段甲状旁腺激素水平,并参照检验结果给予口服补钙和骨化三醇。而2016版ATA指南推荐在术前就开始短暂补充一段时间骨化三醇可以减少一过性低钙血症的发生。而对于严重低钙血症患者,虽然特立帕肽治疗研究初步结果令人鼓舞(患者低钙血症的症状消失较快,并可提前出院),但仍需要更多的数据支持才可运用到临床实践中。2016版ATA指南指出,甲状腺术前应评估血钙和维生素D的水平,对存在暂时性或永久性甲状旁腺功能减退风险的患者,应考虑补充骨化三醇。2015年的一项研究显示,对甲状腺全切术的Graves病患者进行预防性碳酸钙治疗(1.0g碳酸钙,每日3次,持续2周),其术后血钙水平较对照组高,术后麻木和抽搐的发生率也相应减少。Bahn教授基于Meta分析的结果指出,甲状腺术前血钙和维生素D的水平对术后低血钙症的发生具有预测作用。女性、Graves病、复发性或大面积甲状腺肿患者术后易发生低钙血症,因此这三项可作为临床预测因子。

(4)手术方式:一侧甲状腺全切,另一侧次全切,留4~6g甲状腺组织;或双侧次全切,两侧各留 2~3g 甲状腺组织。复发率约为 8%。Feroci 等对 23 项研究进行 Meta 分析提示,甲状腺全切较次全切术后的复发风险更低,有经验的外科医师实施的手术在术后组间并发症无显著差异,因而建议在有效甲状腺激素替代治疗前提下,尽量采取甲状腺全切术。

(5)并发症评估和术后处理:甲状旁腺功能减退和喉返神经损伤,有经验者发生率<2%;部分可有甲减。充分告知患者低钙血症的相关症状,监测血钙水平和甲状旁腺激素水平。术后需要甲状腺激素替代治疗。术后每 1~2 个月检测甲状腺激素水平。甲状腺切除术后,即可停用 ATD,但 β 受体阻滞药需要逐步减量至停用。甲状腺激素替代治疗的剂量需要根据患者的体重进行估计,老年患者的剂量适量减少。待甲状腺功能稳定后,甲状腺功能检测改为每 6~12 个月 1 次。

第四章　库欣综合征

第一节　库欣综合征

库欣综合征又称皮质醇增多症,是一组因下丘脑-垂体-肾上腺(HPA)轴调控失常,肾上腺皮质分泌过多糖皮质激素而导致的以向心性肥胖、满月脸、多血质外貌、紫纹、高血压、继发性糖尿病和骨质疏松等症状为表现的临床综合征,包括垂体或者垂体外分泌ACTH的肿瘤,肾上腺皮质肿瘤或者结节及外源性糖皮质激素过多。1912年,由Harvey Cushing提出此病系垂体嗜碱性微小腺瘤所引起,并经尸解证实。后为缅怀其卓越贡献,遂命名为库欣综合征。库欣综合征可在任何年龄发病,但多发于20~45岁,成人多于儿童,女性多于男性,男女比例为1∶8~1∶3。

一、分类与病因

库欣综合征按其病因可分为促肾上腺皮质激素(ACTH)依赖性和非依赖性两大类。临床上以垂体ACTH瘤致库欣综合征常见。

1.ACTH依赖性库欣综合征　指下丘脑-垂体或垂体以外的某些肿瘤组织分泌过量ACTH和(或)促肾上腺皮质激素释放激素(CRH),引起双侧肾上腺皮质增生并分泌过量的皮质醇,包括垂体性库欣综合征即库欣病(Cushing's disease)、异位ACTH综合征和异位CRH综合征。

最常见的为库欣病,由垂体分泌过量ACTH引起,占库欣综合征的65%~75%。经蝶垂体手术探查和组织病理学检查证实垂体腺瘤在库欣病患者中占90%以上。摘除腺瘤后,80%以上的患者可获得缓解,而且其中多数患者还会出现暂时性的垂体-肾上腺皮质功能减退。个别垂体ACTH瘤可向颅内其他部位及远处转移。外科手术发现垂体来源的ACTH肿瘤可为微腺瘤(直径<10mm;50%直径≤5mm)或垂体巨腺瘤(直径>10mm)或促肾上腺皮质激素细胞弥漫性增生。

异位ACTH综合征指垂体以外的肿瘤组织分泌过量的有生物活性的ACTH或ACTH类似物,刺激肾上腺皮质增生,使之分泌过量皮质醇、盐皮质激素及性激素所引起的一系列症状,约占库欣综合征的15%。国外文献报道最多见的病因为肺部或支气管肿瘤,约占50%,其次分别为胸腺及胰腺肿瘤,各约占10%,还可有甲状腺髓样癌、嗜铬细胞瘤,胃肠道及生殖系统、前列腺等部位的肿瘤。

异位CRH综合征是由于肿瘤异位分泌CRH刺激垂体ACTH细胞增生,ACTH分泌增加。

ACTH依赖性库欣综合征由于过量ACTH的长期刺激,双侧肾上腺皮质多呈弥漫性增生,主要引起肾上腺束状带细胞增生肥大。

2.ACTH 非依赖性库欣综合征　指肾上腺皮质肿瘤或增生导致自主分泌过量皮质醇,主要为肾上腺皮质腺瘤和腺癌,分别占库欣综合征的 10% 和 6%,且多为单侧。双侧肾上腺皮质腺瘤罕见,可为一侧优势一侧为无功能腺瘤,也可为两侧皆为功能性腺瘤。肾上腺皮质腺瘤或癌自主分泌过量的皮质醇引起血皮质醇升高,使下丘脑 CRH 和垂体 ACTH 细胞处于抑制状态,血中 ACTH 水平通常较正常减低,腺瘤以外同侧肾上腺及对侧肾上腺皮质萎缩。肾上腺皮质结节样增生少见,仅占 1% 以下,包括原发性色素沉着结节性肾上腺皮质病(primary pigmented nodular adrenocortical disease,PPNAD)、促肾上腺皮质激素非依赖性大结节样肾上腺增生(AIMAH)和抑胃肽依赖性库欣综合征。

PPNAD 是一种罕见的库欣综合征类型。此病以双侧肾上腺皮质多发性自主分泌的色素沉着结节伴结节间皮质组织萎缩为特征。发病年龄早,临床症状轻,通常与 Carney 综合征(Carney complex,CNC)相关联。1980 年至 2002 年,上海交通大学医学院附属瑞金医院共诊断 7 例 PPNAD 患者,占该院肾上腺肿瘤及瘤样病变总数的 0.18%。Carney 综合征为一种复杂的临床综合征。1985 年 Carney 第一次发现包括黏液瘤、点状色素沉着、内分泌腺功能亢进等在内的一系列症状和体征,并可在家系中呈显性遗传;后人将之命名为 Carney 综合征。从该病发现至今,在超过 400 例 CNC 患者中约有一半为家族性聚集。分子遗传学研究发现该综合征在家族中呈显性遗传,并与 17q22~24 区域相连锁,区域内 cAMP 依赖性蛋白激酶 Aα 调节亚基(PRKARIA)基因突变,已经在 45% 的家系及散发患者中证实是导致 Carney 综合征的原因。在 Carney 综合征各种症状中,PPNAD 发病占所有 Carney 综合征的 25%,其作为唯一可以遗传的库欣综合征,是 Carney 综合征最常累及的内分泌腺瘤病变。PPNAD 双侧肾上腺的病理改变以大体表现正常或稍大为主,重量 0.9~13.4g,平均 9.6g。切面显示肾上腺皮质散在的色素性小结节,大小 1~3mm 不等,颜色从棕黄色到黑褐色,也可深入皮髓质交界处甚至肾上腺周围脂肪组织。镜下:结节内细胞呈圆形或多角形,排列致密,胞质丰富,呈嗜酸性,内含嗜碱性色素颗粒——脂褐素,免疫组化显示富含各种产生激素的细胞内酶,结节间的皮质细胞可有明显萎缩。

AIMAH 发病率低,为 ACTH 非依赖性,双侧肾上腺呈皮质结节样增生。目前病因虽未完全明确,但已发现抑胃肽(GIP)、黄体生成素/人绒毛膜促性腺激素(LH/hCG)、抗利尿激素(AVP)、β_2肾上腺素能受体在肾上腺异常表达可引起 AIMAH。有库欣综合征的典型临床表现,大剂量地塞米松抑制试验(HDDST)不能被抑制,血浆 ACTH 水平低,大多数检测不到。CT 或 MRI 提示双侧肾上腺显著增大,可见单一或多个大结节。碘化胆固醇放射性核素扫描证实双侧肾上腺皮质功能亢进。

3.其他特殊类型的库欣综合征　医源性库欣综合征是由于长期服用较大剂量外源性糖皮质激素所致,停药后症状可缓解。其他还有周期性库欣综合征、异位肾上腺组织肿瘤、儿童库欣综合征、应激性库欣综合征和糖皮质激素受体病、糖皮质激素过度敏感综合征等。

周期性库欣综合征较少见,皮质醇分泌过多呈周期性,周期长短不一,能自行缓解,但症状可反复发作。疾病发作期血尿皮质醇可很高,且不受地塞米松抑制,大剂量地塞米松抑制试验甚至可呈反常性升高;间歇期血、尿皮质醇多在正常范围内。约半数患者的病因为垂体依赖性库欣病,其次多见者为异位 ACTH 综合征(约 40%),报道的病例主要为位于胸腺、肺、胃、肾的类癌。约 10% 为肾上腺病因所致,包括 ACTH 非依赖性肾上腺增生,如小结节增生症。少数患者病因诊断不明。库欣综合征呈周期性发作的机制尚不明,依赖垂体 ACTH 的患者中、部分用多巴胺促效剂溴隐亭或血清素拮抗剂赛庚啶有一些效果。少数患者同时有下丘脑病变。有垂体微腺瘤者,切除后可治愈。

儿童库欣综合征较少见,男女儿童发病率相等,10 岁以上患儿多为增生,小于 10 岁者多为肿瘤,异位 ACTH 综合征罕见。除库欣综合征临床症状外,常可见生长发育受到抑制,生长缓慢,骨骼发育延迟。腺瘤和癌肿患者尚可有糖皮质激素过多伴雄激素过多体征,生长过速,且可出现男性化征象,如面部痤疮、多毛、性早熟等。

二、临床表现

库欣综合征主要是由于皮质醇长期分泌过多引起的蛋白质、脂肪、糖、电解质平衡紊乱,并可干扰多种其他激素的分泌。库欣综合征的临床表现有多种类型。①典型病例:表现为向心性肥胖、满月脸、多血质、痤疮、紫纹、血压增高、月经失调、性功能障碍等。多为垂体性库欣病、肾上腺腺瘤、异位 ACTH 综合征中的缓进型;②重型:主要特征为体重减轻、摄食减少、高血压、重度低血钾性碱中毒、水肿、肌无力,多为迅速进展的异位 ACTH 综合征、肾上腺癌肿;③早期病例:以肥胖为主,向心性不够显著,血压稍高,一般情况较好,尿游离皮质醇稍增高,小剂量地塞米松试验可有一定程度的抑制;④年龄较大以并发症为主就诊者,如心衰、脑卒中、病理性骨折、精神症状或肺部感染,库欣综合征易被忽略;⑤成年男性出现女性化,或女性明显男性化应怀疑肾上腺癌。

1.脂代谢紊乱　多数患者为轻到中度肥胖,主要由于血皮质醇水平升高引起脂肪代谢紊乱、体内胰岛素抵抗引起能量代谢异常所致。初发患者可表现为均匀肥胖,但随着病程进展,由于糖皮质激素引起血糖升高继发高胰岛素血症,使胰岛素敏感区脂肪堆积,肥胖多呈向心性分布。典型的向心性肥胖是指头面部、颈后部、锁骨上窝及腹部脂肪沉积增多,但四肢(包括臀部)正常或消瘦,呈现特征性的满月脸、鲤鱼嘴、水牛背、锁骨上窝脂肪垫和悬垂腹,而四肢相对瘦小。

2.蛋白质代谢障碍　皮质醇促进蛋白质分解加速,合成减少,因此机体长期处于负氮平衡状态。表现为面部红润,皮肤菲薄,皮下毛细血管清晰可见,呈多血质面容。皮肤弹力纤维断裂,形成宽大、梭形的紫色裂纹。紫纹多见于腹部、大腿内外侧、臀部等处,与皮肤张力增加、蛋白质过度分解有关。典型的紫纹对库欣综合征的诊断有一定的价值。

3.糖代谢异常　糖尿病的发病率较正常人群高,多为隐性糖尿病。高皮质醇血症使糖异生作用增强,并可对抗胰岛素降血糖的作用,引起糖耐量异常,胰岛素相对不足。部分患者可出现多饮、多尿、多食。

4.高血压　糖皮质激素有潴钠排钾作用,使机体总钠量明显增加,血容量扩张,通过激活肾素-血管紧张素系统,增强心血管系统对血管活性物质包括儿茶酚胺、抗利尿激素和血管紧张素 II 的正性肌力和加压反应,抑制血管舒张系统,使得血压上升并有轻度水肿。约 80% 库欣综合征患者有高血压症状。高血压通常为持续性,收缩压和舒张压均有中度升高。

5.性功能改变　库欣综合征患者性腺功能均明显减退。因其不仅直接影响性腺,还对下丘脑-垂体的促性腺激素分泌有抑制作用。在女性可引起痤疮、多毛、月经稀少、不规则甚至闭经、不育;男性可有阳痿、性欲减退、睾丸缩小变软等。

6.肌肉骨骼　四肢肌肉可有萎缩。晚期多见骨质疏松,患者可有明显的骨痛,X 线片可见脊椎压缩性骨折,多发性肋骨骨折等。与糖皮质激素抑制骨基质蛋白质形成,增加胶原蛋白分解,抑制维生素 D 的作用,减少肠道钙吸收,增加尿钙排泄等有关。

7.造血系统改变　皮质醇刺激骨髓造血,红细胞计数和血红蛋白含量升高,加之患者皮肤菲薄,故呈多血质外貌。糖皮质激素可破坏淋巴细胞和嗜酸性粒细胞,并使中性粒细胞释放增多,故血中中性粒细胞增多而淋巴细胞和嗜酸性粒细胞减少。

8.电解质及酸碱平衡紊乱　明显的低血钾性碱中毒,主要见于异位 ACTH 综合征、重型库欣病、肾上腺皮质癌,有关机制为具盐皮质激素活性的去氧皮质酮、皮质酮产生过多,以及皮质醇分泌量过高,超过了肾远曲小管上皮细胞中 2 型 11β-羟类固醇脱氢酶(11β-OH HSD2)将皮质醇转变为无活性皮质激素的能力,于是皮质醇作用于盐皮质激素受体(MR)使其激活,发挥潴钠、排钾、泌氢效应。也有认为异位 ACTH 综合征中高 ACTH 可抑制 11β-OH HSD2 的活性。患者尿皮质醇/皮质激素代谢物比值升高可作为佐证。

9.其他　可有精神障碍、皮肤色素沉着、感染易感性增加等。约半数库欣综合征患者可有精神状态的改变,轻者表现为失眠,注意力不集中,情绪不稳定,少数表现为抑郁与狂躁交替发生。异位 ACTH 综合征,由于肿瘤大量分泌 ACTH、β-LPH 和 ACTH 前身物氨基端肽(N-POMC 等,多有明显的皮肤色素沉着,具有一定的临床提示意义。大量的皮质醇分泌可抑制机体的免疫功能,中性粒细胞向血管外炎症区域移行能力减弱,自然杀伤细胞数目减少,功能受抑制,患者多易合并各种感染。

三、库欣综合征的诊断

库欣综合征的临床表现多样,有些患者仅表现为不典型和孤立的症状,诊断较难。美国内分泌协会推荐,对于出现与年龄不相符的症状(如高血压、骨质疏松)的患者,出现多种和进行性发展的症状提示库欣综合征可能的患者,身高百分位数减低而体重增加的儿童,合并肾上腺意外瘤的患者应筛查是否存在库欣综合征。对怀疑库欣综合征的患者做出临床决策涉及两个阶段。第一阶段是明确患者是否存在库欣综合征。如果答案为"是",第二阶段是明确库欣综合征的病因。值得注意的是,在评估前首先应询问详细的病史和进行全身体检,了解有无酒精和外源性糖皮质激素药物应用史(口服、肠外、呼吸道吸入或皮肤吸收)。

药物可引起高皮质醇血症,如引起皮质激素结合球蛋白(CBG)升高的药物、合成糖皮质类固醇、ACTH 类似物、甘草酸等。在妊娠期间,血皮质醇浓度会逐渐升高,甚至可有轻度皮质醇增多症的表现,这时需和妊娠合并库欣综合征相鉴别,因为后者引起血皮质醇增高的程度和前者相比无显著差异,两者可通过腹部 MRI 加以鉴别。

假性库欣综合征,此种状态指临床上有或多或少库欣综合征的表现,同时可有皮质醇分泌异常,但并非持久自主性皮质醇增多症,一旦有关致病因素解除,即可缓解,包括酗酒、抑郁症、某些肥胖患者,以及严重应激状态所致者。应激可提升 ACTH 释放素神经元活性,导致 ACTH 分泌增多,刺激皮质醇的分泌,不过高皮质醇对 ACTH 的反馈抑制仍然存在。①酗酒:患者尿及血浆皮质醇可升高,且不被小剂量地塞米松抑制,血浆 ACTH可为正常或受抑制。对有酗酒史、慢性肝病的临床表现及生化异常者要考虑酗酒所致假性库欣综合征的可能性。发生机制尚未阐明,有"双重打击"假设:慢性肝病可伴皮质醇代谢障碍,加上酗酒患者皮质醇分泌率不但不减,反而增加。此外,有研究显示乙醇可直接刺激皮质醇分泌,失代偿的肝病患者抗利尿激素上升,可刺激下丘脑-垂体-肾上腺轴。在戒酒后,生化异常可迅速恢复正常;②抑郁症:此症患者可出现库欣综合征的激素异常,尿游离皮质醇可升高,原因尚不明,在抑郁症得到缓解后,生化异常可消失。另一方面,库欣综合征患者也常出现抑郁症,需经细微检查以明确诊断;③肥胖症:患者皮质醇分泌率可轻度升高,可能与下丘脑-垂体-肾上腺轴被兴奋有关。血浆皮质醇浓度正常,尿游离皮质醇可为正常或轻度升高。兴奋下丘脑-垂体-肾上腺轴的因素与外周皮质醇代谢增强致皮质醇清除率增高有关,主要是肝中皮质醇素经 1 型 11β-羟类固醇脱氢酶(11β-OH HSD1)向皮质醇的转化率降低,以及皮质醇向 5α-还原型衍生物的转化增强。

此外,在强制运动练习等应激状态也可出现下丘脑-垂体-肾上腺轴被兴奋。

1.库欣综合征的定性诊断　美国内分泌协会指南推荐进行以下试验中的一种作为初步实验室检查:24 小时尿游离皮质醇测定(至少两次)、午夜唾液皮质醇(两次)、1mg 过夜地塞米松抑制试验(DST)和低剂量地塞米松抑制试验(2mg/d,48 小时)。目前尚没有高度特异度的检查方法,初期检查结果正常可基本排除库欣综合征,无须进一步检查。对高度怀疑库欣综合征的患者,应同时进行两项试验。

(1)24 小时尿游离皮质醇(urinary free cortisol,UFC)测定:1970 年开始应用 UFC 来诊断库欣综合征,它能反映 24 小时内皮质醇的整体分泌水平。UFC 检测的是不与皮质醇结合球蛋白(CBG)结合的游离皮质醇,而血清皮质醇检测的是总皮质醇(CBG 结合的皮质醇和游离皮质醇),故 UFC 不受引起 CBG 波动的状态或药物(口服雌激素)的影响。推荐至少 2 次尿液检测以提高测定结果的可信度。UFC 的灵敏度和特异度取决于切点的选择,为了获得较高的灵敏度常推荐 UFC 的正常上限作为阳性标准(正常值 20 ~100μg/24h)。过量的液体摄入($\geqslant$5 L/d)会明显增加 UFC 水平。中、重度肾功能不全的患者在肌酐清除率低于 60mL/min 时,UFC 水平往往呈假阴性,并随着肾功能的下降呈线性关系。周期性库欣综合征患者在病情静止期 UFC 往往正常。轻度库欣综合征患者的UFC 水平可正常,而唾液皮质醇此时更有诊断价值。

(2)唾液和血清皮质醇:正常人皮质醇的分泌具有明显的昼夜节律波动,血皮质醇于晨 6:00~8:00 最高,午夜 24:00 最低。库欣综合征时皮质醇昼夜节律消失,午夜皮质醇低谷消失。由于唾液中不含有 CBG,唾液皮质醇能反映血液中具有生物活性的游离皮质醇水平,不受唾液分泌速率的影响,不失为一种不需住院进行的灵敏的无创性检查手段。多项研究确立了单一午夜唾液皮质醇诊断库欣综合征的准确性,大于2ng/mL时灵敏度可达100%,特异度可达96%。唾液在室温下能稳定保存数周,采集方便,重复性高。在收集唾液前应避免食用甘草和吸烟,避免刷牙或使用牙线以免引起牙龈出血影响测定结果。如尚未建立唾液皮质醇的测定,可检测血清皮质醇替代。睡眠状态下的午夜血清皮质醇>1.8μg/dL时诊断库欣综合征的灵敏度为100%,特异度为20.2%,切点提高到7.5μg/dL,特异度可增至87%。清醒状态下的午夜血清皮质醇>7.5μg/dL时,其诊断库欣综合征的灵敏度与特异性>96%,而在肥胖患者特异度仅为83%。

(3)地塞米松抑制试验:于正常人应用超生理剂量的糖皮质激素即可抑制ACTH和皮质醇的分泌,库欣综合征患者由于其皮质醇分泌呈自主性,往往不能被低剂量的地塞米松所抑制。

1)1mg过夜地塞米松抑制试验(DST):1mg地塞米松抑制试验可作为门诊患者的有效筛查试验。午夜给予1mg地塞米松,正常反应是次日晨8:00~9:00血浆皮质醇水平被抑制到小于5μg/dL。切点为5μg/dL时试验的特异度为95%,切点降至1.8μg/dL可使试验的诊断灵敏度提高到95%以上,特异度为80%。为了增加诊断试验的灵敏度,推荐将1.8μg/dL作为切点。

2)小剂量地塞米松抑制试验(LDDST,2mg/d,48小时):1960年Liddle首先报道了低剂量地塞米松抑制试验,将尿17-羟类固醇或尿游离皮质醇改用血浆皮质醇作为指标后更为简便,准确性也提高(参阅肾上腺皮质功能检查章)。

多种药物都能影响地塞米松的吸收和代谢率,如苯妥英钠、苯巴比妥、卡马西平、利福平和乙醇通过CYP3A4诱导肝酶清除地塞米松,降低其血浓度。肝肾衰竭时,地塞米松清除率降低。有学者建议在进行DST的同时进行血皮质醇和地塞米松浓度的检测,以保证血地塞米松浓度>5.6nmol/L,但受限于成本和条件而缺乏可行性。

(4)特殊人群库欣综合征的筛查:妊娠时地塞米松对血清和尿皮质醇的抑制作用减弱,早期UFC排泄可正常,至足月可升高达3倍。推荐怀孕女性进行UFC而非DST检查,妊娠中晚期UFC高于正常上限的3倍提示库欣综合征;抗癫痫药物如苯妥英钠、苯巴比妥和卡马西平能通过CYP3A4诱导肝酶对地塞米松的清除率增加,DST的假阳性率增高,故对癫痫患者宜进行血、唾液或尿皮质醇测定,而不推荐DST;肾衰竭患者当肌酐清除率低于60mL/min时UFC排泄减少,低于20mL/min时更低,故推荐进行1mg过夜DST而非UFC检查。1mg过夜DST反应正常可排除库欣综合征。怀疑周期性库欣综合征的患者建议行UFC或午夜唾液皮质醇检测而不采用DST,如有可能最好在出现临床症状时进行;肾上腺意外瘤患者如怀疑轻度库欣综合征建议行1mg过夜DST或午夜皮质醇而不用UFC。

2.库欣综合征的病因诊断

(1)血浆促肾上腺皮质激素(ACTH):正常情况下垂体ACTH的分泌昼夜变化很大,晨6:00最高,午夜24:00最低。ACTH水平对库欣综合征的病因诊断有价值,可用于区分 ACTH 依赖和非 ACTH 依赖性库欣综合征。50% 的库欣病患者 9:00 ACTH 水平位于正常范围（9~52pg/mL）或升高。ACTH 水平在异位 ACTH 综合征中明显升高,通常 >90pg/mL,有时可 >500pg/mL,与 30% 的库欣病患者有重叠。故 ACTH 水平无法用于区分库欣病和异位 ACTH 综合征。垂体肿瘤分泌 ACTH 时垂体不受下丘脑调控而呈自律性,昼夜节律消失。一日中最具鉴别意义的时间点在 23:00~1:00,此时 ACTH 和皮质醇均达到低谷。库欣综合征患者午夜 ACTH>22pg/mL 时考虑 ACTH 依赖性。已知多种癌肿的癌细胞如类癌等能分泌大量 ACTH,其产生的是 ACTH 的前体物（pro-ACTH,POMC）。虽然目前无法对这些前体物质进行常规检测,但这些物质的升高有助于诊断异位癌肿。此外,POMC 具有免疫活性而生物活性差,引起的临床症状往往不明显。故当血 ACTH 值 >200pg/mL 而临床库欣症状不显著时,也应考虑为异位性癌肿,宜做进一步检测以明确诊断。ACTH 非依赖性库欣综合征中,肾上腺肿瘤患者的血浆 ACTH 常偏低或很难检出（<5pmol/L）。由于 ACTH 容易降解而造成水平低下,因此血样留取应置于冰浴中和尽早离心。

(2)大剂量地塞米松抑制试验（HDDST,8mg/d,48 小时）:库欣病患者不能被低剂量地塞米松抑制试验抑制,却能被大剂量地塞米松抑制试验抑制,这是基于库欣病患者糖皮质激素对 ACTH 的负反馈作用仍然存在,但重新设定于一个较高的水平。与基础皮质醇比较,服用地塞米松后 48 小时的血、尿皮质醇抑制率大于 50% 为阳性反应,提示库欣病。而肾上腺肿瘤、皮质癌或异位 ACTH 综合征多不能达到满意的抑制。大约 90% 的库欣病患者和 10% 的异位 ACTH 患者大剂量地塞米松抑制试验为阳性,而侵袭性的垂体 ACTH 大腺瘤可不被抑制。大剂量地塞米松抑制试验的抑制程度与患者基础皮质醇的分泌量有关,高抑制率往往见于基础皮质醇水平较低的患者。

(3)CRH 兴奋试验:在 CRH 刺激下,正常人 ACTH 和皮质醇可升高 15%~20%,库欣病患者升高幅度更明显,ACTH 大于 50%,皮质醇大于 20%。异位 ACTH 综合征患者大多对 CRH 无反应,也有少数假阳性的报道。ACTH 和皮质醇对 CRH 的反应在鉴别库欣病和异位 ACTH 综合征上的特异度和灵敏度可达 90%。ACTH 较基础升高 100% 以上或皮质醇升高 50%,可排除异位 ACTH 综合征。有超过 10% 的库欣病患者可对 CRH 无反应。

(4)甲吡酮刺激试验:甲吡酮可以阻断 11-脱氧皮质醇转化为皮质醇,而使血浆皮质醇下降,血浆 ACTH 水平增加,尿中 17-羟皮质类固醇浓度升高。大多数的异位 ACTH 综合征患者反应很小或无反应。甲吡酮试验最先用于鉴别垂体性库欣病和肾上腺来源库欣综合征,但往往通过 ACTH 水平和肾上腺 CT 扫描可以明显鉴别。此试验不适用于鉴别库欣病和异位 ACTH 综合征,甲吡酮试验目前在内分泌诊断的意义存在着争议,当其他试验结果存在不一致性时可进行。

(5)岩下静脉窦采血（inferior petrosal sinus sampling,IPSS）:岩下静脉窦导管采血测定中心（近垂体处）及外周血 ACTH 浓度可用来鉴别库欣病和异位 ACTH 综合征。库欣病患者垂体附近的 ACTH 浓度较周围静脉高,岩下静脉窦与外周静脉 ACTH 的比值有明显的浓度梯度。库欣病患者中心与外周静脉 ACTH 比值常大于 2.0,异位 ACTH 综合征患者比值小于 1.4。鉴于 ACTH 分泌呈间歇性的特点,测完基础值后常用 CRH 兴奋促使 ACTH 分泌。岩下静脉窦与外周血 ACTH 比值≥2 可以确认为库欣病,若以两者比值≥2 或 CRH 兴奋后比值≥3 作为确认库欣病的标准,则灵敏度为 96%,特异度为 100%。而异位 ACTH 分泌肿瘤则没有这种表现。当影像学检查无法明确垂体微腺瘤,而临床和实验室检查高度提示时,IPSS 对于垂体肿瘤的定位有一定意义。值得注意的是,所有的垂体肿瘤都是中心性的,均可进入双侧岩下静脉窦,单凭 IPSS 结果进行手术治疗并不是很明智的决策。当大剂量地塞米松抑制试验不能被抑制、CRH 试验无反应或垂体 MRI 扫描无法定位肿瘤时建议进行 IPSS。垂体发育不良或岩下静脉窦血管丛异常分布有时会导致试验结果假阴性,而异位 ACTH 综合征的患者有时会出现假阳性。有研究发现,以双侧岩下静脉窦的 ACTH 差值(IPSG)大于 1.4 为标准时则认为腺瘤偏侧生长,可正确定位 83% 的垂体微腺瘤,而 MRI 的效果为 72%。手术证明,当两者结果矛盾时,IPSG 可靠性更大。但亦有研究表明两者至少具有相同的灵敏度,同时认为 IPSG 定位错误是因岩下静脉窦间血液分流所致。IPSS 是一种创伤性的检测方法,其准确性与操作者的经验技术有关。

(6)肿瘤指标:异位 ACTH 综合征除了分泌 ACTH 和其前体外还产生其他肿瘤指标,如降钙素、癌胚抗原(CEA)、胃泌素、β-hCG、甲胎蛋白(AFP)、5-羟吲哚乙酸(5-HIAA)。血清硫酸脱氢表雄酮(DHEA-S)可用于鉴别良恶性肾上腺肿瘤。DHEA-S 水平明显升高,特别是在儿童中,提示肾上腺皮质癌。无论在男性还是女性,肾上腺皮质癌往往伴有雄烯二酮和睾酮水平的升高。儿童库欣综合征伴肾上腺皮质癌往往出现男性化表现,睾酮、雄烯二酮和 DHEA-S 水平常常可达很高的水平。皮质醇的两个前体,17-羟孕酮和 11-脱氧皮质醇,在分泌皮质醇的良性肾上腺肿瘤是正常的,而在恶性肾上腺皮质肿瘤中是升高的。然而正常的血浆激素水平并不能排除肾上腺皮质癌。

(7)影像学检查

1)垂体和肾上腺 CT 或 MRI 检查:高分辨率薄层 CT 或 MRI 增强扫描可用于发现库欣综合征的病变,为了避免误诊的发生应结合影像学检查和生化检测来做判断。不均匀的结节样增生可能导致肾上腺腺瘤的误诊。由于存在垂体意外腺瘤,垂体 CT/MRI 扫描可能导致假阳性结果,特别是病灶直径小于 5mm 者。生化提示库欣病时行垂体 MRI 检查的灵敏度达 70%,特异度 87%。大约 90% 的垂体 ACTH 分泌肿瘤为微腺瘤(直径小于 10mm)。典型的垂体微腺瘤在增强后呈低密度,伴随垂体柄的偏移。对于这类小肿瘤 CT 扫描的灵敏度和特异度相当低,仅为 20%~60%。对于肾上腺扫描,CT 比 MRI 有着更好的空间分辨率,而 MRI 扫描能为怀疑肾上腺癌的患者提供诊断信息。超过 5% 的正常人存在肾上腺意外瘤,除非生化检测提示原发性病变在肾上腺(ACTH 测值甚低或无法检测出),不推荐进行肾上腺影像学检查。肾上腺癌往往增大而且发现时已经转移播散。隐匿性异位 ACTH 综合征患者需要行胸腹部和盆腔的 CT/MRI 扫描(层厚0.5cm)以发现分泌 ACTH 的小癌肿。

2)闪烁法扫描:放射性核素碘化胆固醇肾上腺扫描诊断准确率可达 80% 以上,胆固醇呈两侧浓集者提示肾上腺皮质增生,浓集仅局限于一侧提示肾上腺腺瘤,腺癌患者两侧均不显影或病变侧不显影而正常侧显影。

^{131}I-6-碘乙基-19-去甲胆固醇是最常用的肾上腺显影剂,是肾上腺皮质胆固醇摄取的标记物。肾上腺腺瘤能够摄取同位素而对侧肾上腺的摄取受抑制。在怀疑肾上腺大结节增生的患者中进行肾上腺闪烁扫描是一项有用的检查,CT 有可能只发现单侧病变。

引起异位 ACTH 综合征的多种神经内分泌肿瘤均表达生长抑素受体,通过和放射性核素标记的生长抑素类似物结合而显像,可以用于检测直径仅几毫米的肿瘤,在 ACTH 依赖性库欣综合征排除了垂体疾病后考虑进行生长抑素类似物(奥曲肽)扫描。

(8)其他:超过 95% 的异位 ACTH 综合征患者存在低血钾性碱中毒,而仅有约 10% 的库欣病患者会存在。特别高的皮质醇分泌率,多见于异位 ACTH 综合征和肾上腺腺癌患者。

四、鉴别诊断

诊断方面的困难包括肥胖、慢性酗酒、抑郁症及任何类型的急性疾病患者。极度肥胖在库欣综合征中并不常见;而且外源性肥胖患者一般为均匀性,而非向心性。外源性肥胖患者在肾上腺皮质功能试验中出现的异常通常为轻度,血和尿液水平的昼夜模式也正常。慢性酗酒和抑郁症患者的异常情况相似:尿皮质醇水平轻度升高,对午夜地塞米松抑制试验没有反应。和酗酒患者相反的是,抑郁症患者不会出现库欣综合征的体征和症状。服用糖皮质激素或其他可与糖皮质激素受体结合的类固醇激素所引起的医源性库欣综合征,单凭体格检查难以与内源性肾上腺皮质功能亢进相鉴别,但可以通过测定基线状态的血或尿皮质醇浓度来加以区别;医源性综合征的情况下这些激素水平可因垂体-肾上腺轴被抑制而继发性降低。医源性库欣综合征的严重程度与类固醇激素的总剂量、生物半衰期及疗程相关。而且每天总剂量较小,但下午和晚上服用糖皮质激素的患者比上午单次服药的患者更容易出现库欣综合征。

五、库欣病的治疗

本病治疗的目标:临床症状的改善,生化指标恢复正常,病情长期控制无复发。

1.经蝶垂体手术　包括垂体腺瘤切除术或部分垂体切除术。大多数库欣病为单一分泌 ACTH 的腺瘤引起,极少数为垂体弥漫性增生。

(1)手术治疗的效果及预后:经蝶垂体手术的效果及预后与医疗单位的经验和手术团队的水平密切相关。由有经验的神经外科医师进行的选择性垂体微腺瘤切除术的缓解率在 65%~90%,5 年的复发率 5%~10%,10 年的复发率达 10%~20%。患者低龄(≤25 岁)是复发的重要危险因素。垂体大腺瘤和侵袭性肿瘤患者的手术成功率较低,缓解率多低于 65%,易复发(12%~45%),且复发时间短于微腺瘤患者(分别为 49 个月和16 个月)。与手术预后良好相关的因素:MRI 明确定位的垂体微腺瘤,未侵袭基底硬脑膜或海绵窦的肿瘤,免疫组化证实 ACTH 阳性的肿瘤,术后血清皮质醇水平及尿游离皮质醇甚低,提示肿瘤已完全切除。

垂体手术效果的评估多建议在术后7~10天进行,主要指标为血清皮质醇下降程度,在138nmol/L以下(<5μg/dL),提示疾病缓解,复发率低,10年复发率约10%;如持续高于5μg/dL超过6周,提示复发率高,如仍在正常高值或超过正常则手术失败,多见于大腺瘤。如血清皮质醇测定结果存疑时可测UFC值作为参考,低于20μg/24h提示疾病缓解,处于正常范围(20~100μg/24h)不能确定,高于正常表示有残余肿瘤存在。

(2)经蝶手术的并发症:经蝶手术的并发症主要为尿崩症和垂体功能减退,其发生率与垂体切除的多寡密切有关,尿崩症可为暂时性或持久性的。密切观察尿量、血钠、血渗透压变化等情况,如证实有持久性尿崩症存在即开始治疗。垂体功能减退中,生长激素缺乏的发生率最高,此对库欣病患儿尤为重要,要密切随访,在发生后及时用生长激素治疗。垂体-甲状腺轴及垂体-性腺轴应定期随访,按需做相应治疗。

(3)手术前评估及处理:库欣综合征中有多种心血管危险因素,如高血压、糖尿病、血脂异常,为一种易并发心脑血管事件的疾病,应做相应的处理,以减少心血管事件。此外,库欣综合征患者易并发感染,可为隐匿性,也需做必要的检查,如存在感染应积极治疗。对于病情严重,代谢障碍明显者,可用类固醇合成抑制剂治疗,4~6周使高皮质醇状态得到控制,代谢异常被纠正,再行手术治疗,如此可降低围术期的风险。对于一般可以经蝶手术治疗的ACTH微腺瘤,以及稍大一些的瘤不必常规用类固醇合成抑制剂做术前准备。

(4)手术中、手术后处理及疗效的评估:经蝶切除垂体瘤或垂体部分、全部切除术治疗库欣病围术期的目标为顺利度过手术应激期并取得早期皮质醇测值以判断手术的即期疗效和远期效果。有两类处理方案。①给予应激期所需糖皮质激素:在手术时静脉输注氢化可的松100mg,继而每6小时输注50mg氢化可的松,历时48小时。术后第1日起每晨口服泼尼松5mg,连续5~6天,以后改为每晨口服地塞米松0.5mg。连续3~4天,至第10~12日晨,即距末次服地塞米松后48小时,采血测皮质醇。如血皮质醇低于138nmol/L(5μg/dL),即可视为手术成功,病情缓解,预后较好,复发机会较少。以上介绍的为一在手术期给予糖皮质激素并在术后2周内测血清皮质醇评估手术效果的方案。可视患者实际情况作相应调整;②手术时及术后不常规给予糖皮质激素:在密切观察下,于手术后第1日及第2日晨测血清皮质醇以达到最早期评估手术效果。

此种处理方案是Simmons NE等2001年的报道。该研究探讨了27例库欣病微腺瘤患者由经蝶手术前一日午夜开始至手术后60小时血清皮质醇的动态变化,每6小时测定1次。在周密的监护下当患者血清皮质醇已明显下降并出现类固醇撤除现象(乏力、不适、头痛、恶心、关节痛)即中止试验,判定为病情缓解,并及时给予糖皮质类固醇。4例于术后第1日上午6:00中止,6例于中午12:00中止。在观察期判断为手术成功的21例中,在术后随访期间皆未复发,判断为手术失败的6例中有1例在随访期病情缓解。此研究初步说明,库欣病微腺瘤患者在经蝶手术时不常规给予外源性糖皮质激素是可行的,患者未发生急性肾上腺功能减退危象。此种方案可在手术后2日内做出手术是否成功的判断,并与初步随访期的结果相符。Rollin等于2004年报道26例库欣病患者在经蝶手术前及术后6、12、24小时测血清皮质醇,以后每日清晨测定,术中未常规用糖皮质激素治疗,只在血清皮质醇降至5.0μg/dL(138nmol/L)以下或出现肾上腺皮质功能减退症时开始给予糖皮质激素替代治疗,此类患者被判断为手术成功。此研究还观察了术后10~12天的血皮质醇测定,认为有一部分患者术后第一个24小时血皮质醇未下降至最低点,在以后数日可继续下降。Esposito 等(2006年)于40例库欣病患者将术后皮质醇测定简化为术后第1日及第2日晨采样,根据术后随访结果,分析证明术后第1、第2日晨皮质醇能否降至≤138nmol/L(≤5μg/dL),可作为早期预测手术效果的指标。40例中1例晚期患者术后3个月因多器官功能衰竭死亡,39例随访至少14个月以上(平均33个月),术后1~2天血清皮质醇低于5μg/dL的31例中30例(97%)处于持久缓解,而术后即期未达标的8例中,仅1例呈缓解状态。

术后血皮质醇降至5μg/dL以下的患者中,于第1日晨或第2日晨达标者约各占半数,与手术的时间有关,上午手术者65%于第1日晨达标,而下午手术者73%于第2日晨达标。

以上报道说明经蝶手术治疗库欣病过程中,不按传统给予外源性糖皮质激素,根据术后第1日及第2日晨血清皮质醇降低程度做出对手术效果及持久缓解的早期预测为一快速、有效而简便的方法。但必须要求在手术时及术后48小时内做严密的连续观察。及时对患者的状况做出迅速有效反应,患者一旦出现类固醇撤除现象,亦即肾上腺皮质功能减退的早期表现,即刻补充糖皮质激素以避免危象的发生。

上海交通大学医学院附属瑞金医院2011—2017年经蝶手术治疗库欣病125例,其中微腺瘤100例,大腺瘤3例,MRI未见肿瘤征象22例[经地塞米松抑制试验和(或)岩下静脉窦采血测ACTH证实为库欣病]。术后缓解标准为术后第1日或第2日血皮质醇≤5pg/dL。全组缓解率85.6%,术前MRI显示肿瘤组缓解率为89.3%(92/103),未见肿瘤组缓解率68.2%(15/22),2组之间的差异有统计学意义($P<0.05$)。无手术死亡。

(5)垂体瘤切除后继发性肾上腺皮质功能减退症的处理:垂体瘤成功切除后,即出现继发性肾上腺皮质功能减退症,此因垂体ACTH细胞长期受抑制之故。需给予生理性剂量的氢皮质素氢化可的松或相应量的其他糖皮质激素替代治疗。氢化可的松15~30mg/d[12~15mg/(m²·d)]于早晨1次服或早晨服大部分,下午服余量。如此可避免因剂量过大而继续抑制下丘脑-垂体-肾上腺轴并使库欣综合征临床表现延迟不退。部分患者因机体长期暴露于大量皮质醇,一旦垂体瘤切除后,皮质醇分泌中断,可出现明显的肾上腺皮质功能减退症状,乏力、抑郁、关节痛、恶心、厌食。对这种患者,应给足量氢化可的松[15mg/(m²·d)],并分次服用,如患者仍不适,可略加量,同时告知患者这些症状可在术后1个月逐渐改善,应及早将超生理替代量递减至生理性剂量。告知患者需每日规律服药,不可自行停药,否则有严重后果。如发生恶心、腹泻、发热等情况需将口服药量加倍,如病情严重需急诊就医,告知医护人员自己所患疾病。此时需注射给药,按需加量。大多数患者在术后第1年下丘脑-垂体-肾上腺轴功能可恢复,将氢化可的松量递减而停药。患者自我感觉良好、早晨血清皮质醇浓度恢复正常为停药的重要依据。

对于首次垂体手术失败或复发的患者,进一步可进行再次垂体手术、放射治疗或双侧肾上腺切除。再次垂体手术的成功率较初次手术为低,有中心报道再次垂体手术的缓解率为50%~70%。再次手术出现垂体功能不全的概率升高,选择性腺瘤切除术为5%,垂体切除术高达50%。一旦明确存在残余肿瘤应尽早进行再次手术。鉴于首次术后皮质醇水平仍能进一步下降,在再次术前应观察4~6周再做评估。

2.放射治疗 传统的分次照射疗法(总照射量45~50Gy)作为主要治疗,成年患者缓解率介于40%~60%,18岁以下儿童患者的效果较佳,奏效也较快,往往在12个月内缓解率达80%。放疗作为经蝶手术未获预期效果的补充治疗,成人缓解率可达80%以上,儿童可全部缓解。垂体功能减退为放疗的主要不良后果,生长激素缺乏尤为多见,儿童患者需密切观察,一旦出现及时用生长激素治疗。

立体定向放疗中应用较多的为伽马刀疗法,自从高分辨率的磁共振显像问世后,定位更为精确,一般只需给予一次照射,既可作为垂体ACTH瘤的主要治疗,也可作为手术后的辅助治疗。

几项报道的缓解率达80%,包括上海华山医院及伽马刀医院报道的223例高分泌功能的垂体瘤,其中ACTH瘤随访中位数32.1个月,6~12个月内缓解率83%。另一报道43例经蝶手术未达预期效果的患者经伽马刀治疗,平均随访39.1个月,其中27例(63%)于平均12.1个月(范围3~48个月)病情缓解,24小时尿游离皮质醇恢复正常。但以后有3例分别于19、37、38个月时复发,并有7例(16%)出现新的内分泌功能减退。传统放疗与伽马刀治疗相比较垂体功能减退的发生率相仿,两类疗法都有可能在控制后复发,皆需要长期随访观察。

3.双侧肾上腺切除术 双侧肾上腺切除术为迅速控制高皮质醇血症的有效方法,采用微创肾上腺切除术可减少手术本身给患者带来的损伤。术后因永久性肾上腺皮质功能减退需终身进行糖皮质激素和盐皮质激素替代治疗。由于术后存在发生Nelson综合征的危险,仅推荐垂体手术失败或垂体手术复发的库欣病患者才考虑行双侧肾上腺切除术。

4.药物治疗 库欣综合征的药物治疗可通过控制下丘脑-垂体的ACTH合成和分泌、阻断在肾上腺异常表达的受体、抑制肾上腺糖皮质激素的合成,以及阻断外周糖皮质激素的效应等来发挥作用,作为控制高皮质醇血症的有效选择。

(1)类固醇合成抑制剂:此类药物可有效抑制类固醇合成、降低皮质醇分泌率,改善库欣综合征患者的临床症状及代谢异常。不过不能使致病的肿瘤消退,也不能恢复下丘脑-垂体-肾上腺轴的正常功能。此类药物应用指征主要为重型患者的术前准备,放疗患者在奏效前控制病情,一般不作为库欣综合征患者的决定性治疗。

类固醇合成抑制剂包括酮康唑、甲吡酮、氨鲁米特。后两种药已不能正常供应,此外有仅静脉给药的依托咪酯。米托坦亦为类固醇合成抑制剂,但同时能毁坏肾上腺皮质细胞,故又称为抗肾上腺药。

类固醇合成抑制剂对不同类型的库欣综合征皆可降低皮质醇分泌率,于依赖垂体的库欣病在治疗过程中可引起 ACTH 代偿性分泌增加（酮康唑为例外）而导致效果减弱。在由肾上腺病因所致库欣综合征则不出现此种现象。当此类药物奏效时，常出现肾上腺皮质功能减退，故需密切观察并监测皮质醇分泌状况，测血清皮质醇、尿游离皮质醇、尿17-羟皮质类固醇。一旦出现肾上腺功能减退应及时予以生理性的激素替代治疗。

1）酮康唑：此药为咪唑衍生物，主要用作抗真菌感染药，具有抑制 P450 酶类的作用。酮康唑能抑制类固醇激素生物合成过程中的多个步骤，按作用强度依次为侧链裂解酶系、17,20-裂合酶、17α-羟化酶、11β-羟化酶；此外还可干预 ACTH 诱导的 cAMP 的生成，并且与糖皮质激素受体有弱竞争作用。除抑制皮质醇合成外，此药通过阻碍 17,20-裂合酶抑制孕激素转化为雄激素，使去氢表雄酮（DHEA）和雄烯二酮的分泌减少。

临床应用：酮康唑开始用量一般为每日 200mg 或 400mg，分 2 次服，可按需根据皮质类固醇分泌量逐渐增加至每日 600～800mg，分 3～4 次服，甚少需进一步增至每日 1 200mg。对 ACTH 依赖性库欣病、侵袭性垂体 ACTH 癌、肾上腺腺瘤患者，此药可使尿游离皮质醇显著降低，对异位 ACTH 综合征也有效，对肾上腺癌的效果则较差，但对肾上腺皮质癌具功能的转移病灶有一些效果。对于 AIMAH，即使其体积较大，酮康唑常可使皮质醇分泌量降为正常。酮康唑可用于儿童患者及妊娠期患者。西咪替丁及其他抗胃酸药不可与酮康唑合用，因其可干扰酮康唑在胃部的吸收。在酮康唑治疗过程中，不出现 ACTH 因反馈抑制减弱而升高，其机制尚未阐明。

不良反应：酮康唑通常可为患者良好耐受，出现不良反应者较少。多为胃肠道反应（恶心，呕吐）、皮疹、瘙痒，可随停药而消退。偶见男子乳房发育及勃起功能障碍，与雄激素合成减少有关。5%～10%用酮康唑治疗的患者可出现无症状的转氨酶轻度上升，停药可恢复正常。对转氨酶中度升高，不超过正常值上限的 2～3 倍，可适当减量密切监测肝功能变化及临床症状，如有加重状况即停药。在酮康唑治程中，如出现肝损害的临床症状（如黄疸、食欲减退、恶心、呕吐等）及肝功能异常，应及时停药，密切观察并妥善治疗，以免发生严重肝损害。应用酮康唑发生严重肝坏死的概率甚低，据估计约为 15 000 例中 1 例。对于肾上腺癌伴肝转移病灶者，不排斥应用酮康唑。采用适量酮康唑时，并不一定需要行糖皮质激素替补治疗，当然仍需观察临床症状及血皮质醇浓度及尿游离皮质醇含量。一旦出现肾上腺皮质功能减退即做相应处理。

2）甲吡酮（Metyrapone）：为吡啶衍生物，此药抑制 11β-羟化酶，后者为皮质醇生物合成最后一个步骤所需的酶，并兼有轻度抑制 18-、19-、17α-羟化酶的作用，此外还能抑制 ACTH 受体 MCR-2 在肾上腺的表达。

开始剂量每日 750～1 000μg，分 3～4 次服用。可按需逐步增加，一般每日约 2g，少数病例，如异位 ACTH 综合征，最多可增至 6g。此药降皮质醇的效果甚为迅速，在服后 2 小时即可奏效，肾上腺病变所致库欣综合征的临床表现及高皮质醇分泌皆可好转，且不出现明显的 ACTH 因反馈抑制减弱而升高，于依赖垂体库欣病患者则可出现此种现象。

治疗过程中可出现肾上腺皮质功能减退症，需应用糖皮质激素补充治疗。

不良反应有皮疹、恶心、眩晕等。由于 11β-羟化酶受抑制，雄激素的合成增多，可引起多毛、痤疮加重。对盐皮质激素的影响,则包括醛固酮合成减少及前体物去氧皮质酮增多,如后一作用占优势,则可出现水肿、高血压、低血钾,但并不多见。

3) 氨鲁米特:为一种抗惊厥药,并有镇静作用,对 P450 侧链裂解酶有强抑制作用,对其他 P450 类固醇合成酶、芳香酶也有轻度抑制作用。对各种类型的库欣综合征皆有明显的降皮质醇分泌效果。对 60% 以上肾上腺癌患者有效。开始剂量每日 250mg,可逐渐加量,分次服用,一般每日 1g 即可,最多可用至 1.5g/d。治疗过程中可出现肾上腺皮质功能减退,需加以注意,并补充氢化可的松,不宜用地塞米松,因其肝清除率加速。此外,还可出现甲状腺肿、甲状腺功能减退,由于甲状腺激素合成也可受抑制。其他不良反应有轻度镇静作用、痒疹、发热、上消化道不适等,不良反应多见于用量超过每日 1g 时。

4) 曲洛司坦:为雄烷-碳腈衍生物,选择性抑制 3β-羟类固醇脱氢酶,并加强 2 型 11β-羟类固醇脱氢酶(11β-HSD2)活性,故可使皮质素/皮质醇比值升高。曲洛司坦对遏制皮质醇增多症的效果不强,需用到大剂量,每日 980mg,也难使病情完全缓解。此药亦可引起肾上腺皮质功能减退。不良反应为腹部不适、腹泻、感觉异常。

5) 依托咪酯:为咪唑衍生物,短效催眠药,仅静脉给药有效,抑制 11β-羟化酶的作用显著,也有较轻的抑制 17α-羟化酶、17,20-裂合酶及侧链裂解酶的效果。此外,此药还能显著抑制肾上腺皮质细胞的增生和 ACTH 受体的表达。在体外研究中,与同类药物比较,此药阻滞肾上腺皮质激素合成的作用最强。临床上适用于口服药物难以快速奏效的重症库欣综合征患者,包括儿童患者,以及并发感染,需作外科手术治疗的并发症等情况。采用静脉用药以控制病情。首剂可缓慢推注 0.03mg/kg,继之以静脉输注每小时 0.1mg/kg。按病情需要,疗程可数日或数周,在治疗过程中需监测血皮质醇水平,以了解在治疗奏效时其下降状况,并以肌内注射地塞米松予以保护,以后改用外源氢化可的松静脉滴注,以维持机体在应激时所需要的皮质醇浓度。不良反应为具镇静、催眠作用。

(2) 针对肿瘤的药物治疗:赛庚啶是 5-羟色胺拮抗剂,能抑制下丘脑释放 CRH,降低血浆 ACTH 和皮质醇的水平。对轻症库欣综合征效果尚可,但对重症患者效果欠佳。

溴隐亭是多巴胺受体激动剂,能减少腺垂体合成 ACTH。超过 75% 的垂体 ACTH 腺瘤中都有多巴胺 D2 受体表达,但临床试验证实溴隐亭只对少数库欣病综合征患者有效。

PPAR-γ 激动剂因后期研究结果不支持,不适用于临床常规使用。尽管维 A 酸在动物模型中能降低 ACTH,但因其有效剂量过大,尚无临床试验证实。

生长抑素受体类似物对多种神经内分泌肿瘤均有效。研究发现 ACTH 瘤能表达生长抑素受体的 sst1、sst2 和 sst5 亚型,应用其配体可进行针对性治疗。生长抑素类似物 Octreotide 和 Lanreotide 为选择性 sst2 配体,对库欣病无效。Pasireotide(SOM230)对 sst5 有高度亲和性,尚在对其有效性和安全性进行长期试验评估。

5-羟色胺拮抗剂和 γ-氨基丁酸激动剂通常无效。

六、肾上腺腺瘤的治疗

引起库欣综合征的肾上腺腺瘤需行患侧腺瘤手术摘除。手术中及手术日需常规静脉输注氢化可的松,共约 400mg,术后继续输注氢化可的松 3~5 天,逐渐减量,以后改为口服糖皮质激素替代治疗。无须停药测血皮质醇作早期疗效评估。随着腹腔镜手术的广泛开展,已成为单侧肿瘤的手术选择,较传统的开腹手术可以减少术后的住院时间。在切除高功能分泌的肾上腺组织后,由于垂体受到长期抑制,往往出现 1~2 年的肾上腺皮质功能不全期。下丘脑-垂体-肾上腺轴功能的恢复是个连续动态的过程,肾上腺肿瘤切除后 ACTH 水平最先逐渐上升,皮质醇水平在相当长一段时间内处于较低的水平;之后,ACTH 水平逐步升高至超过正常,同时不断刺激萎缩的肾上腺皮质;经数月后萎缩的肾上腺皮质功能得到恢复,皮质醇分泌升高至正常,继而 ACTH 也降至正常范围。肾上腺手术后应进行适量的激素替代(氢化可的松,每日 15~30mg,分 2~3 次口服)并根据 HPA 轴的恢复程度进行调整。术后对激素量进行调整依赖于临床症状和生化指标的恢复,当日晨血清皮质醇浓度>10μg/dL 或外源 ACTH 兴奋后皮质醇水平峰值>20μg/dL,即可停药。肾上腺腺瘤术后预后较好。

随着影像学技术的提高,意外发现的肾上腺部位的肿瘤越来越多,通常对于意外瘤的处理原则是首先判定其有无分泌功能,若有分泌功能,应行手术切除,以避免今后可能引起的内分泌紊乱。其次,可根据肿瘤体积的大小来决定是否进行手术。通常体积较大(直径>3cm)的肿瘤恶性可能性较大,应行手术切除,而体积较小又无分泌功能的肿瘤可随访观察,但上述两点均非绝对。

七、肾上腺腺癌的治疗

有分泌激素功能及无功能肾上腺癌的发展迅速,转移较早,应尽早切除原发肿瘤,术后加用药物治疗。肾上腺腺癌预后很差,大多数患者在诊断 2 年内死亡。即便可能存在转移仍应尽可能切除原发肿瘤,术后加用抗肾上腺作用的药物如米托坦。放疗对于手术后残余肿瘤、术后复发和一些转移灶如脊柱的治疗价值有限。

1.外科治疗　外科手术将肿瘤完全切除是唯一可治愈肾上腺癌的方法。对于已明确或高度怀疑为肾上腺癌的患者,应作经腹手术而不作腹腔镜手术,因后者有使肿瘤破碎之虞,难以将癌瘤完全切除。直径 6cm 以上的肾上腺瘤应作前开腹手术。对直径介于 4~6cm 的肿瘤,如在形态学上无癌症可疑,功能上又无肾上腺皮质激素、雄激素或前体物分泌过多,男性患者无雌激素分泌过多的任何证据,有把握者可作经腹镜手术,否则也应作开腹手术。

2.米托坦　化学名双氯苯二氯乙烷,为杀虫药 DDT 的衍生物。米托坦为一种亲脂性化合物,需要转变为活性代谢物后发挥效应。

1949 年发现米托坦可引起肾上腺皮质萎缩,1960 年开始用于治疗肾上腺癌。此化合物是唯一既能抑制肾上腺皮质类固醇合成,又能毁坏肾上腺皮质细胞的药物。由于其亲脂性,可在脂肪组织内积蓄,在停药后继续由脂肪组织释放,可长达 2 年之久。

米托坦主要抑制类固醇激素生物合成的第一个步骤,即胆固醇转变为孕烯醇酮,同时也有抑制 11β-羟化酶、18-羟化酶和 3β-羟类固醇脱氢酶的效果。

米托坦还影响皮质醇的代谢,促进其 6β-羟化作用胜于 5β-还原作用,从而加速类固醇在肝中的代谢。此外,米托坦增强一些激素结合蛋白的合成,主要是皮质醇结合球蛋白(CBG)、性激素结合球蛋白(SHBG),对甲状腺素结合球蛋白(TBG)、维生素 D 结合球蛋白(VDBG)的合成也有一些作用。

米托坦的抗肾上腺作用主要是通过使细胞内脂质积聚,线粒体肿胀、受损,干扰 ATP 酶的活性及线粒体电子传递,过氧化物生成及与蛋白质共价结合,从而使肾上腺皮质束状带、网状带和转移病灶的细胞死亡,对球状带的破坏作用较轻。

(1)临床应用

1)米托坦早期用于治疗已不能手术的肾上腺癌,采用大剂量,达 5~20g/d,于大多数患者,激素过度分泌的状态可被控制;部分患者肿瘤有所缩小,寿命是否能延长结果还不一致。

有研究认为如米托坦血清浓度达到 14μg/mL 以上,则可使肿瘤缩小,并延长寿命。一般在用药 3~4 个月并逐步加量,可达此浓度。以后可逐渐减量。疗程至少 2 年,能较好耐受者可延长。

2)米托坦用作外科手术后辅助治疗:为了加强手术治疗的效果,减轻米托坦的不良反应,改善耐受性,采用小剂量米托坦作为手术的辅助治疗,每日用量 4g 以下,有只用 1~2.5g/d 也获得了效果。大多数患者激素过度分泌得到控制,部分患者的肿瘤也有所缩小。有报道在手术切除肿瘤后,立即用米托坦,每日 1.5~2g,以预防局部、区域性及远处转移病灶,取得了一些效果。

3)米托坦与化疗联用治疗肾上腺癌:一项报道应用依托泊苷、阿霉素、顺铂三联疗法(EDP)与米托坦合用治疗已不能手术的晚期肾上腺癌 28 例,其中临床及(或)生化检查证实有类固醇激素分泌过多者 18 例,8 例为库欣综合征,伴有雄激素过多或多毛症 3 例,单纯雄激素过多 5 例,其余伴激素前体分泌增多,部分患者以前作过手术治疗或用过米托坦。这一试验的动机缘于米托坦在体外试验中可逆转多种化疗药物的抗药性。EDP方案每周期 9 天,每 4 周作 1 次,能耐受者最多治疗 6 个周期,米托坦每日用药不间断。据世界卫生组织(WHO)按肿瘤状况、临床症状、生化指标改变所订的疗效标准,2 例完全有效,13 例部分有效,总有效率 53.5%(95% CI 35%~72%)。总的说来,EDP 方案的耐受性较好,仅 4 例因不良反应减量,能耐受米托坦设定剂量(4g/d)者 9 例,其余每日用 3g、2g、1g 者分别为 11 例、6 例及 1 例。在化疗基础上加用米托坦使神经系及胃肠道不良反应增加。有功能及无功能肾上腺癌皆可奏效,有功能并能评价的 16 例中,9 例生化指标恢复正常。

4)米托坦用于治疗依赖垂体 ACTH 的库欣病:采用小剂量(0.5~4g/d),单独应用或联合放射治疗,缓解率可达近 80%。治疗中需 6~8 周开始出现病情好转,开始阶段,需要时可合用其他类固醇激素合成抑制药。对于异位 ACTH 综合征,米托坦单独应用,或联合应用甲吡酮或安鲁米特,也有助于改善病情。

(2)不良反应:米托坦可引起多种不良反应,需加注意,并尽量设法减轻。①胃肠道症状,腹泻、恶心、厌食、呕吐;②神经系统不良反应,包括头晕、眩晕、嗜睡、语言障碍、共济失调,可在服用大剂量时出现;③视神经毒性,严重者可致盲;④其他不良反应有乏力、皮疹;⑤临床生化检测可显示肝转氨酶、碱性磷酸酶、γ-谷氨酰转移酶增高,少数患者上述酶升高特别严重,需停药观察。其他还可出现高血脂、低尿酸血症、血细胞计数降低。

(3)内分泌功能障碍:①肾上腺皮质功能减退。激素替代治疗以氢化可的松为首选,或用泼尼松,不宜用地塞米松,因米托坦可使后者在肝微粒体中降解代谢率加速。充分的激素补给可减轻不良反应并改善患者的耐受性。如同时使用利福平、华法林、苯妥英钠,这些药可诱导肝酶活性而加强类固醇的降解代谢,故临床上合用时需适当增加皮质激素用量;②盐皮质激素分泌过低在长程米托坦治疗时可出现,必要时用适量氟氢可的松;③血游离及总甲状腺激素可降低,但促甲状腺激素(TSH)多在正常范围。

(4)注意事项:①为判断米托坦的疗效及了解是否出现肾上腺皮质功能减退,应测定尿游离皮质醇或尿17-羟皮质类固醇排量。血清皮质醇所测包括游离的及与CBG结合的皮质醇,米托坦使CBG升高,而致血清总皮质醇测值升高,不能反映皮质醇分泌的真实状况;②特殊人群用药:妊娠期不可用米托坦,因其有致畸胎和早产作用,对于以后希望怀孕的患者也不用此药,因其半减期长,停药后可由脂肪组织释放达数年之久。米托坦可用于儿童肾上腺癌患者而获效;③为避免米托坦的不良反应,开始治疗期,每日用0.5~1.0g,按病情需要缓慢递增,每1~4周增加0.5~1.0g/d,不宜超过4g/d。

第二节　分子靶向药物在库欣病中的应用

既往关于库欣病的分子遗传学研究集中于与遗传综合征相关的家族性库欣综合征,如多内分泌腺瘤病、Carney综合征等,而近年来有关库欣病发病机制和治疗靶点的研究主要集中于散发性库欣病中,其中的热点有表皮生长因子受体(EGFR)、细胞周期蛋白依赖激酶2(CDK2)/细胞周期蛋白(Cyclin)E和热休克蛋白90(HSP90)的调控改变。

一、EGFR通路改变在库欣病发病机制中的作用

1.肿瘤组织中EGFR过表达　早期报道提示垂体肿瘤患者血清EGFR水平升高。在激素分泌活跃的人垂体瘤细胞中可检测到EGFR的表达,在40%~80%垂体ACTH腺瘤细胞膜或胞质中均可检测到EGFR表达水平升高。Fukuoka等曾将过表达EGFR的小鼠AtT20细胞注射到裸鼠皮下,与注射不表达EGFR的AtT20细胞的裸鼠相比,实验组裸鼠的垂体瘤体积更大,提示EGFR在垂体ACTH腺瘤发生中起促进作用。研究显示,表皮生长因子与EGFR结合后可激活下游的丝裂原活化蛋白激酶(MAPK),一方面能促进垂体细胞增生,另一方面能增强ACTH前身物(POMC)基因启动子活性,增强其转录和翻译,导致ACTH分泌增多。2014年Reincke等和Ma等均通过全外显子组测序的方法,发现了垂体ACTH腺瘤中的一个热点突变基因——泛素特异性蛋白酶8(USP8)基因,突变率为40%~62%,即USP8基因突变通过上调EGFR表达,增加ACTH分泌。USP8基因位于15q21.2,编码的泛素特异性蛋白酶通过剪切具有去泛素化活性。EGFR是USP8的一个重要的去泛素化靶点,USP8基因突变使编码的蛋白质易获得去泛素化活性,过度去泛素化EGFR并使其返回至细胞膜上,上调细胞外信号调节激酶1/2介导的MAPK信号通

路的活性,增强 POMC 的转录和翻译,导致 ACTH 过度分泌,从而促进垂体 ACTH 腺瘤的形成。

2.针对 EGFR 通路的靶向药物　吉非替尼是一种针对 EGFR 通路的酪氨酸激酶抑制剂,目前常用于肺腺癌的靶向治疗中。Liu 等回顾性分析了接受化学治疗的晚期肺腺癌患者,发现接受吉非替尼治疗的患者中位生存时间明显长于未接受治疗的患者(33.5 个月 vs 14.1 个月),因此针对肺腺癌的疗效肯定。Fukuoka 等证实,在人、鼠和犬类的垂体 ACTH 腺瘤细胞的体外试验中,吉非替尼能有效地抑制 ACTH 分泌和细胞生长,在该研究中,吉非替尼能够呈剂量依赖性地抑制原代培养的人垂体 ACTH 腺瘤细胞 POMC mRNA 的表达。在犬类垂体 ACTH 瘤的研究中,吉非替尼也能明显抑制 POMC mRNA 表达(6/10 肿瘤细胞),降低 ACTH 分泌水平(4/12 肿瘤细胞)。相反,在犬类原代培养的非肿瘤垂体细胞中,POMC 表达并未受到吉非替尼影响。在小鼠 AtT20 细胞系中,吉非替尼不仅降低 POMC 表达和 ACTH 分泌水平,而且诱导细胞凋亡、抑制肿瘤细胞增生。在小鼠体内实验中,肿瘤生长、肿瘤重量、网膜脂肪体积和皮质醇水平在吉非替尼治疗后均明显改善。此外,在小鼠体内注入不表达 EGFR 的 AtT20 细胞后再予吉非替尼口服治疗,其临床症状并无改善,这也再次验证了 EGFR 通路异常在垂体 ACTH 腺瘤发生中的作用,吉非替尼在库欣病中的应用研究值得进一步探索。

二、HSP90 在库欣病发病机制中的作用

1.参与糖皮质激素受体(GR)抵抗的形成　目前有学者认为,库欣病还存在垂体水平的 GR 抵抗现象,导致负反馈作用减弱,垂体前叶过度分泌 ACTH,也参与了库欣病的发病。然而因编码 GR 的基因突变导致糖皮质激素抵抗的只有个案报道。最近的研究表明,GR 的空间构象改变也与此有关。HSP90 在 GR 配体结合区的正确折叠起关键作用。垂体 ACTH 腺瘤中,HSP90 表达水平较正常垂体和垂体无功能腺瘤明显升高。在 GR 修饰后,HSP90 仍继续与 GR 结合可减少其与 DNA 结合,破坏转录复合物的形成,使 GR 表达减少,负反馈抑制作用减弱。也有报道称,库欣病肿瘤组织中抗利尿激素受体 3 和促 ACTH 释放激素受体表达增多,说明 ACTH 受体减少与糖皮质激素抵抗的发生亦有关。

2.HSP90 抑制剂 HSP90 过表达可减少 GR 与 DNA 结合,破坏转录复合物形成,减少 GR 表达。水飞蓟宾是 HSP90 C 端抑制剂,具有抗氧化活性,早已用于临床,治疗急、慢性肝炎和防治动脉粥样硬化等,同时它能减少 HSP90 与 GR 结合,加强转录活性,增加 GR 表达,能起到负反馈抑制 POMC 转录的作用。在人原代培养的垂体 ACTH 腺瘤细胞和小鼠垂体 ACTH 腺瘤细胞系中,水飞蓟宾能抑制 GR 与 HSP90 结合,并激发其转录活性。在皮下注射 AtT20 细胞的转基因小鼠模型中,水飞蓟宾有抗肿瘤形成的作用,也有部分改变激素水平的作用,能缓解库欣病的症状。HSP90 抑制剂水飞蓟宾能够改善 GR 抵抗并缓解库欣病的相关症状。

近年来,对库欣病特异的基因突变、调控细胞增生和激素分泌异常 mRNA 和蛋白表达的研究已逐步深入,尤其对细胞周期相关蛋白如 EGFR 和 Cyclin E 及 HSP90 参与 GR 抵抗的研究都取得了很大进展。基于此理论基础,靶向药物治疗的相关研究也取得了新

进展,EGFR 和 Cyclin E 在垂体 ACTH 腺瘤中过表达,通过增强一系列信号转导通路导致细胞分裂周期紊乱,出现细胞过度增生、肿瘤生长;同时增强了 POMC 转录和 ACTH 分泌,出现库欣综合征的相关激素分泌过多临床表现。而 EGFR 的酪氨酸激酶抑制剂吉非替尼和 CDK2 抑制剂 roscovitine 特异性地抑制细胞分裂 G_1/S 期,并减少 POMC 的表达和 ACTH 分泌;HSP90 过表达可减少 GR 与 DNA 结合,破坏转录复合物形成,引起 GR 抵抗,破坏下丘脑-垂体-肾上腺轴的正、负反馈平衡,而 HSP90 抑制剂水飞蓟宾减少 HSP90 与 GR 结合,增加 GR 表达,从而能够负反馈抑制 POMC 的转录。这些均为库欣病的靶向药物治疗提供了广阔的前景。除了上述 3 种作用于不同靶点的药物,信号通路中的其他表达异常的蛋白或抑制因子均可作为未来药物研发的目标靶点。

第三节　儿童库欣病

儿童库欣病与成人库欣病病因相同,均为垂体促肾上腺皮质激素(ACTH)腺瘤或分泌 ACTH 细胞增生,分泌过多 ACTH,引起肾上腺皮质增生,皮质醇分泌增加,导致一系列代谢紊乱综合征。库欣病在儿童中比较罕见,临床特征不同于成人,其诊疗体系尚不成熟,既需要参考成人的诊疗规范,又有其特殊性。库欣病常常引起儿童生长迟缓和发育异常,早期诊断和治疗对于改善患者预后非常重要。

一、临床特点

儿童库欣病最常见的病因是直径<5mm 的垂体 ACTH 微腺瘤,其中更常见的是直径≤2mm 的微腺瘤,大腺瘤罕见,其比例远低于成人。ACTH 腺瘤在不同年龄段儿童患者垂体激素分泌腺瘤中所占比例不同,0~11 岁儿童中约占 54.9%,在 12~17 岁儿童中占 29.4%。

儿童患者的临床表现具有与成人患者不同的特征,尤其是生长迟缓和发育异常。目前关于发育的研究很少,临床可见高雄激素假性性早熟表现,男性(85%)较女性(75%)多见。表现为阴毛发育提前,与睾丸体积增长或乳房发育水平不同步。由于肾上腺产生过量睾酮,这部分患者的血清雄烯二酮和睾酮水平明显高于其他患者。儿童库欣病患者绝大部分会出现体重增加、多血质面容和生长迟缓,成人中仅 65% 和 81% 会出现体重增加和面容改变。53% 的儿童患者有情绪改变,59% 出现乏力,均较成人多见。但成人库欣病的典型表现,如毳毛增多、痤疮和紫纹等在儿童患者中只有不足一半会出现,毳毛增多50%、紫纹 49% 和痤疮 44%。49% 儿童患者出现高血压,而成年患者高达 77%。肌无力和磕碰后易起瘀斑亦较少见于儿童。

二、诊断

1.定位诊断

(1)24 小时尿游离皮质醇(urinary-free cortisol UFC):24 小时 UFC 可用于疑诊皮质醇增多症的儿童的筛查,并推荐连续 3 天留取 24 小时尿。为了提高准确性,可根据儿童的体积或体表面积进行校正。

（2）血清皮质醇节律：正常情况下，皮质醇水平在午夜深睡眠状态下最低（儿童正常值应<50nmol/L），清晨达到最高，而库欣病患者昼夜节律消失，午夜睡眠状态下皮质醇会升高到与清晨相似的水平。

（3）小剂量地塞米松抑制试验（LDDST）：小剂量地塞米松抑制试验参考成人，按每6小时0.5mg口服地塞米松48小时。若受试者体重<40kg，建议剂量调整为30mg/（kg·d）。分别检测基础状态下、服药后0小时、服药后24小时和服药后48小时4个时间点血总皮质醇水平。94%的儿童患者LDDST不被抑制，与成人相似。1mg过夜小剂量地塞米松抑制试验也可用于诊断，但目前尚未证实其可靠性。

（4）其他：有报道午夜唾液皮质醇诊断儿童库欣综合征灵敏度和特异度较高（95.2%，100%），且在成人库欣综合征诊断中效果优于UFC，因此未来可能会用于儿童库欣综合征的筛查，需要根据不同年龄进行分析，正常值尚未确定。

2.定位诊断

（1）血清ACTH：疑诊库欣病的儿童患者需检测基础状态下的血清ACTH水平（9am），以判断过量皮质醇的来源。库欣病患者的血ACTH通常分布在12~128ng/L（正常值10~50ng/L）。

（2）大剂量地塞米松抑制试验（high dose dexamethasone suppression test，HDDST）：很多儿童及成年库欣病患者可仅凭小剂量地塞米松抑制试验（LDDST）中皮质醇水平被抑制的程度区分库欣病与异位ACTH分泌肿瘤。因此大剂量地塞米松抑制试验（HDDST）是否作为诊断必需项目尚存在争议。约87%的儿童患者HDDST可被抑制。

（3）垂体影像学：MRI对于诊断儿童库欣病和指导经蝶手术治疗非常重要。多数儿童患者的垂体ACTH腺瘤为直径<5mm的微腺瘤，因此MRI阳性率低于成人。仅有63%的儿童患者在增强MRI中可发现垂体ACTH腺瘤。

（4）双侧岩下静脉窦取血（bilateral inferior petrosal sinus sampling，BIPSS）：对于垂体MRI阴性的成人患者，双侧岩下静脉窦取血（BIPSS）已成为常规检测项目。儿童患者中，由于异位ACTH综合征极为少见，BIPSS主要用于判断垂体ACTH腺瘤的偏侧性。由于全身麻醉可能会影响ACTH分泌，成人行BIPSS不需要全身麻醉，而儿童患者全身麻醉下行BIPSS结果更可靠。BIPSS与术中探查结果一致的比例为75%~80%。

3.基因诊断　31%的儿童患者体细胞携带有泛素特异性蛋白酶（USP8）基因突变，是儿童库欣病常见病因，成人患者中比例更高（41%）。携带突变的患者肿瘤复发率约为46.2%，高于无此突变的患者（10.3%）。因此该突变对儿童库欣病的诊断、靶向治疗及预后评估均有重要意义。芳香烃受体相互作用蛋白（AIP）基因突变常见于家族性垂体腺瘤，而仅有1.4%的儿童库欣病患者携带该突变。由于致病性基因突变很少，散发患者中尤其罕见，因此儿童库欣病的基因诊断尚未广泛应用。

三、治疗

首选治疗为经蝶窦手术切除。若患者无法耐受手术，可尝试垂体放射治疗、药物治疗或肾上腺切除。早期治疗可有效降低对儿童患者生长发育的影响。

1.手术治疗 经蝶窦手术(transsphenoidal surgery,TSS)是儿童库欣病的一线治疗方法,其目的是在尽量保留正常垂体前叶和后叶功能的前提下选择性全切肿瘤。术后血浆皮质醇水平<50nmol/L 为治愈。1982—2008 年经蝶窦手术治疗儿童库欣病的治愈率约为 61%,其中术前行 BIPSS 者,TSS 治愈率为 76%。各中心 TSS 治愈率为 45%~78%,极少>90%。成人 TSS 治愈率约为 72%~96%,高于儿童。术后血清皮质醇水平最低值越低,短期(3 个月)缓解率越高,但与长期缓解率不相关。术前 MRI 发现肿瘤、术中肿瘤明确全切和术后生化指标恢复正常均提示预后良好。病程长短对手术结果无影响。经蝶窦手术病死率约为 0.4%~2.0%,并发症发生率约为 35%。导致手术失败或预后不良的因素包括侵袭性肿瘤、大腺瘤、术者手术经验缺乏、MRI 阴性、临床表现严重及抑郁症的出现等。由于蝶窦的气化程度直到 12 岁左右才能达到成人水平,因此儿童经蝶窦手术的难点在于蝶窦气化不良。即使是操作熟练的外科医师也有失败的可能。经蝶窦手术风险主要在于对垂体近期及远期功能的影响,因此应密切监测围术期垂体功能。97%的患者术后 1 个月内出现低皮质醇血症,部分患者出现肾上腺皮质功能减退表现,如乏力、头痛和心悸等。因此 TSS 术后的激素替代是必需的,尤其是术后 6~8 个月。推荐用法为氢化可的松 12~15mg/(m^2·d),每日 2~3 次。随着下丘脑-垂体肾上腺轴的恢复可规律减量。每月检测 1 次血皮质醇,直至达到 150nmol/L 时减停。大约一半患者在治愈 1 年后可减停,其余患者 2 年内均可减停。垂体后叶功能减退是 TSS 术后最常见的并发症。尿崩症亦比较常见,但很少持续。儿童患者经蝶窦手术术后复发率约为 25%,常出现在术后 2 年左右。一旦复发,一般首选再次经蝶窦手术,其次可考虑垂体放疗和长期口服药物控制高皮质醇血症。若均失败可考虑切除双侧肾上腺。即使是手术明确治愈,术后皮质醇水平极低甚至检测不到的患者,术后 15 年内仍有复发可能,因此儿童库欣病患者需要终生随诊监测。

2.垂体放射治疗 由于儿童患者对放射治疗较成人更敏感,垂体放射治疗曾是儿童库欣病的一线治疗方法。而目前仅作为经蝶窦手术治疗失败后的二线治疗方法,用于不能耐受二次手术或 MRI 未见肿瘤的复发患者。常用方案为应用线性加速器,通过三野技术(两个外侧、一个正面),总照射剂量为 45Gy,25 分割,35 天 1 个疗程。过去 26 年垂体放射治疗在儿童患者中的治愈率为 85%,治疗后平均 0.80 年达到治愈,成人患者仅为 56%~83%,平均治愈时间为 1.5~4 年。但是,垂体放射治疗常带来垂体功能损伤等许多并发症。

3.药物治疗及双侧肾上腺切除 皮质醇生成抑制剂(甲吡酮、酮康唑和米托坦)、糖皮质激素受体抗体(米非司酮)和 ACTH 释放调节剂(多巴胺和生长激素受体激动剂)等药物可用作辅助治疗。由于药物不能完全控制皮质醇生成,并且长期应用会有一定不良反应,如甲吡酮会加重高血压和导致高雄激素血症,酮康唑导致胃肠道不适和皮疹,偶尔会引起严重肝损害等,因此目前不推荐长期药物治疗,只紧急用于患者一般情况较差、术前准备、手术治疗效果不佳及放疗后病情仍未控制等情况。尽管 Nelson 综合征这一致命并发症在儿童患者中发生率高于成人,对于有生命危险或者无法行 TSS 手术的儿童患者,也可选择双侧肾上腺切除。

四、儿童库欣病治疗后的生长和认知

很多儿童患者确诊时已表现生长迟缓,因此使患者身高和机体成分达到正常水平是极大的挑战。多数患者手术治愈的 1 年后开始体重减轻,生长速度加快,但是由于生长激素(GH)缺乏,患者追赶生长及成年后的最终身高仍无法达到正常水平。可于经蝶窦手术或放疗结束后 3~6 个月检测 GH 水平,一旦缺乏立即补充治疗,剂量为 0.025mg/(kg·d)。正常的机体成分更加难以达到。多数患者治疗后 3.9 年 BMI 值仍高于正常,7 年后总体脂和腹部脂肪/皮下脂肪比值均高于正常。部分患者治疗后发育提前,促性腺激素释放激素(GnRH)实验阳性者可予 GnRH 类似物治疗。部分患者骨密度无法完全恢复正常,成年后骨质疏松风险增加。长期暴露于高水平皮质醇环境使得儿童患者出现脑萎缩,其中颞叶、杏仁体和海马区较为明显,导致行为和认知功能损害。治疗后皮质醇水平恢复期间很多儿童患者会出现注意力难集中和记忆力下降等,此时应给予合适的教育方式和心理疏导。经蝶窦手术治愈 1 年后,儿童患者脑萎缩几乎可完全恢复,影像学异常完全消失,但认知功能的损害,尤其是短期记忆无法完全恢复,因此仍无法获得正常的生活质量。而成人的脑体积和认知功能均可恢复正常。

第五章 糖尿病临床认知

第一节 糖尿病分型与诊断

一、目前糖尿病临床分型及问题

20世纪90年代以前,糖尿病的分型只简单划分为胰岛素依赖型和非胰岛素依赖型糖尿病。这种简单的分型方法存在一定的缺陷,因为糖尿病患者对胰岛素的依赖性并非一成不变。1999年世界卫生组织(WHO)对糖尿病的分型诊断方案进行更新,按照病因学证据将糖尿病分为4个类型:①1型糖尿病(T1DM):包括自身免疫性和特发性;②2型糖尿病(T2DM);③特殊类型糖尿病:包括胰岛β细胞功能遗传性缺陷、胰岛素作用遗传性缺陷、胰腺外分泌疾病、内分泌疾病、药物或化学品所致糖尿病、感染、罕见的免疫性糖尿病,以及其他与糖尿病相关的遗传综合;④妊娠期糖尿病。此后,该糖尿病病因学分型体系被世界各国所采用,2017年中华医学会糖尿病学分会制定的中国T2DM防治指南和2018年美国糖尿病学会糖尿病指南均沿用该分型体系。

T2DM以胰岛素抵抗伴随胰岛β细胞功能缺陷所导致的胰岛素分泌减少(或相对减少)为特征。T2DM患者占糖尿病患者群的绝大多数,在诊断T2DM时需排除T1DM和其他特殊类型糖尿病,然而,实际临床工作中的鉴别诊断常会遇到多重困难。T2DM患者也可以显示T1DM的特征,如酮症酸中毒或胰岛相关自身抗体阳性等。线粒体糖尿病和极少量特殊类型糖尿病也混淆于T2DM患者之中,临床上常常出现将不符合其他分型标准的糖尿病诊断为T2DM的情况,因此有人将T2DM称为"病因不明的大杂烩"。

T1DM以胰岛β细胞数量显著减少乃至消失所导致的胰岛素分泌量显著下降或缺失为特征。临床上根据谷氨酸脱羧酶抗体(GADA)、蛋白酪氨酸磷酸酶抗体、胰岛素自身抗体(IAA)等自身抗体分为免疫介导型[1A型(自身抗体阳性)]及特发型(1B型)。

在免疫介导型T1DM中,可再分为急性起病的经典T1DM和缓慢起病的成人隐匿性自身免疫性糖尿病(LADA)。而LADA患者因在早期尚存部分胰岛β细胞分泌功能,此时使用口服降糖药也会有较好的血糖控制,但随着自身免疫对胰岛细胞的损伤,此类患者的胰岛β细胞功能逐渐衰退乃至衰竭。另外,LADA患者的初诊年龄有较大的波动范围,小至15岁(国内界定为18岁)、长至70岁都有可能发生。这些因素在无形中都增加了早期鉴别难度。在一个针对北欧人的研究中指出,T2DM中有4%~14%的GADA阳性的LADA患者混入其中,在我国这个比例约为5.9%,且南方低于北方。LADA究竟是T2DM的早期或β细胞的快速破坏、T1DM的晚期,还是具有其自身遗传足迹的独特疾病,目前尚无定论。甚至在一些T1DM患者中可出现T2DM的临床表现,如肥胖、胰岛素抵抗等,这类患者又可被称为"双重糖尿病",在临床并不少见。有研究指出,目前T1DM

患者肥胖的发生率可高达50%。与全球健康同龄人相比,发现T1DM的青少年超重或肥胖的患病率相同或更高,儿童中的比例达25%~35%。在T1DM患者中也可以观察到肥胖相关的胰岛素抵抗。

在特殊类型糖尿病中,青少年的成人起病型糖尿病(MODY)是最常见的单基因糖尿病,约占所有糖尿病的1%~2%,易被误诊为T1DM或T2DM。目前发现与MODY相关的基因已有13种,参与控制胰腺细胞发育、功能和调节。基因突变可导致葡萄糖感受和胰岛素分泌受损,但没有胰岛素作用缺陷或仅有极轻的作用缺陷。

由以上几点可以看出,WHO 1999年的这种按病因分型的方法虽然被世界广为接受,但临床上仍存在很多界限不清的类型,甚至不同类型间重叠,尤其在T1DM、T2DM的区分上给临床诊治带来一定困难。除了分型困难外,现有指南对于控制较差的代谢状态治疗效果不佳,同时无法揭示哪类患者更容易出现并发症并需要强化治疗。而有证据显示,早期治疗对预防致死性并发症的发生发展有至关重要的作用,因为靶器官似乎可以对较差的代谢控制记忆几十年(代谢记忆)。为了解决这个难题,世界各地的科学家都在进行各种尝试。

二、国际新分型及其局限

2018年5月发表的一项研究中,瑞典隆德大学糖尿病中心和芬兰分子医学研究所的研究人员选取了瑞典斯堪尼亚地区新发糖尿病患者队列(ANDIS)、斯堪尼亚糖尿病注册患者队列(sDR)、乌普萨拉新发糖尿病患者队列(ANDIu)、瓦萨地区糖尿病注册患者队列(DIREVA)共计14775例新诊断的糖尿病患者的数据,以马尔默(Malmo)饮食与癌症心血管研究人群(MDC-CVA)中的非糖尿病队列的患者作为参照,检测了GADA、C肽及多种生物标志物和遗传信息。

研究人员通过6个变量,包括是否存在GADA、诊断时的年龄、BMI、糖化血红蛋白(HbA1c)、稳态模型2评估β细胞功能(HOMA2-β)和胰岛素抵抗(HOMA2-IR),对AN-DIS队列中新诊断的糖尿病患者进行了聚类分析,并且结合患者的并发症进展情况及处方变化的前瞻性数据,对特征相似的患者进行归类。随后,在sDR、ANDIu、DIREVA三个独立队列中重复聚类分析,取得了与ANDIS队列高度一致的研究结果。在该研究中,新诊断的糖尿病根据6个基本变量在聚类分析后,可分为五种类型,其中前三种较为严重,后两种较轻微,不同类型的患者存在明显的特征差异和并发症风险。

1.严重自身免疫性糖尿病 与经典的T1DM大体相同,年轻时发病,BMI相对较低,代谢控制不佳,由于自身免疫系统缺陷导致胰岛素分泌受损,GADA(+)。

2.严重胰岛素缺乏型糖尿病 与严重自身免疫性糖尿病相似,年轻时发病,体重多正常,但并非自身免疫性疾病导致的胰岛素不足,GADA(-)。这些患者目前被定义为T2DM,发病原因是胰岛细胞功能缺陷,而不是肥胖所致。患者有较高的致盲风险。

3.严重胰岛素抵抗型糖尿病 通常为超重患者,能够产生胰岛素,但机体无法有效利用胰岛素。患者发生肾病的风险最高。

4.轻度肥胖相关糖尿病 主要见于超重的人群,但与第三种相比,新陈代谢更接近正常。

5.轻度年龄相关糖尿病　与其他类型相比,患者出现症状时年纪较大,病情往往较轻。

研究可见,其中四种类型可归为目前所说的 T2DM,而第一种对应于 T1DM。如果考虑生物标志物、基因型或遗传风险等因素,糖尿病还应该进一步细分为更多种,这样可能更有利于治疗。尽管能对糖尿病的种类进一步细分,但是仍不知道其根本病因,以及糖尿病患者是否会从一种类型转化为另一种。因此需要进行深入的临床试验,以便更为准确地研究糖尿病的特征。

新分型提供了一种新的临床思路,有助于将个性化医疗带到治疗的最前沿,有助于未来个体化治疗,并且可能降低糖尿并发症的患病风险。

与此同时这项研究也存在一些局限性。首先,本研究所用数据仅来自瑞典,该国所处的斯堪的纳维亚半岛 T1DM 发病率高,2014 年 4 月在 *Diabetologia* 发表的一项研究表明,瑞典 34 岁及以下的人数 T1DM 的患病率比之前报道的高 2~3 倍。这项研究只分析了斯堪的那维亚地区的情况,没有考虑到糖尿病在世界各地发病风险的不同(如南亚人患糖尿病的风险更高)。而且本研究将糖尿病分为五型,考虑到世界各地基因和当地环境等未知条件的影响,可能会有更多分型。其次,新的分组可能会忽视那些被认为风险较低的人,从而增加其并发症风险,导致预后不良。另外,本研究只测量了两种类型的自身抗体,其他抗体对分型的影响尚属未知,而糖尿病并发症的另一些已知风险因素如血压和血脂并不包含其中,但可能会对患者预后产生巨大影响。再者,尽管这些分型可能带来益处,但是否可真正应用于临床,并对糖尿病患者的实际管理产生多大的影响尚不明确。对一般医师而言,这项研究显示了个性化医疗的巨大前景,但可能为时过早,并不会改变现有治疗方法。未来需要更多的前瞻性研究,在更多样的群体、更大的人群中纳入患者进行调查,也需要进一步探讨按照该分型进行治疗的效果。

无独有偶,我国专家团队将初发糖尿病的中国人群 2 316 例和美国人群 815 例分别列入研究,同样使用人工智能中的聚类方法,因为抗体的采集在中国并未普及,故采用初诊时年龄、BMI、HbA1c 水平、HOMA2-β 及 HOMA2-IR 等 5 个变量将该两类人群分成了四个亚型。该四个亚型基本与北欧研究中四个类型一致,其中,轻度年龄相关糖尿病比例最大,占总研究人数的一半。随之是轻度肥胖相关糖尿病,在中国、美国人群中分别占 13.5% 和 14.3%。最后分别是严重胰岛素缺乏型糖尿病及严重胰岛素抵抗型糖尿病。对于不同表型的 T2DM 患者可能出现不同预后、不同并发症及不同治疗需求,目前无疑有了新的研究方法,但必须指出,如果再将生物标志物、基因型或遗传风险等考虑进去,可能更有利于明确病因及指导治疗。

三、糖尿病诊断标准

目前我国糖尿病的诊断采用世界卫生组织(WHO)1999 年标准,以静脉血浆血糖为依据,毛细血管血糖值仅作为参考。空腹血浆葡萄糖(FPG)或 75g 口服葡萄糖耐量试验(OGTT)2 小时血浆葡萄糖(2 小时 PG)值可单独用于流行病学调查或人群筛查。理想的调查是同时检查 FPG 及 2 小时 PG。

糖尿病的诊断标准:

(1)具有典型糖尿病症状(烦渴多饮、多尿、多食、不明原因的体重下降)且随机静脉血浆葡萄糖≥11.1mmol/L。

(2)空腹血浆血糖(FPG)≥7.0mmol/L。

(3)OGTT 2 小时血浆葡萄糖≥11.1mmol/L。

空腹状态指至少 8 小时没有进食热量;随机血糖指不考虑上次用餐时间,一天中任意时间的血糖,不能用来诊断空腹血糖异常或糖耐量异常;无典型糖尿病症状,需改日复查空腹血浆血糖或口服葡萄糖耐量试验 2 小时血浆血糖以确认;急性感染、创伤或其他应激情况下可出现暂时性血糖增高,若没有明确的高血糖病史,须在应激消除后复查,重新评定糖代谢状态。

第二节　1 型糖尿病的病因和发病机制

1 型糖尿病(type 1 diabetes mellitus,T1DM)是由免疫介导的胰腺细胞破坏引起的自身免疫性疾病,这种破坏受机体免疫系统的调节,导致胰岛素的产生和分泌受到限制或完全停止。T1DM 通常遵循急性起病的临床过程,患者表现出多尿、烦渴等症状。在西方国家,T1DM 约占儿童和青少年糖尿病总数的 90%,并且是全球大部分地区最常见的儿童糖尿病形式。据报道,T1DM 发病率差异很大,中国的年发病率为 0.1/10 万,而芬兰为57.6/10 万。全球 T1DM 的发病率每年增加约 3%,而这种增长主要发生在年龄最小的组,提示 T1DM 发病趋于年轻化,严重影响了青少年的整体健康状态。

T1DM 的特征是免疫介导的破坏与产生胰岛素的胰腺细胞的慢性炎症导致的胰岛素分泌的绝对缺乏,以往对于 T1DM 发病机制的报道主要集中于自身免疫 T 细胞的一系列作用。T1DM 的发病机制除传统认为的胰岛素的作用外,肥胖和程序性细胞死亡受体-1/程序性细胞死亡受体 1-配体(programmed cell death-1/programmed cell death-1 ligand,PD-1/PD-L)途径也被认为在 T1DM 的发病过程中起重要作用。肥胖一直被认为是2 型糖尿病(type 2 diabetes mellitus,T2DM)的发病特征,近年来肥胖与 T1DM 的关系也引起了人们的关注。随着人们对于肥胖与 T1DM 相关性研究的深入了解,减肥手术也被提出可作为 T1DM 的一种治疗手段。目前,PD-1/PD-L 途径更多地被认为与肿瘤的发展和免疫治疗相关,但其也可能与糖尿病的发病存在相关性。

目前 T1DM 的发病机制并未完全阐明。最为人熟知的机制是自身免疫的破坏,即胰岛细胞受到自身免疫系统的攻击而减少或损伤,从而导致一系列不可逆的破坏。随着研究的深入发现,T1DM 与 T2DM 患者的发病特点越发相似,甚至部分 T1DM 患者表现为"双重糖尿病"。考虑到 T1DM 的广泛性和其后果的严重性,所以研究其病理机制和找到改善患者病情的治疗策略至关重要。

一、胰岛素抵抗

T1DM 是由于 β 细胞群原发性丢失所致,这种丢失是由连续胰岛素缺乏的复杂自身免疫过程引起的。T2DM 起因于胰岛素作用受损的发病机制称为胰岛素抵抗。因此胰岛素抵抗长期以来被认为是 T2DM 的发病标志,而 T1DM 发病机制中胰岛素抵抗的存在受到了质疑。尽管如此,临床和实验证据均表明 T1DM 患者确实存在胰岛素抵抗。

胰岛素抵抗可能是一种发生在青春期、脱水、感染、服用某些药物及吸烟短暂适应期的生理或病理现象。肥胖、生活方式及患者的遗传背景可引起胰岛素抵抗,而 T1DM 由环境和遗传的多因素引起,这说明胰岛素抵抗和 T1DM 的发病或许存在相关性。2001 年提出的"双重糖尿病"假说认为,一些患者同时有 T2DM(具有胰岛素抵抗)和 T1DM(胰岛 β 细胞被破坏)的病因,代谢失调和自身免疫异常的患者多代表着胰岛素敏感性较低的 T1DM 患者,且患有双重糖尿病的个体遗传学特征与 T1DM 患者极为相似。在分子水平上,与肥胖相关的细胞因子的表达是双重糖尿病的主要特征,同时细胞因子的表达也导致更具侵袭性的 β 细胞凋亡,而 T1DM 就是 β 细胞群原发性丢失所致。因双重糖尿病患者含有两种类型糖尿病的病因,而其部分发病机制和遗传因素与 T1DM 更加密切,于是越来越多的人推断,曾经只作为 T2DM 病因的胰岛素抵抗与 T1DM 的发病也存在关系。而且,"加速器"假说还认为肥胖驱动胰岛素抵抗的发展是 T1DM 和 T2DM 的核心特征。

非肥胖糖尿病小鼠(non-obese diabetic mice,NOD)是具有免疫缺陷的小鼠,患有自身免疫性糖尿病,常作为 T1DM 的模型小鼠。NOD 表现出肝胰岛素抵抗、蛋白激酶 C 膜转位增加、胰岛素刺激蛋白激酶 B 的磷酸化受损。对 T1DM 患者胰岛素抵抗的研究表明,不仅肝,全身如肌肉、脂肪等组织也表现出胰岛素抵抗。因此,胰岛素抵抗在 T1DM 的发生发展中起着重要作用。

二、肥胖

以往人们普遍认为 T1DM 患者的身材较瘦,但实际上超重和肥胖在青少年和成人 T1DM 中也普遍存在。近年来研究发现,T1DM 患者中超重和肥胖现象有所增加。美国一项针对 507 例 T1DM 青少年(8~16 岁)的研究发现,10 年间有 33% 的人超重或肥胖,且随着时间的推移有继续增加的趋势,尽管在患者中实施了胰岛素治疗,但体重指数的评分并未随着时间的推移而增加。在一组诊断为 T1DM 的 62 例成年人中,肥胖率为 37%。对 642 例糖尿病患者的研究发现,超过 78% 的人患有超重或肥胖。对以色列 85 例 T1DM 患者的研究也表明,18~25 岁年龄组中男性超重的患病率为 8.6%,女性为 26.3%,肥胖患病率为 6.9%(男性)和 3.5%(女性)。此外,与体重正常的母亲的后代相比,超重或肥胖女性的后代在儿童时期发生 T1DM 的风险增加。以上研究提示肥胖与 T1DM 发病的相关性。

超重和肥胖会影响大部分 T1DM 患者的寿命。肥胖会增加 T1DM 的发生风险,并可能影响 T1DM 的早期诊断结果,此外 T1DM 患者的胰岛素抵抗也可能是由超重和肥胖引起。T2DM 的肥胖个体中与肥胖相关的并发症越来越多地被发现也存在于 T1DM 患者中,且减肥手术已经证实对患有 T1DM 的肥胖成人的血糖水平及并发症管理有益。肥胖在 T1DM 中发挥着重要作用,是 T1DM 的研究中不可忽视的一部分因素。

三、PD-1/PD-L 途径

PD-1 属于 I 型跨膜糖蛋白,与细胞毒性 T 淋巴细胞相关抗原-4、CD28 和诱导型共刺激分子等共享部分胞外结构域。PD-1 在活化的 T 细胞上表达,目前已经鉴定出其存在两种配体,分别是 PD-L1 和 PD-L2,统称为 PD-L。已知 NOD 是 T1DM 的模型,具有与人类疾病相当的遗传和病理生理学来源。PD-1 可作为 T1DM 的保护因子,所以在转基因小鼠中过表达 PD-1,可使自身免疫性糖尿病的发病率显著降低。PD-1 敲除小鼠在 C57BL/6(小鼠类型)背景上产生狼疮样疾病,在 BALB/c(小鼠类型)背景上产生扩张型心肌病,而在 NOD 背景上产生 T1DM,表明 PD-1 缺陷在不改变其特异性的情况下揭示了 NOD 的自身免疫易感性。关于 PD-1 调节 T1DM 的机制,Fife 等提出,PD-1/PD-L1 通路对 T 细胞抗原受体驱动的停止信号和 T 细胞运动有影响。由于 T 细胞抗原受体驱动的终止信号的抑制取决于 PD-1 和 PD-L1 持续的相互作用,PD-1 或 PD-L1 阻断导致了较低的 T 细胞运动性,增强了 T-CD 接触,并引起自身免疫性糖尿病。同时,Kadri 等提出,CD4⁺ II 型自然杀伤 T 细胞通过调节胰腺淋巴结中致糖尿病 CD4⁺T 细胞的活化,从而针对 T1DM 提供长期保护,而 T 细胞的活化需要 PD-1/PD-L1 和诱导型共刺激分子/诱导型共刺激分子配体通路的参与。

T1DM 是由 T 细胞引起的自身免疫性疾病,其破坏胰腺中产生胰岛素的细胞,导致高血糖。PD-1 在活化的 T 细胞上表达,与 PD-L 结合后抑制 T 细胞的活化,因此认为 PD-L1 可以限制自身免疫性糖尿病。PD-L1 缺乏可直接作用于致病性 T 细胞,增加对 T1DM 的易感性,而调节性 T 细胞和 B 细胞通过独立于 PD-1/PD-L 途径预防 T1DM。

第三节 2 型糖尿病的病因和发病机制

2 型糖尿病的病因不十分明确,现一般认为是具有强烈的遗传或为多基因遗传异质性疾病,环境因素有肥胖、活动量不足和老龄化等。其发病主要是由于胰岛素抵抗为主伴胰岛素分泌不足,胰岛素抵抗一般先于胰岛素分泌障碍;或胰岛素分泌不足为主伴或不伴有胰岛素抵抗。虽 2 型糖尿病具遗传异质性,但大多数伴 2 型糖尿病和高血糖的患者特征性表现为胰岛素抵抗、胰岛素分泌障碍和肝葡萄糖产生增加。

一、遗传因素

2 型糖尿病的家族聚集是很常见的,与 1 型糖尿病相比,2 型糖尿病患者 38% 的兄弟姐妹及 1/3 的后代将表现为糖尿病或糖耐量异常。同卵双生子发生 2 型糖尿病的一致率为 90%~100%,而发生 1 型糖尿病的一致率不到 50%。有研究者使用寿命表计算,假如全部活至 80 岁,那么 2 型糖尿病患者的一级亲属 38% 发生糖尿病,而非糖尿病患者的一级亲属仅 10%。在欧洲人口中如双亲患有糖尿病,其后代达 60 岁时,预计糖尿病发生率将达60%;Visauanthan等报道亚洲印第安人双亲患有2型糖尿病,后代糖尿病患病率为50%,另有12%伴糖耐量减低。另外,有不少临床研究报道在2型糖尿病的家族遗传史上存在性别差异,母亲患糖尿病的遗传倾向高于父亲,有糖尿病的父母所生子女的糖尿病发生年龄早于无糖尿病的父母。

二、环境因素

遗传因素决定2型糖尿病发生的易感性。环境因素可能促进糖代谢紊乱以至糖尿病的发生,其中最主要的可能为肥胖和缺乏体力活动。

1.肥胖　2型糖尿病发生的危险性与肥胖(体重指数:男性$\geq 25kg/m^2$;女性$\geq 23kg/m^2$)呈正相关,肥胖的病程越长和程度越重,其患糖尿病的危险性越高,尤其是腹型肥胖或中心性肥胖(或称恶性肥胖),在代谢相关性方面至少与肥胖程度同样重要。与全身性肥胖相比,中心性肥胖(或称恶性肥胖或苹果型肥胖;一般腰围/臀围比值:女性≥ 0.85,男性≥ 0.95;或腰围:男性≥ 98 cm,女性$\geq 86cm$)是预测2型糖尿病的一个较好标志。另外,若双亲中一个或两个患糖尿病,则伴肥胖的个体发生糖尿病的危险性加速升高,若双亲无糖尿病,则肥胖的作用相对很小,提示肥胖和家族史独立地相乘或可能协同增加糖尿病的危险性。

2.体力活动不足　流行病学调查提示,缺乏体力活动是2型糖尿病的一个重要危险因素。在控制肥胖和年龄因素之后,缺乏或轻度体力劳动者,糖尿病的发生率是中度和重度体力活动者的2倍,临床前瞻性研究报道,糖尿病发生率与体力活动强度呈负相关,糖耐量的改善与健康状态及体重降低呈明显相关。

3.饮食结构不合理和能量摄入过多　高脂肪、低碳水化合物饮食抑制代谢,使体重增加而肥胖;热量摄入过多,如同时运动不足则过多的热量以脂肪的形式在体内储积而致肥胖;低脂肪、高碳水化合物和高纤维素饮食可增加胰岛素的敏感性;饮食中缺乏锌和铬等微量元素可使糖耐量受损。

4.宫内营养不良　一些回顾性研究报道宫内营养不良、出生时低体重及生命早期营养不良可能成为成年后发生糖尿病的一个重要决定性因素。宫内营养不良或生命早期营养剥夺与胰岛 β 细胞发育障碍及脂肪细胞的减少有关。胰岛 β 细胞量的减少可能满足食物供给节俭时的要求,一旦食物供给充足,则可能发生胰岛素缺乏,同时体内脂肪细胞肥大,胰岛素抵抗加重,于是出现葡萄糖不耐受,甚至糖尿病。

5.焦虑和抑郁　早在17世纪有学者就注意到经历过重大精神创伤和应激的患者易患糖尿病,抑郁/焦虑综合征和糖尿病常并存于同一患者。糖尿病患者也常因多种因素导致其焦虑和抑郁的发生率显著高于一般人群,并在一定程度影响患者的血糖控制。近来不少临床研究报道,长期焦虑和抑郁的患者糖尿病发生的风险显著升高。有研究报道,长期患抑郁症的患者糖尿病发生风险增加60%,其原因可能与焦虑和抑郁导致下丘脑-垂体-肾上腺轴功能紊乱部分有关。

三、胰岛素抵抗

胰岛素抵抗即靶组织或细胞对胰岛素的敏感性降低或丧失,是机体对一定量的胰岛素的生物学反应低于预计正常水平的一种现象。多数认为胰岛素抵抗是大多数2型糖尿病的成因。高胰岛素血症常提示存在胰岛素抵抗,胰岛素抵抗常伴有高胰岛素血症,但胰岛素抵抗不等于高胰岛素血症,胰岛素抵抗患者不一定均存在高胰岛素血症,这取决于胰岛β细胞的功能状况。就糖尿病而言,一般可分为前驱糖尿病胰岛素抵抗和糖尿病胰岛素抵抗,一般在前驱糖尿病胰岛素抵抗时期有高胰岛素血症存在,一旦确定糖尿病,因胰岛β细胞分泌胰岛素缺陷或失代偿,则高胰岛素血症几乎就不再存在,而陷入低胰岛素血症状态,但胰岛素抵抗持续存在并维持在整个糖尿病过程中。

随着近年来分子生物学的研究进展,现已发现许多候选基因与胰岛素抵抗或2型糖尿病有关联,如胰岛素基因、胰岛素受体基因、胰岛素受体底物基因、葡萄糖运载体基因、糖原合成酶基因、葡萄糖激酶基因及线粒体基因等。已发现一些单个基因异常导致2型糖尿病的发生,但大多数通常所见的2型糖尿病则可能为多基因遗传,单一基因的异常常导致发生糖尿病的危险度增加,多个基因的突变通过累积或叠加的作用达到某一阈值加上环境的促发,从而导致糖尿病的发生。胰岛素抵抗除由遗传因素(多基因突变)所致之外,环境因素如肥胖、少动、吸烟、老龄、血浆游离脂肪酸过多、皮质醇、生长激素、胰高糖素、儿茶酚胺和胰淀素等增高也可导致胰岛素抵抗。根据胰岛素的作用环节从分子水平可将胰岛素抵抗的发病机制分为受体前水平、受体水平及受体后水平。

1.受体前水平 主要由于编码胰岛素或胰岛素原基因的突变引发胰岛素一级结构改变和胰岛素生物活性降低,造成机体胰岛素抵抗,以致糖耐量受损或糖尿病发生。目前至少已发现6种胰岛素或胰岛素原基因点突变并引发胰岛素一级结构的改变或胰岛素原转变为胰岛素过程障碍。根据其被发现的地点而分别命名为:Chicago 胰岛素(Phe→Len B25)、Los Angeles 胰岛素(Phe→Ser B24)、Wakayama 胰岛素(Val→Leu A3)、Providence 胰岛素原(His →Asp B10)、京都胰岛素原(Val→Leu 65)及 Tokyo 胰岛素原(Arg→His 65)等。

上述患者通常表现:①常染色体显性遗传;②空腹血糖正常或增高伴高免疫活性胰岛素血症;③自其血清中提取的胰岛素生物活性降低;④患者对外源性胰岛素的反应正常;⑤体内无胰岛素或胰岛素受体的自身抗体存在。另外,某些患者的胰岛素降解加速(如妊娠时胎盘对胰岛素的降解加速)亦与胰岛素抵抗有关;一些患者体内自发产生胰岛素抗体,也可导致胰岛素抵抗;机体内胰岛素拮抗激素如内源性或外源糖皮质激素、胰高糖素、生长激素和儿茶酚胺等水平增加也可导致胰岛素抵抗。

2.受体水平 胰岛素受体是由定位于19号染色体短臂上的胰岛素受体基因(>150万个碱基对)编码的,由22个外显子和21个内含子组成。1988年报道第一例胰岛素受体突变,现已发现60余种胰岛素受体编码区突变致胰岛素抵抗伴或不伴糖尿病。胰岛素受体突变大部分为点突变,包括无义突变、错义突变和拼接错误,少数为缺失,包括大段缺失及读码框架移位。胰岛素受体抗体的产生也可导致免疫性胰岛素抵抗(B型胰岛素抵抗)。

胰岛素受体基因突变可通过多种机制影响受体功能的发挥:①受体合成时 mRNA 链提前终止,mRNA 表达减少,受体的生物合成率下降致其数目减少;②胰岛素受体蛋白翻译后加工和折叠障碍,导致受体从细胞内细胞器向细胞膜转运及插入障碍,因而细胞膜受体数量减少;③受体降解加速;④受体酪氨酸激酶活性低下;⑤受体再利用障碍;⑥受体与胰岛素的亲和力下降。血浆胰岛素水平与靶细胞膜上胰岛素数量有关联,在胰岛素抵抗导致代偿性高胰岛素血症的情况下,靶细胞膜上胰岛素受体数量减少,胰岛素与其受体的亲和力下降,呈现胰岛素的生物效应降低(即下降调节)。如胰岛素受体基因突变,引发胰岛素受体缺陷,同时胰岛素受体后缺陷,细胞内生物合成和代谢均不能正常进行,而发生胰岛素抵抗,此时胰岛β细胞代偿性分泌大量的胰岛素,形成高胰岛素血症,持续高胰岛素血症进一步降低胰岛素的生物效应,由此形成恶性循环。

胰岛素受体突变一般常有以下共同特点:①可呈显性或隐性遗传;②临床表现为高度胰岛素抵抗,黑棘皮病及卵巢性高雄激素状态为特征的A型胰岛素抵抗,突变杂合子可仅表现胰岛素抵抗或糖耐量异常,而突变纯合子及复合突变杂合子则可表现为2型糖尿病;③儿童突变纯合子或复合突变杂合子除表现为经典的A型胰岛素抵抗外,尚可有宫内发育迟缓及面貌怪异(妖精外貌综合征)或伴松果体肥大,牙齿、指甲发育异常及腹部膨隆(Rabson-Mendenhall综合征);④胰岛素受体突变亦可见于经典的2型糖尿病、糖耐量受损或非糖尿病人群中,但发生率较低,估计在5%。

胰岛素受体抗体的产生也可导致胰岛素抵抗(B型胰岛素抵抗或B型综合征):除具有A型胰岛素抵抗的某些表现外,血循环中存在胰岛素受体的抗体是其标志。患者常同时伴有其他自身免疫性疾病如系统性红斑狼疮、干燥综合征、关节炎和慢性淋巴细胞性甲状腺炎等。胰岛素受体的抗体可竞争性抑制胰岛素与其受体的结合,降低其作用,导致胰岛素抵抗伴或不伴高血糖;但在一些患者中胰岛素受体抗体与胰岛素受体结合后可能具有模拟胰岛素的作用而导致空腹低血糖的发生。

3.受体后水平 随着胰岛素与其细胞膜受体α亚基结合,β亚基酪氨酸激酶活化,细胞内发生一系列变化(即"胞内事件"),现尚不完全清楚,主要的结果是葡萄糖跨膜转运增加和胞质内或细胞器内底物的磷酸化或脱磷酸化,其结果是多样的,取决于靶组织的特性及各种不同的关键酶。胰岛素促进所有组织葡萄糖转运、糖酵解及有氧氧化,促进肝及肌肉组织糖原合成,抑制肝糖原异生和糖原分解等,这些生理作用是胰岛素依赖的胰岛素受体底物(insulin receptor substrate,IRS)、葡萄糖运载体(glucose transporter,Glut)及许多关键酶如葡萄糖激酶、糖原合成酶、磷酸果糖酶、丙酮酸脱氢酶等活化的结果。以下简要叙述葡萄糖转运体(Glut)、胰岛素受体底物(IRS)、葡萄糖激酶及线粒体基因突变与2型糖尿病的关联。

(1)Glut:葡萄糖进入组织细胞内进一步代谢主要通过管道弥散和位于细胞膜上的特异性Glut运载。Glut是一组结构相似的蛋白质,具有组织特异性,现已发现5种不同的Glut及其编码的基因,分别主要定位于不同的靶组织如Glut1(红细胞)、Glut2(肝和胰岛β细胞)、Glut3(大脑)、Glut4(肌肉及脂肪组织)和Glut5(小肠)等。

Glut对葡萄糖摄取和代谢速率具有重要影响,如编码Glut2基因的局部突变导致Glut2表达数量下降和合成异常,将造成胰岛β细胞对循环葡萄糖不敏感(致胰岛素分泌障碍)及肝葡萄糖的摄取减少(肝胰岛素抵抗);同样 Glut4 基因突变引致该蛋白表达和合成异常将导致肌肉和脂肪组织摄取葡萄糖障碍(外周胰岛素抵抗)。Glut4 转运葡萄糖依赖于胰岛素,胰岛素激活 Glut4 并促进其由细胞内(微粒体)向细胞膜转运,从而加强葡萄糖转运。Glut4 表达的改变与胰岛素作用受损和胰岛素抵抗有关,已发现肥胖症和 2型糖尿病患者的脂肪细胞内 Glut4 基因表达降低,含量减少及转位障碍。另有研究报道 2型糖尿病患者胰岛 β 细胞 Glut2 表达下降和含量减少,可导致 β 细胞胰岛素分泌缺陷。

(2)IRS:是胰岛素敏感组织中与胰岛素各种生物效应调节密切相关的一组信号蛋白,它包括 IRS-1、IRS-2、IRS-3 和 IRS-4 等,其中与胰岛素生物效应关系较大的为 IRS-1 和 IRS-2。胰岛素与其受体结合的细胞内信号传导首先由 IRS-1 介导,IRS-1 起着承上启下的作用。胰岛素与其受体结合诱导受体的 β 亚单位的磷酸化并激活酪氨酸蛋白激酶。被激活的 β 亚单位使 IRS-1 的酪氨酸残基磷酸化,磷酸化激活后的 IRS-1 可与各种信号蛋白如磷脂酰肌醇 3-激酶的 SH2 区结合,在经过许多酶促反应,调节与葡萄糖代谢有关酶的活性和葡萄糖运载体的转位等,促进细胞对葡萄糖摄取和代谢。若 IRS-1 基因突变,可使 IRS-1 磷酸化减少,活性降低。IRS-2 是可与磷脂酰肌醇 3-激酶等结合的主要停靠蛋白,在磷酸化和激活 IRS-2 时,较 IRS-1 需要更多的胰岛素。因此,IRS-1 和 IRS-2 基因变异可能在胰岛素抵抗和 2 型糖尿病发生中起重要作用。动物实验显示 IRS-1基因敲除的小鼠可表现为明显的外周胰岛素抵抗和糖脂代谢的异常,IRS-2 基因敲除的小鼠则同时表现为外周胰岛素抵抗和胰岛素的缺乏(胰岛 β 细胞数量减少),并致糖尿病。现已发现数种 IRS-1 和 IRS-2 基因突变与 2 型糖尿病存在关联。

(3)葡萄糖激酶:葡萄糖激酶是葡萄糖代谢过程中的第一个关键酶类,它催化葡萄糖转变为 6-磷酸葡萄糖,特异性地在肝和胰岛 β 细胞中表达。在肝中,它催化葡萄糖磷酸化,促进肝细胞对葡萄糖的摄取和代谢;在胰岛 β 细胞中,葡萄糖的磷酸化是使胰岛 β 细胞兴奋,分泌胰岛素的一个重要步骤。一般情况下,细胞内葡萄糖的磷酸化速度远快于葡萄糖的跨膜转运,从而有利于细胞对葡萄糖的摄取,如果葡萄糖激酶的结构或功能发生改变,将影响肝细胞及胰岛 β 细胞对葡萄糖的摄取和代谢,结果致肝胰岛素抵抗和胰岛 β 细胞对循环葡萄糖刺激失敏感,胰岛素分泌障碍。许多家系调查显示:青年发病的成人型糖尿病(MODY)的家系中,葡萄糖激酶与 MODY 呈高度连锁。目前为止已知与糖尿病有关联的葡萄糖激酶突变近 30 种,以错义突变多见,也有无义突变、拼接点突变及缺失。

葡萄糖激酶突变病的特点多见于 MODY,但也见于晚发 2 型糖尿病或妊娠糖尿病;糖尿病较轻,以 β 细胞分泌功能障碍为主,早期至少 2 年无须应用胰岛素可纠正高血糖;非酮症趋向;显性遗传;起病年龄常小于 25 岁。现进一步根据不同的突变位点将 MODY 分为三个亚型。MODY1:定位于染色体 20q 转录因子 HNF-4α(hepatocyte nuclear factor-4α)基因突变;MODY3:定位于染色体 12q 另一转录因子 HNF-1α 基因突变;MODY2:定位于染色体 7p 的葡萄糖激酶基因突变。目前有关 MODY1 和 MODY3 发生高血糖的机制尚不清,但其共同的特征为 β 细胞对葡萄糖刺激存在胰岛素分泌缺陷。已知 HNF-4α 活化 HNF-1α 的转录,HNF-1α 转录因子调节各种与葡萄糖代谢有重要作用的基因表达,如 Glut2 和葡萄糖激酶的启动子便含有 HNF-1α 的连接位点,几个葡萄糖分解和糖原合成酶亦含有 HNF-1α 的连接位点,包括葡萄糖激酶、丙酮酸激酶、磷酸烯酮酸羧激酶等,因此,HNF-1α 可能直接干扰肝葡萄糖代谢;HNF 可能相似地改变胰岛 β 细胞的功能而导致胰岛素分泌受损。

(4)线粒体基因突变:1992 年 Ven den Ouweland 等及 Ballinger 等分别确认由线粒体基因(mt)tRNALeu 基因的二氢尿嘧啶环上 $mT_3243A{\rightarrow}G$ 点突变及 mt 大段缺失引起的临床表现为糖尿病及耳聋家系,提示 mt 突变也可能是群体中 2 型糖尿病的病因之一。本病一般具有以下特点:多在 45 岁以前起病,最早者 11 岁,但也有迟至 81 岁才起病者;患者多为 2 型糖尿病,无酮症倾向,无肥胖,伴胰岛 β 细胞功能减低,多数患者在病程中甚至起病时即需要胰岛素治疗;常有轻度至中度神经性聋,但耳聋与糖尿病发病时间不一致,可间隔 20 年;呈母系遗传。mt 突变致糖尿病的机制可能系胰岛 β 细胞氧化磷酸化障碍,ATP 产生不足,致胰岛素分泌障碍,胰岛素抵抗不是其发病的主要原因。

除了 Glut、IRS、葡萄糖激酶及线粒体基因突变外,胰岛素受体后任何一个环节缺陷均可导致胰岛素抵抗或糖尿病发生的危险性增加,其中包括许多与葡萄糖代谢有关的关键酶,目前我们对其分子生物学机制的了解尚不多,有待更加深入的研究。

4.己糖胺/葡糖胺代谢途径与胰岛素抵抗　正常情况下,葡萄糖进入细胞主要通过三羧酸循环进行有氧氧化产生能量或合成糖原储存,仅极少部分(1%~3%)通过己糖胺途径为蛋白质的糖基化提供底物。但在糖尿病或高血糖的情况下,随着血糖的升高,进入己糖胺的合成途径也增加,导致己糖胺及其代谢产物(主要为二磷酸尿嘧啶-N-乙酰己糖胺)增加。上述产物可使 Glut 糖基化(可妨碍其转位,降低其亲和力和稳定性等)、抑制胰岛素的信号传导系统和减少细胞内能量(ATP)(细胞内 ATP 的减少可抑制胰岛素刺激的 Glut4 从线粒体向细胞膜转位、胰岛素受体的磷酸化和 IRS 上游酪氨酸的磷酸化等),从而降低胰岛素的敏感性,减少组织对葡萄糖的摄取和氧化利用。

5.游离脂肪酸与胰岛素抵抗　肥胖糖尿病患者的脂肪细胞表达肿瘤坏死因子-α 增加,会促进脂肪分解,血浆游离脂肪酸(FFA)的浓度增高。不少研究报道,血浆 FFA 增高可抑制胰岛素在胰岛素敏感组织(如肌肉组织和肝)中的生物效应,同时抑制葡萄糖刺激的胰岛素分泌。血浆 FFA 在其生理浓度范围内(50~1 200μmol/L)对组织摄取葡萄糖的抑制作用呈剂量依赖关系。FFA 在正常人和 2 型糖尿病患者中均有同样抑制葡萄糖摄取的作用。在肝,FFA 尚有促进葡萄糖的输出和糖原异生的作用。应用噻唑烷二酮衍生物如罗格列酮和吡格列酮改善胰岛素抵抗,可明显降低血浆 FFA 的浓度。FFA 导致胰岛素抵抗的机制不十分明确,可能是通过抑制葡萄糖的转运和磷酸化及抑制糖原合成活性等而发挥作用,另外,长期 FFA 升高可改变靶组织的葡萄糖运载体 4 的表达水平和内在活性,从而抑制靶细胞(主要为骨骼肌和脂肪细胞)对葡萄糖的摄取。

6.瘦素与胰岛素抵抗　瘦素是由 ob 基因编码的多肽激素,由脂肪组织分泌,然后进入血循环,与下丘脑瘦素受体结合,通过下丘脑来调节食欲和(或)促进能量消耗以控制体重。瘦素也可与外周的瘦素受体结合而发挥其他生理作用。研究显示瘦素与肥胖和胰岛素抵抗等密切相关,多数研究报道人类空腹血瘦素水平与空腹胰岛素水平相关,肥胖者血清瘦素和胰岛素水平明显高于非肥胖者,提示肥胖者存在瘦素和胰岛素抵抗,瘦素抵抗可能在肥胖的发病中起着重要作用。但肥胖者高瘦素血症和胰岛素抵抗的因果关系尚不明确。有认为肥胖者的高瘦素血症是由于继发于胰岛素抵抗的高胰岛素血症所引起,但另有认为肥胖者高瘦素血症是由于瘦素作用不敏感,瘦素抵抗所致,瘦素抵抗可能通过肥胖而间接在胰岛素抵抗和 2 型糖尿病的发病中起作用。另有学者研究证明体内存在脂肪-胰岛-内分泌轴,瘦素可能作为该轴的一部分,参与胰岛素分泌的调节。胰岛 β 细胞膜有瘦素受体(Lep-R)的表达。瘦素对胰岛素的分泌有直接或间接抑制作用:①瘦素抑制 NPY 基因表达,进而通过抑制副交感神经减少胰岛素的分泌;②瘦素直接激活胞膜 ATP 敏感的 K^+ 通道,使胰岛 β 细胞超极化而抑制胰岛素的分泌。正常个体脂肪堆积状态促进 ob mRNA 表达,刺激瘦素释放,通过脂肪胰岛轴,抑制胰岛素的分泌,减少脂肪合成,从而调节体脂稳态保持在一定水平。在病理状态下,Lep-R 敏感性下降,引起胰岛 β 细胞去极化,反而促进胰岛素的分泌,脂肪-胰岛轴的反馈机制破坏,导致高胰岛素血症,可进一步发展为胰岛素抵抗或 2 型糖尿病。

7.肿瘤坏死因子-α 与胰岛素抵抗　肿瘤坏死因子-α(TNF-α)是由激活的巨噬细胞、脂肪细胞和肌肉等组织产生的一种细胞因子。病理状态下如感染、肿瘤和烧伤等,体内 TNF-α 水平明显升高;临床研究同时发现胰岛素抵抗的肥胖个体脂肪组织表达 TNF-α mRNA 及血 TNF-α 水平增高,并与空腹胰岛素水平呈正相关。TNF-α 一方面增加脂肪组织激素敏感脂酶活性,促进脂肪分解,减少脂肪组织体积并促进脂肪细胞凋亡,使其数量减少,从而限制了肥胖的发展;另一方面有通过以下机制参与胰岛素抵抗的发生:抑制胰岛素受体底物-1 的酪氨酸磷酸化,干扰了胰岛素的信号传导;下调胰岛素敏感组织(如脂肪和肌肉组织)Glut4,减少组织葡萄糖的摄取;促进脂肪细胞的脂肪分解及游离脂肪酸的释放,参与胰岛素抵抗的形成;升高胰岛素拮抗激素如糖皮质激素、胰高糖素和儿茶酚胺水平,间接参与胰岛素抵抗。有临床研究报道应用胰岛素增敏剂如曲格列酮、罗格列酮或吡格列酮治疗 2 型糖尿病患者时,可降低血 TNF-α 水平;动物实验亦显示,胰岛素增敏剂可降低肥胖鼠脂肪组织 TNF-α mRNA 的表达。

8.脂联素与胰岛素抵抗　脂联素也称脂肪富有基因转录单位 1(apm1),人脂联素基因定位于 3q27,长约 16kb,有 3 个外显子和 2 个内含子。人血浆脂联素是由脂肪组织分泌的一种胶原样蛋白,血浓度为 1.9mmol/L。有研究报道,2 型糖尿病患者血浆脂联素水平降低,低的脂联素血症的程度与胰岛素抵抗和高胰岛素血症密切相关;在离体的人网膜脂肪细胞,发现 2 型糖尿病患者网膜脂肪细胞脂联素 mRNA 水平低于血糖正常的低体重和肥胖患者。在肥胖人群中,血浆脂联素也降低,如通过减肥,体重指数降低 21%,则脂联素水平可升高 46%。给实验小鼠注射纯化承组的脂联素基因,使血浆脂联素水平升高,可短暂降低血糖,其与胰岛素水平变化无关。上述的研究显示低的脂联素水平与胰岛素抵抗密切相关,脂联素 mRNA 的下调表达在 2 型糖尿病胰岛素抵抗的发生中起一定作用。

四、胰岛 β 细胞功能障碍

不论是原发性抑或继发性原因,一旦临床表现为高血糖,2 型糖尿病几乎均表现有胰岛 β 细胞的功能障碍,胰岛素的分泌能力降低,甚至发生低胰岛素血症,但早期多为相对特异性对葡萄糖的反应性降低或缺陷,尤其是胰岛素早期相分泌的缺陷或丧失。在非肥胖 2 型糖尿病患者中,胰岛 β 细胞对葡萄糖的反应常明显低于正常对照组;在肥胖 2 型糖尿病患者中,胰岛 β 细胞对葡萄糖负荷反应降低,即使胰岛素的绝对水平可能高于非肥胖正常对照组,不过,无论胰岛素水平高低,如果有高血糖存在,从相对的角度可考虑胰岛素水平大多是低的或胰岛素相对缺乏,因为胰岛 β 细胞的主要功能之一是分泌足够的胰岛素以保持正常血糖水平,如果通过实验的方法将体重配对的非糖尿病个体的血糖水平升高至 2 型糖尿病患者相似的高血糖水平,在非糖尿病个体所激发的高胰岛素血症则明显高于 2 型糖尿病患者。在轻度的 2 型糖尿病患者中,胰岛 β 细胞对葡萄糖负荷刺激的胰岛素分泌反应延迟;在严重的 2 型糖尿病患者中,反应几乎完全丧失。对静脉注射葡萄糖的急性胰岛素反应丧失的幅度与空腹高血糖有关。对静脉注射葡萄糖刺激的胰岛素反应第一时相的丧失而对非葡萄糖刺激反应常依然存在,提示 2 型糖尿病最初的胰岛 β 细胞功能损害是选择性的。葡萄糖刺激的胰岛素分泌的丧失可能是一般 2 型糖尿病的先决条件,如果胰岛 β 细胞对高血糖刺激的胰岛素释放反应存在,则空腹高血糖将不可能发生。总之,没有胰岛 β 细胞功能不全便没有糖尿病;轻度胰岛 β 细胞功能不全,不一定有糖尿病(如 IGT,已存在胰岛 β 细胞早期分泌功能的降低);而有糖尿病则一定有胰岛 β 细胞功能缺陷。在某种程度上,糖尿病就是"胰岛 β 细胞病",只是在不同的个体胰岛 β 细胞功能损害的程度和病因不同而已。

有关胰岛 β 细胞对葡萄糖反应障碍的原因尚不清,一般认为大多数 2 型糖尿病患者胰岛 β 细胞功能障碍可能是继发于胰岛素抵抗和高血糖的毒性作用所致;原发性或继发性胰岛 β 细胞 Glut2 活性降低或表达下降或由于胰淀粉样多肽(胰淀素由 37 个氨基酸组成)过多分泌堆积或包围在 β 细胞和毛细血管之间,也会导致胰岛素分泌缺陷;或由于原发性先天因素(如 Glut2 基因、葡萄糖激酶基因、线粒体基因突变),致胰岛 β 细胞内葡萄糖代谢障碍,能量产生不足,致胰岛素分泌障碍。继发性胰岛 β 细胞功能障碍的完全证实有赖于前瞻性跟踪观察胰岛素抵抗-糖耐量受损-2 型糖尿病转变过程中胰岛 β 细胞对葡萄糖刺激的胰岛素反应情况来确定。

最近有学者提出"脂毒性"对胰岛 β 细胞功能的影响,在 2 型糖尿病的发生发展中也起了重要的作用,认为长期高脂血症,主要是血浆 FFA 升高,可抑制胰岛 β 细胞对葡萄糖刺激后的胰岛素分泌,尤其在 2 型糖尿病易感的个体中。血浆 FFA 持续升高对抑制胰岛 β 细胞功能的机制可能包括:抑制前胰岛素原启动子的转录、活化,抑制它的合成速率和 mRNA 的表达;FFA 在胰岛 β 细胞内酯化,使甘油三酯的含量增加;致胰岛 β 细胞的凋亡增加等。因此,2 型糖尿病患者良好控制血糖,对脂代谢紊乱的纠正,不仅有利于心血管疾病的防治,可能对延缓其胰岛 β 细胞功能的衰竭也有益处。已证实噻唑烷二酮衍生物如罗格列酮和二甲双胍等在降血糖的同时可降低血浆 FFA 水平。

近来研究报道炎症与 2 型糖尿病的发生有关,2 型糖尿病患者体内存在增强的低度炎症状态,持续的炎症反应可损害胰岛 β 细胞功能:炎症因子(TNF-α、IL-6 等)促进脂肪细胞脂肪的分解,肝合成释放 FFA 增多,引起 FFA 产生过多时流入胰岛 β 细胞的 FFA 增多,胰岛 β 细胞内过多 FFA 会损伤线粒体及 Glut2 功能,甚至引起胰岛 β 细胞凋亡,致使胰岛素的合成减少和分泌障碍;TNF-α 和 IL-1 等诱导一氧化氮合酶(iNOS)在胰岛 β 细胞内表达增多,引起胰岛 β 细胞内 iNOS 及一氧化氮(NO)增加,促进胰岛 β 细胞凋亡;IL-6 促进 B 淋巴细胞分化产生大量 IgG,进而促进杀伤性 T 淋巴细胞克隆的过度激活,此作用与其他细胞因子和分子产生的细胞毒作用,引起胰岛 β 细胞死亡;TNF-α 及 IL-6 可通过 NF-κB 途径引起胰岛 β 细胞凋亡。

五、胰岛素抵抗和胰岛 β 细胞功能不全的关系

从上面的叙述可见,2 型糖尿病患者多同时存在胰岛素抵抗和胰岛 β 细胞功能不全,但其因果关系或孰先孰后尚难肯定。继发于胰岛素抵抗的胰岛素代偿性过度分泌和高血糖可继发性损害胰岛 β 细胞,从而降低其功能。临床研究已观察到通过饮食、运动、强化胰岛素治疗,降低血糖可改善 2 型糖尿病的胰岛 β 细胞对葡萄糖刺激的反应;由于继发于胰岛素持续过度分泌伴随的胰淀粉酶的过度分泌在胰岛间质沉淀亦可能损害胰岛功能。高血糖的出现不仅损害 β 细胞功能,亦进一步加重外周组织的胰岛素抵抗,从而形成恶性循环,使血糖更加升高。目前的观点为:绝大多数显性 2 型糖尿病同时存在外周胰岛素抵抗和胰岛 β 细胞功能缺陷,临床糖尿病的出现常需上述二者同时存在。然而,在 Pima Indians 糖尿病前期(糖耐量受损)的个体中,主要为胰岛素抵抗,而不存在胰岛素分泌受损,后者仅在糖尿病临床期方才显现。国内一些研究报道,糖耐量受损患者多数表现为高胰岛素血症和胰岛素释放高峰的延迟(多在葡萄糖负荷后 2 小时达高峰),2 型糖尿病患者胰岛 β 细胞释放胰岛素的功能随血糖的升高而降低;一小部分 2 型糖尿病患者可能为原发性胰岛 β 细胞功能障碍,而胰岛素抵抗不明显。

前瞻性临床研究显示,大多数 2 型糖尿病患者糖代谢异常的发展进程:遗传因素+环境因素(如肥胖和体力活动少等)→胰岛素抵抗(机体代偿性高胰岛素血症伴可能存在胰岛素的分泌缺陷,血糖正常)→糖尿病前期阶段(胰岛素抵抗+高胰岛素血症+胰岛 β 细胞胰岛素分泌缺陷,尤其是早期相胰岛素分泌或第一时相分泌功能减退+餐后高血糖伴或不伴空腹高血糖)→早期糖尿病(胰岛素抵抗+胰岛 β 细胞功能进一步减退伴或不伴高胰岛素血症)→临床显性糖尿病(空腹血糖+餐后高血糖,多数处于低胰岛素血症状态)。

六、胰高糖素与 2 型糖尿病

胰高糖素是对抗胰岛素的一种重要激素。2 型糖尿病患者胰高糖素正常或增高,但从相对的角度,其血浓度始终是高的。因在相似高血糖状态,非糖尿病正常个体胰高糖素分泌受到明显的抑制。口服葡萄糖耐量试验(OGTT)后,2 型糖尿病患者胰高糖素释放抑制受损与胰岛素分泌受损程度一致,但适当输注外源性胰岛素,可恢复葡萄糖诱导的

胰高糖素释放的抑制。高胰高糖素血症对 2 型糖尿病患者肝脏葡萄糖输出增加起重要作用。在犬的实验中，胰岛素导致的肝葡萄糖输出下降的 70% 是由于胰岛素介导的胰高糖素的抑制，如果输给外源性胰高糖素，那么胰岛素抑制肝葡萄糖输出的作用则消失，提示胰岛素对肝葡萄糖产生的大部分作用取决于胰高糖素水平。已知 2 型糖尿病空腹高血糖的发生主要与肝葡萄糖输出增加有关，提示高胰高糖素血症与 2 型糖尿病空腹高血糖的发生密切相关。但 2 型糖尿病患者胰高糖素浓度增加不至于导致酮症酸中毒，主要因其体内胰岛素水平可足够拮抗胰高糖素的生酮作用。相关尸检结果证实，2 型糖尿病患者胰岛 α 细胞的量是增加的。

七、胰岛淀粉样多肽与 2 型糖尿病

胰岛淀粉样多肽（islet amyloid peptide，IAPP）是由 37 个氨基酸组成的多肽，分子量为 3 850 Da，其氨基酸序列和结构与降钙素基因相关肽很接近。IAPP 前体主要在胰岛 β 细胞合成，合成后经加工处理形成成熟的 IAPP，与胰岛素共存于 β 细胞的分泌颗粒中，在多种因素的刺激下与胰岛素相伴随而分泌。临床研究报道 1 型糖尿病患者血 IAPP 水平很低；对肥胖糖耐量正常或减退患者及 2 型糖尿病患者进行 OGTT，结果显示肥胖糖耐量正常或受损患者血胰岛素和 IAPP 同时升高，而 2 型糖尿病患者血胰岛素和 IAPP 同时降低，胰岛素替代治疗也可使 2 型糖尿病患者 IAPP 水平降低。IAPP 在服糖后逐渐升高，30 分钟达高峰，3 小时后回到基础水平。IAPP 和胰岛素主要受血糖升高的刺激，但其他机制也参与其调节。IAPP 可以聚合形成胰岛淀粉样蛋白在胰岛细胞间、毛细血管间和细胞膜下沉积，并随着 2 型糖尿病的病程而进展，可能损害胰岛 β 细胞功能。有关血 IAPP 水平对胰岛素敏感性影响的结果尚不一致，一些动物实验的结果报道，血中 IAPP 可使外周和肝对胰岛素的敏感性下降，但也有报道称 IAPP 对组织胰岛素敏感性无明显影响。

八、肠促胰岛素与 2 型糖尿病

肠促胰岛素是肠道分泌的激素，可调节胰岛素对摄食的反应，进食后由小肠内分泌细胞分泌，帮助机体在进食碳水化合物后产生适当的餐后胰岛素反应，肠促胰岛素（主要是 GLP-1）所产生的促进胰岛 β 细胞胰岛素分泌的效应约占餐后胰岛素分泌总量的 60%，同时显著抑制胰岛 α 细胞分泌胰高糖素。1902 年首次观察到肠道对胰腺分泌的影响，1964 年证实肠促胰岛素效应，1973 年葡萄糖依赖的促胰岛素多肽（GIP）被鉴定为一种人类肠促胰岛素，1987 年胰高糖素样肽 1（GLP-1）被鉴定为另一种人类肠促胰岛素。GLP-1 及 GIP 为体内两种主要的肠促胰岛素：GLP-1 主要由位于回肠和结肠的 L 细胞合成和分泌，其作用于体内多个部位，包括胰腺 β 细胞和 α 细胞、胃肠道、中枢神经系统及心脏等，其作用是通过特异受体介导的；GIP 主要由位于十二指肠和空肠的 K 细胞合成和分泌的，主要作用于胰岛 β 细胞，也可作用于脂肪细胞、神经前体细胞及成骨细胞等，其作用是通过特异受体介导的。肠促胰岛素的效应在 2 型糖尿病患者中减弱，尤其是餐后 GLP-1 水平显著低于糖代谢正常人群，进而影响胰岛 β 细胞胰岛素分泌和对相

对增强的胰岛 α 细胞功能的抑制。在 T2DM 患者中 GIP 水平正常甚至略微升高，但其促胰岛素分泌作用很小。2 型糖尿病患者肠促胰岛素分泌作用的减弱可能是遗传因素和环境因素共同作用引起的，但其作用未受损。

第六章　糖尿病临床处理

第一节　饮食治疗

饮食治疗是糖尿病的一项基本治疗方法。不论糖尿病类型、糖尿病病情轻重或有无并发症,也不论是否应用药物治疗,都应持之以恒地长期进行严格、科学合理的饮食治疗。合理的饮食治疗的目的是采用科学的饮食以维持正常生理需要,保持平衡而有规律的饮食,同时又有利于体重、血糖、血脂及血压的控制,以利于减少糖尿病并发症的发生。其总的原则如下。

一、总热量控制

总热量控制是饮食治疗的根本。总热量的估计应首先根据患者的性别、年龄和身高得出理想体重。亦可根据简易计算方法算出,标准体重(kg)= 身高(cm)-105 或[(身高-100)×0.9],然后根据理想体重和劳动强度,参照患者各自原来的饮食习惯,计算出每日所需总热量。成年人休息状态每日每千克理想体重给予热量105~126kJ(25~30kcal)。轻体力劳动者126~146kJ(30~35kcal),中度体力劳动者146~167kJ(35~40kcal),重体力劳动者>167kJ(40kcal)。热量的供给尚需结合患者肥胖程度加减。实际体重超过标准体重的20%或体重指数(BMI=体重/身高^2)>25kg/m^{2}为肥胖;超过10%~20%或BMI 23~25kg/m^{2}为超重;低于标准体重20%或BMI<18.5kg/m^{2}为消瘦,超过或低于标准体重的百分率=[(实际体重-标准体重)/标准体重×100%]。处于生长发育期的儿童、孕妇、哺乳期妇女、营养不良消瘦者及伴消耗性疾病者,酌情增加;肥胖者酌减,使患者体重逐渐控制在正常标准体重±5%左右。三餐热量的分配大致为1/5、2/5、2/5 或1/3、1/3、1/3,亦可按四餐分为1/7、2/7、2/7、2/7,适当照顾患者原有的饮食习惯。另外,对胰岛素治疗的糖尿病患者,亦有建议三餐外加三次点心(上午、下午及睡前),三餐热量分配为2/10、2/10 和3/10,其余三次点心分别给予1/10,若不习惯上午进食点心者,可在睡前给予2/10,以防夜间低血糖,尤其是给予晚餐前胰岛素治疗(特别是预混胰岛素)或使用胰岛素促泌剂的患者。

二、碳水化合物

碳水化合物是供能的主要物质,同时还是构成人体组织的一种重要物质。每日碳水化合物供给的热量占总热量的55%~65%,碳水化合物是构成日常主食的物质。碳水化合物的选择以复杂碳水化合物为主,这种碳水化合物以淀粉的形式存在于食物如米、面等谷类食物中,淀粉经过一定的消化转变为单糖(主要为葡萄糖,少量的果糖和半乳糖在肝吸收后几乎全部转化为葡萄糖),经肠道吸收后进入血液之中,此过程相对较慢,有利于保持血糖的相对平稳,避免或严格限制服用单糖,如葡萄糖、果糖和双糖如蔗糖、麦芽糖及乳糖等,因这些单糖在肠道吸收快,易快速升高血糖,使血糖波动较大。碳水化合物主要食物来源为谷类(如大米、小米、麦和玉米等)、根茎类食物,根据我国人民生活习惯,饮食中以碳水化合物为主食。临床实践证明:如过分限制患者主食,使患者处于半饥饿状态,病情反而得不到满意控制,适当提高碳水化合物的摄入量不仅可改善糖耐量,降低胆固醇和甘油三酯,还可提高周围组织对胰岛素的敏感性。选择食物时注意,同是碳水化合物,因食物品种不同,对升高血糖的影响也不同。Jenkins 提出用血糖指数(glucose index,GI)以了解不同食物对血糖的影响,即每种食物均按糖 50g 计算,测其食后 2 小时对血糖升高的影响。

若以葡萄糖的 GI 为 100,则测得土豆的 GI 最高为 80 ± 1.3;谷类次之,为 72.9 ± 9;豆类最低,如黄豆为 15 ± 1.5。GI 越低,对血糖的影响越小,糖尿病患者所吃食物的 GI 应在低到中等范围。另外,不同食物吸收后血糖达到高峰的时间也不一样,葡萄糖最快,为30 分钟,蔗糖为 1 小时,淀粉类为 1.5 小时,蛋白质为 3 小时。了解这些对糖尿病患者选择食物、进餐时间,尤其对注射胰岛素的患者或主要表现为餐后高血糖的患者很重要。血糖指数除主要受食物种类的影响外(如谷类>豆类、小麦>大麦、菠萝>苹果),还受以下因素影响:①与膳食纤维的含量有关,膳食纤维越多,GI 越低;②与食物的物理特性有关,淀粉颗粒越大,GI 越低(干米饭低于稀饭);米饭放冷后,GI 变低;③与加工烹调方法有关,加工时间越长、温度越高,GI 越高;④食物的混合效益,混合蛋白质和脂肪或纤维素,GI 降低;⑤药物如 α-糖苷酶抑制剂(如阿卡波糖和伏格列波糖),可延缓复杂碳水化合物分解和吸收速度,从而使复杂碳水化合物的 GI 降低。

三、蛋白质

蛋白质是生命和机体的物质基础,机体所有重要组成部分和许多生物学功能都需蛋白质参与,因此饮食中注意蛋白质的摄入是必要的,虽然蛋白质亦能给机体提供能量,1g 蛋白质仅产热 0.96kJ(4kcal),但这不是它的主要功能,蛋白质的日需要量为 0.8~1.2g/kg,占总热量的 15%~20%,对处于生长发育阶段的儿童或糖尿病合并感染、妊娠、哺乳、营养不良、血液透析及慢性消耗性疾病者应适当放宽对蛋白质的限制(可按每日 1.2~1.5g/kg 体重计算,儿童患者按每日 2g/kg 体重计算)。蛋白质长期摄入不足可导致消瘦、贫血、抵抗力降低、糖尿病病情恶化,严重时甚至危及生命,但蛋白质摄入过多,供过于求,对糖尿病患者亦无好处,甚至对血糖控制和并发症的发生带来不利。近年来动物实验和临床研究证明,高蛋白质摄入可加剧糖尿病患者早期肾小球高滤过,促使蛋白尿和糖尿病肾病发生,对已有临床糖尿病肾病的患者(不论有无肾功能减退),应适当限制蛋白质摄入(可按每日 0.6~0.8g/kg 体重计算)。在考虑蛋白质总需要量时,必须同时考虑蛋白质的质量。蛋白质的供给,除了谷类食物中的蛋白质(含蛋白质 6%~10%)外,还应注意有一定比例的动物性蛋白质与豆类蛋白,后者含有丰富的人体必需氨基酸,生理价值高,生物利用率高,常称为优质蛋白质,一般要求动物性蛋白质应占蛋白质总量的40%~50%,而植物性蛋白的生物利用率较低,不应摄入过多。不同食物中蛋白质含量详见常用食物成分表。

四、脂肪

脂肪是人体的主要构成部分,它以多种形式存在于人体的各种组织中,是体内热能贮备及主要供能物质。糖尿病患者脂肪需要量为每日每千克标准体重 0.6~1.0g(包括烹调油和食物中所含的脂肪),占日总热量的 20%~25%。在考虑脂肪的需要量时,必须注意动物性脂肪(猪油、肥肉、羊油、牛油、乳油等)和植物性脂肪(如豆油、菜籽油等)的比例。动物性脂肪除鱼油外含饱和脂肪酸多,摄入过多可导致血清胆固醇和甘油三酯增高而引起动脉硬化症,植物油富含不饱和脂肪酸,在体内能帮助胆固醇转运,有降低血清胆固醇、防止心血管疾病的作用,但过量摄入对机体有害无益。在每日所需脂肪总量的情况下,要求饮食中不饱和脂肪酸(如橄榄油、油菜籽油、花生油、芝麻油、向日葵油、食用代用油和高脂肪鱼类)和饱和脂肪酸(主要来源于动物性脂肪)的比例约为 2∶1。对肥胖患者应采用低脂肪膳食,无论是饱和脂肪酸还是不饱和脂肪酸均应加以限制。胆固醇的日摄入量应小于 300mg,所有肉类食物均含有胆固醇,其他如蛋黄、黄油、甲壳类鱼和动物内脏(特别是心、肾、肝、脑等)中胆固醇含量高,不论是青年、老年还是糖尿病患者均应少吃或不吃,可选择瘦肉、鱼及家禽类等。

五、高纤维素饮食

纤维素是膳食纤维的一种,它由碳、氢、氧三种元素构成,具有糖类的结构,它与淀粉结构的不同之处是,前者为 β-1,4-糖苷键连接,淀粉为 α-1,4-糖苷键连接。食草动物能消化纤维素,是因为食草动物肠道内具有产生消化纤维素酶的细菌,而人类肠道淀粉酶只对专一空间结构为 α 连接的淀粉起作用,因此纤维素被称为不被人类利用的多糖,既不被吸收,也不提供能量。食物纤维分为可溶性及非可溶性两大类。非可溶性纤维有纤维素、半纤维素、木质素,存在于粗粮和豆类种子的外皮、植物的茎和叶部;可溶性食物纤维有果胶、藻胶、豆胶等,存在于水果、蔬菜、海带、紫菜及豆类中。纤维食品的选择范围很广,包括豆类、块根类、绿色蔬菜、谷物类(稻米、大麦、小麦、燕麦、黑麦及玉米等)。高纤维素饮食可延缓胃的排空,使患者有饱胀感,减轻饥饿症状;可溶性纤维素亲水后容积增大,湿度增加,并能在肠内与果胶和瓜胶等形成凝胶,延缓碳水化合物吸收,促进肠蠕动,促进排泄多余的脂类,与胆固醇盐结合,可减少脂类的吸收,同时可使粪便软化,有利于通便;高纤维饮食还可减少胰高糖素分泌,增强外周组织对胰岛素的敏感性,长期食用可有利于降低空腹及餐后血糖,降低高胰岛素血症,减少口服降血糖药物和胰岛素的用量,并可减肥,从而有助于纠正代谢紊乱。国内常用米糠、麦麸、麦糖、甜菜屑、玉米皮及海藻类植物制成纤维粉末食品,如饼干、糕点及粉剂供食用。对 2 型糖尿病消瘦型和 1 型糖尿病患者、并发症中有腹泻等消化道症状者,应根据病情酌情减少用量和慎用。绝经后女性、生长期儿童和老年人,易引起缺钙和微量元素缺乏,要额外补充钙剂,对注射胰岛素的患者给予高纤维素食品后应及时调整胰岛素剂量,以免低血糖发生;为防止大量进食高纤维素饮食后出现腹泻、肠痉挛和腹部不适等,可以从小量开始。但目前尚无可靠的临床资料对长期补充高纤维食品的安全性进行评价,故食物中的纤维素仍以天然食物为优,饮食中适当选用粗杂粮(如玉米、荞麦面和燕麦面等),多食新鲜绿叶蔬菜和适量的水果。

六、其他饮食应注意的问题

1.减少钠的摄入 糖尿病患者高血压的发生率是一般人群的2倍左右,多数糖尿病患者伴有高血压和肥胖,进食钠过多不利于高血压的防治。美国心脏病学会建议,每日钠盐摄入量不超过3g(氯化钠不超过6g)。目前我国人群包括糖尿病患者大多进盐过多(平均每日10g左右),因此对糖尿病患者,特别是已合并高血压者,应严格限制钠的摄入。

2.甜味剂 目前世界上使用的甜味剂很多,有几种不同的分类方法。按其来源可分为天然甜味剂和人工合成甜味剂;按其营养价值分为营养性甜味剂和非营养性甜味剂;按其化学结构和性质分为糖类和非糖类甜味剂。糖醇类甜味剂多由人工合成,其甜度与蔗糖差不多。因其热值较低,或因其与葡萄糖有不同的代谢过程,尚可有某些特殊的用途。非糖类甜味剂甜度很高,用量少,热值很小,多不参与代谢过程,常称为非营养性或低热值甜味剂,也称高甜度甜味剂,是甜味剂的重要品种。有些糖尿病患者喜吃甜食,但不能吃糖,可以用少量甜味剂(非糖类甜味剂)来代替糖。目前甜味剂有以下品种可供选择:①木糖醇;②甜叶菊甙;③氨基酸甜味剂。木糖醇是糖尿病患者常用的替代糖,替代蔗糖,既能避免糖代谢紊乱,又能满足患者对糖的欲望,但事实并非如此,木糖醇同样产生热量。据观察,进食木糖醇后对正常人或控制良好的糖尿病患者血糖升高的速度和幅度低于葡萄糖和蔗糖,但亦可使血糖有所升高。另外,木糖醇吸收率低,吃多了易引起腹胀和腹泻,因此,木糖醇只适用于控制良好的糖尿病患者,每日用量不超过50g,并计算到总热量中,糖尿病控制不好的不要用。甜叶菊苷的甜度为蔗糖的300倍,从天然植物中提取,比较安全,甜度高、热量低,并且有一定的降低血压、促进代谢等效应,它不提供热量,但口感欠佳,可少量使用,孕妇禁用。国外目前常用的甜味剂是Aspartame(译名阿斯巴甜),商品名为NutraSweet(纽特健康糖),是由天冬氨酸和苯丙氨酸组成的小分子多肽(天冬酰苯丙氨酸酯),其甜度为蔗糖的120倍,口感甚好。它在胃肠道中被酶代谢为三种在食物中就天然存在的成分天冬氨酸、苯丙氨酸和甲醇。因是氨基酸,每克产热量0.96kJ(4kcal),因甜度大,用量小,可以略而不计其量,服后不升高血糖。其缺点是不耐高温,高温后失去甜味,故不能用于烘烤制品。

3.饮酒 酒中含的酒精热量很高,1g酒精产热7kcal,不含其他营养素,并增加肝负担,且饮酒又往往干扰饮食治疗,应少饮为宜,长期过多饮酒可加重糖尿病患者糖代谢和脂代谢紊乱,并可掩盖低血糖症状,且使低血糖难以恢复(因酒精可阻碍肝糖原输出);一些服用某些磺酰脲类降血糖药物(如氯磺丙脲和甲苯磺丁脲等)的糖尿病患者在饮酒后易出现心悸、气短和面色潮红等。有饮酒嗜好者,每周饮酒应少于2个酒精单位。1个酒精单位相当于啤酒285mL,或葡萄酒115mL,或烈性白酒25mL,同时酒中所含的热量应计算在饮食计划中。白酒除提供能量外,不含其他营养素,对合并肝病者尤其不利,更不能随意饮用。如逢年过节或亲友相聚,应尽量选用低度的葡萄酒、黄酒、干红或啤酒,并少饮为佳。

4.吸烟 长期吸烟可加剧糖尿病患者业已存在的大血管(心、脑血管和下肢)动脉硬化性疾病的危险性,且显著促进糖尿病慢性微血管并发症如糖尿病肾病和糖尿病视网膜病变的发生和发展,这可能与吸烟损害血管内皮细胞、活化血小板和诱发脂代谢异常等有关。糖尿病患者应尽量不吸烟或最大限度地少吸烟,戒烟是糖尿病生活方式干预的重要措施之一。

5.水果 从饮食科学上讲水果是值得推荐的,它富含维生素、矿物质、食用纤维(果胶)等,即使对糖尿病患者也是有益的,但水果中一般含单糖如葡萄糖、果糖及双糖如蔗糖等较多,吸收快,不利于血糖控制在平稳的水平,当血糖控制不理想时建议暂时不吃水果,而可以把西红柿、黄瓜等蔬菜当水果吃。但糖尿病患者在血糖水平控制理想时,应当把水果作为热量计算在饮食计划中(以下列举的每 1 份水果相当于 25g 粮食提供的热量:西瓜 500g、草莓 300g,梨、桃、苹果、橘子、橙子、猕猴桃 200g。每天所进食的水果不要超过 1 份,且应减少 25g 主食),每两餐之间或睡前加餐时,可以吃水果代替其他食物。所食水果中含糖量一般每日不超过 20g(相当于主食大米 25g)。糖尿病患者所食水果应以含糖量较低的新鲜水果如西瓜、草莓和猕猴桃等为佳,干果、果汁、水果罐头和含糖量较高的水果如香蕉等,糖尿病患者以不吃为好。

6.维生素和微量元素 维生素和微量元素是人体代谢和维持生命不可缺少的物质,一般认为糖尿病患者只要保持均衡饮食,注意经常变换食谱和各类食品的摄取,就可以避免维生素和微量元素的缺乏,无须特殊补充。一些动物实验和临床研究报道,糖尿病患者体内维生素 E 和维生素 C 水平降低,可适当补充,并具有一定抗氧化作用,对机体有益。

微量元素是人体必需的营养素,对糖尿病患者而言相对更加重要。一些研究报道,糖尿病患者常常缺乏某些微量元素如铬、硒、镁和锌等,适量补充可能有助于改善胰岛素的敏感性,但切忌盲目补充。

铬:其生理功能主要是三价铬的作用,而六价铬则对人体有害,可干扰许多酶的活性,损害肝肾等。现有研究已证实,铬有协助或增强胰岛素的作用,铬的缺乏可加重胰岛素抵抗。成人每日铬的摄入量为 50μg。铬的主要食物来源有糙米、麸糠、豆类、肉和奶制品;动物肝脏、鱼、蛋黄、海产品等也含有较丰富的铬。食物中的铬多为三价铬。

硒:参与机体的物质和能量代谢,硒的主要生物学功能是抗氧化、清除活性氧和自由基,硒同时有类胰岛素样作用,有协助降血糖的作用。成人每日摄入量为 50μg 左右。海产品是硒的最佳天然来源,动物内脏、肉类、壳类、大蒜、洋葱、柿子、南瓜、芝麻、香菇和红葡萄酒等天然食物中也含有硒。

镁:是糖和蛋白质等代谢的必需元素。镁的缺乏与胰岛素抵抗有关,镁的缺乏在糖尿病视网膜病变、高血压和缺血性心脏病等发生中也起着一定的作用。适当补镁可在一定程度上改善胰岛素抵抗和胰岛 β 细胞功能。成人每日镁的摄入量为 350mg。镁的最佳食物来源为坚果,豆类、海产品、肉类、动物内脏及绿色蔬菜也是镁的良好来源;镁也存在于谷物、麦麸、麦胚等谷物的外壳中,但常在碾磨过程中受到严重破坏而流失。

锌:可以促进细胞的正常分化和发育,调节能量、蛋白质、核酸和激素的合成代谢。锌与胰岛素的活性有关,锌的缺乏可影响胰岛素的合成、贮存、分泌及其结构的完整性。成人每日锌的摄入量为15mg。所有食物中以牡蛎含锌量最高,各种海产品含锌量也相当丰富;肉类、蛋类、动物内脏、乳制品等动物性食品含锌量也较高,且较易吸收。

七、食品交换法

为了使饮食多样化,可用食品交换法,即将食物按照来源、性质分类,同类食物在一定重量内所含的碳水化合物、蛋白质、脂肪及热量相近。一般将食物分为六大类,即谷类、蔬菜类、水果类、瘦肉类、乳类及油脂类,在同类食品间可以相互交换,使食谱多样化以调节患者的饮食。下面为常用各类饮食的等值交换。

1.等值谷物类 50g/份:白米、白面、小米、高粱米、挂面、咸苏打饼干、干玉米、藕粉;咸面包70g,干粉条40g,鲜玉米750g,凉粉750g,土豆250g,绿豆和红小豆70g等。该类食品主要作为主食或主食代用品,相互之间可以交换,选择时应粗细搭配。

2.等值蔬菜类 500g/份(含糖量小于4%):大白菜、大头菜、青菜、鸡毛菜、菠菜、油菜、韭菜、芹菜、甘蓝、西葫芦、冬瓜、黄瓜、莴笋、西红柿、黄瓜、茄子、绿豆芽、菜花、鲜蘑菇等;350g/份:南瓜、大青椒、萝卜、水发海带等;丝瓜300g;250g/份:扁豆、豆角、豇豆;200g/份:胡萝卜和蒜苗;新豌豆100g;水浸海带75g。一般情况下含碳水化合物较少(小于4%)的蔬菜可随意食用,但烧菜所用植物油应限量。

3.等值瘦肉和豆制品类 50g/份:牛肉、羊肉、猪肉、鸡肉、大鸡蛋一个、鱼肉、虾;50g/份:干豆腐、豆腐丝、油豆腐;100g/份:水豆腐和蛤蜊肉;肉松20g。主要作为供应蛋白质的食品,猪肉和羊肉含脂肪相对较高,鸡肉和牛肉含脂肪相对较少,鱼肉含较多不饱和脂肪酸,是提高蛋白质比较理想的食品。

4.等值豆乳类 淡牛奶110mL;豆浆200mL、无糖酸牛奶220mL、牛奶粉15g、豆腐粉20g。大豆及其制品也是提供蛋白质为主的食品。乳制品含有丰富的蛋白质、维生素和矿物质,也是值得向糖尿病患者推荐的食品。

5.脂肪和干果类 一汤匙油9g:花生米20g、核桃仁15g、杏仁15g、葵花籽30g、南瓜子30g。此类含有较高的蛋白质和脂肪,是含热量较高的食品,常被糖尿病患者作为零食而食用,不可多食,所食热量应计算在总热量之内,此类食品应"点到为止"。

6.等值水果类 鸭梨250g(2小个)、葡萄200g(20个)、桃子175g(1大个)、新鲜枣100g(10个)、西瓜750g、黄岩蜜橘200g(中等大2个)、甜橘200g(中等大2个)、草莓375g、新荔枝200g(6个)、猕猴桃200g、苹果200g、桃子200g。糖尿病患者在血糖控制好的情况下,建议在两餐之间或睡前可适量吃些新鲜水果,但一般每日不超过1份或其含糖量不超过20g,并计算在总热量之中。

八、糖尿病饮食治疗常见的误区

临床上常见许多糖尿病患者对糖尿病饮食治疗很重视,但常常不知所措,并出现许多错误的观点,常见的一些误区如下:①单纯控制主食就等于饮食治疗,饭吃得越少对病情控制越有利;②咸的食品或含甜味剂的糖尿病专用食品不需控制;③少吃饭多吃豆制品(甚至作为主食);④多吃食物只要加大口服降糖药或胰岛素剂量就可以使血糖正常;⑤饮食控制已非常严格,吃点零食充饥没有关系(如较多地食用油炸花生米和瓜子等,零食或坚果类食物也是产生热量的,只能适量吃一点,不可不加控制);⑥少吃一顿就不用再吃药,易导致血糖波动;⑦采用胰岛素治疗或服用药物后饮食就不需要再控制了:饮食治疗是基本原则,不进行饮食控制,降糖效果不好,降糖药超量易出现低血糖和药物不良反应;⑧植物油中含有大量的不饱和脂肪酸,比动物油要好,因此不需要限制植物油摄入;⑨膳食纤维对于控制血糖有利,因此每日只吃粗粮不吃细粮;⑩用尿糖试纸是否变色评价食物是否含糖;⑪山楂(红果)或流传的降糖食疗方法都可以降糖,无须限制;⑫吃米饭比吃面食升血糖更高(其实米面含碳水化合物的比例基本相似);⑬不吃糖,但可以多吃些蜂蜜;⑭糖尿病食品不含糖,可以作为加餐或随意多吃,其实很多糖尿病食品含有不同程度的碳水化合物,进入体内可分解转化葡萄糖,不适当食用可升高血糖;⑮限制饮水:糖尿病患者控制喝水会加重病情,甚至引起酮症酸中毒或高渗性昏迷,糖尿病患者平时注意补充水分:在肾功能正常的情况下未渴先饮,保证每天有充足的饮水;⑯不能吃水果:在患者血糖控制达标,并已维持1~2周的情况下,可以在两餐间适量食用一些,对血糖影响较小的水果(橙子、番茄、草莓和胡柚等),应少吃或不吃对血糖影响较大的水果(香蕉、红枣、椰子等),水果的热量也要计算在总热量计划中,有条件的话,还可以在吃水果前后进行血糖监测,以便掌握不同水果对血糖的影响,逐渐挑选出最适合自己的水果种类和食用量。

第二节 1型糖尿病胰岛素治疗

一、中国1型糖尿病(T1DM)现况与规范胰岛素治疗的必要性

1.中国T1DM患者生存状况

(1)中国T1DM患者血糖达标率低。2003年北京地区儿童青少年糖尿病控制管理状况调查研究显示,平均年龄12岁的T1DM患者平均糖化血红蛋白(HbA1c)为9.8%,在西太平洋地区各国家和地区排名中位列第九,血糖控制不良者占64.2%。2004年上海地区儿童青少年糖尿病血糖控制调查发现,<15岁发病患者平均HbA1c为8.9%。来自广东省T1DM转化医学研究2011年的数据显示,年龄中位数29.6岁的T1DM患者平均HbA1c为8.6%。2013年北京地区T1DM儿童血糖控制管理状况研究显示,<18岁患者平均HbA1c为8.5%,血糖控制达标率仅15.0%。2013年重庆、武汉、成都地区的T1DM儿童青少年生存质量调查及分析发现,>12岁青少年中HbA1c>7.5%者占39.3%。我国上述调查观察的患者数量较少,虽然不能完全反映实际情况,但已显示与2009年美国"Search for Diabetes in Youth"研究调查中<20岁T1DM患者HbA1c达标率为44.4%、平均HbA1c水平为8.18%相比,有一定差距。

（2）中国1型糖尿病患者急慢性并发症发生率高。2002年美国一项T1DM急性并发症调查研究显示,T1DM患者糖尿病酮症酸中毒(DKA)的发生率为0.08次/(人·年),严重低血糖事件的发生率为0.19次/(人·年)。美国Joslin糖尿病中心"50年奖章"项目随访的351例>50年病程的T1DM患者中,>40%的患者未合并糖尿病相关并发症。而广东省T1DM转化医学研究的调查显示,T1DM患者的DKA发生率达26.4次/100(人·年)。另一项针对西太平洋地区T1DM患者的流行病学调查研究也表明,中国地区T1DM患者的低血糖事件发生率高达0.388次/(人·年),且微血管并发症发生率位于各地区前列。

（3）中国T1DM患者寿命短。美国Joslin糖尿病中心"50年奖章"项目在1997—2007年共招募到443例病程>50年的T1DM患者,而2012年由中华医学会糖尿病学分会启动的"呵护生命,携手同行"T1DM患者关爱项目招募的病程>30年的T1DM患者仅为105例。

2.中国T1DM胰岛素治疗方案与国外差异　中国3C研究发现,国际倡导的"基础+餐时"胰岛素强化治疗方案在我国应用率低,接受调查的764例T1DM患者,仅34.7%使用4次/天的基础加餐时胰岛素注射治疗方案,而有45.0%采用每天2针的胰岛素注射治疗方案,且使用2次/天注射方案者以儿童、青少年居多。广东省T1DM转化医学研究对1 270例入组患者的分析显示,仅有12.5%的患者使用胰岛素泵治疗,34.3%的患者使用4次/天的基础加餐时胰岛素注射治疗方案。西太平洋地区T1DM流行病学调查显示,我国胰岛素治疗以2次/天方案者居多(占67.9%),持续皮下胰岛素输注(CSII)使用率较低(4.7%),与西方国家相比有显著差距。

3.规范中国T1DM胰岛素治疗的必要性　规范我国T1DM胰岛素治疗,有利于患者达到良好的血糖控制,减少血糖波动,降低低血糖和糖尿病并发症的风险,提高患者生活质量、延长寿命。中国肥胖及2型糖尿病外科治疗指南(2019版)根据中国T1DM特点,参考国际主流指南、大型临床研究结果,对胰岛素类型和胰岛素治疗方案的选择、胰岛素剂量的确定和调整策略、血糖监测和评估的方法等方面做出相应的规范和指导。

二、T1DM胰岛素治疗

1.T1DM胰岛素治疗原则　T1DM患者因自身胰岛素分泌绝对缺乏,完全或部分需要外源性胰岛素替代以维持体内糖代谢平衡和生存。

T1DM患者胰岛功能差,需要通过外源性胰岛素以模拟生理性胰岛素分泌方式进行胰岛素补充,基础加餐时胰岛素治疗是T1DM首选胰岛素治疗方案。

应用基础加餐时胰岛素替代治疗,尽可能避免低血糖的前提下使血糖达标,能够降低T1DM远期并发症发生率。

建议胰岛素治疗方案应个体化,方案的制订需兼顾胰岛功能状态、血糖控制目标、血糖波动幅度与低血糖发生风险。

基础加餐时胰岛素替代治疗方法包括每日多次胰岛素注射(MDI)和持续皮下胰岛素输注(CSII)。

2.T1DM 胰岛素治疗方案

(1)MDI:基础胰岛素可通过中效胰岛素、长效胰岛素或长效胰岛素类似物给予,餐时胰岛素可通过短效胰岛素,或速效胰岛素类似物给予(表6-1)。与中效胰岛素相比,长效胰岛素类似物空腹血糖控制更好,夜间低血糖发生风险更低。

表6-1 1型糖尿病每日多次胰岛素注射方案

方案	早餐前	中餐前	晚餐前	睡前
方案1	短效/速效	短效/速效	短效/速效	中效/长效
方案2	短效/速效	短效/速效	短效/速效	长效类似物
方案3	短效/速效+中效/长效	短效/速效	短效/速效	中效/长效

(2)CSII:采用人工智能控制的胰岛素输入装置,持续皮下胰岛素输注短效胰岛素或速效胰岛素类似物提供基础和餐时胰岛素,可模拟生理性胰岛素分泌模式。中效胰岛素、长效胰岛素、长效胰岛素类似物及预混胰岛素不能用于持续皮下胰岛素输注。速效胰岛素类似物吸收快、起效迅速,在持续皮下胰岛素输注中更具优势。胰岛素泵使用适应证:①MDI 方案血糖控制不理想者;②频发低血糖和(或)发生无症状低血糖者;③妊娠糖尿病患者;④对胰岛素极度敏感者(胰岛素泵比皮下注射更精确);⑤既往发生过黎明现象者(此类患者可通过提高基础胰岛素量来对抗清晨高血糖);⑥因神经病变、肾病、视网膜病变等糖尿病并发症或根据病情需要加强血糖管理者;⑦实施 MDI 方案的患者有意愿且有良好的自我管理能力者,包括频繁的自我血糖监测、碳水化合物计算、胰岛素剂量调整。

3.胰岛素初始剂量

(1)MDI 方案

1)初始 MDI 方案:①体重在成年理想体重正负 20%以内的 T1DM,若无特殊情况胰岛素需要总量 0.4~0.8U/(kg·d),总量也可以最小剂量 12~18U/d 起始;儿童根据年龄、体重及血糖情况酌情处理;②每日胰岛素基础量=全天胰岛素总量×(40%~60%)。长效胰岛素一般 1 次注射,中效胰岛素可 1~2 次/天注射;③每日餐时量一般按餐时总量的 35%、30%、35%分配在早、中、晚餐前。

2)CSII 方案改换 MDI 方案:①1 天胰岛素总量(U)=现用胰岛素剂量总和(部分患者每日胰岛素总剂量需要增加 10%~20%);②3 次餐前短效或速效胰岛素加睡前 1 次中效胰岛素治疗方案:早餐前胰岛素剂量=CSII 早餐前大剂量+早餐前至午餐前的基础输注率总和,中餐前胰岛素剂量=CSII 中餐前大剂量+中餐前至晚餐前的基础输注率总和,晚餐前胰岛素剂量=CSII 晚餐前大剂量+晚餐前至睡前的基础输注率总和,睡前中效胰岛素剂量=睡前至次日早餐前的基础输注率总和;③3 次餐前短效或速效胰岛素加睡前 1 次长效胰岛素类似物治疗方案:早餐前胰岛素剂量=CSII 早餐前大剂量,中餐前胰岛素剂量=CSII 中餐前大剂量,晚餐前胰岛素剂量=CSII 晚餐前大剂量,睡前长效胰岛素类似物剂量大约相当于 CSII 全天基础输注率总和;④3 次餐前短效或速效胰岛素,早餐前及睡前各加 1 次中效胰岛素治疗方案:早餐前胰岛素剂量=CSII 早餐前大剂量,早餐前中效胰岛素剂量＝CSII 早餐前至晚餐前胰岛素的基础输注率总和,中餐前胰岛素剂量＝CSII中餐前大剂量,晚餐前胰岛素剂量＝CSII 晚餐前大剂量＋晚餐前至睡前的基础输注率总和,睡前中效胰岛素剂量＝睡前至次日早餐前的基础输注率总和。

（2）CSII 方案:①初始 CSII 方案的患者 1 天胰岛素总量(U)＝体重(kg)×(0.4~0.5)U/kg;②由 MDI 转换为 CSII 方案:MDI 方案的患者 1 天胰岛素总量(U)＝用泵前胰岛素用量(U)×(70%~100%);③每日基础量＝全天胰岛素总量×(60%~40%),T1DM 常规分为≥6 个时间段,以尽量减少或避免低血糖事件,或根据血糖情况分段设置基础输注率;④餐时追加量＝全天胰岛素总量×(40%~60%),根据早中晚三餐比例一般按 1/3、1/3、1/3 或1/5、2/5、2/5 分配,之后根据血糖监测结果调整。

4.特殊情况下的胰岛素治疗　T1DM 自然病程中胰岛功能衰竭速度存在个体差异,胰岛素治疗根据患者胰岛功能的衰竭程度和对胰岛素的敏感性差异,遵循个体化原则。

（1）T1DM 蜜月期:初诊的 T1DM 患者经胰岛素规范治疗后可出现受损的胰岛功能部分缓解期,可短期停用胰岛素,或每日使用很少量胰岛素治疗,其血糖水平也能维持在接近正常或正常的范围内,此阶段称为 T1DM 蜜月期。在此阶段根据血糖监测情况,可≤3 次/天小剂量胰岛素(包括预混胰岛素)注射,但应以维持血糖达标为准。

T1DM 蜜月期仍应进行血糖监测,对于出现血糖波动大、血糖不易控制,需频繁调整胰岛素用量者建议及时评估患者胰岛功能并及时改用胰岛素强化治疗方案。

（2）脆性糖尿病阶段:脆性糖尿病阶段是指由于胰岛 β 细胞功能完全衰竭,出现血糖巨幅波动,高血糖与低血糖同日内交替出现,频发不可预知的严重低血糖;可发生酮症酸中毒;糖尿病急慢性并发症的发生率及糖尿病相关的病死率均较高。一定病程后,T1DM可进入脆性糖尿病阶段,少数进展迅速的 T1DM 在确诊时即可进入脆性糖尿病阶段。

脆性糖尿病阶段的胰岛素治疗,建议使用 CSII 方案,或速效胰岛素类似物联合长效胰岛素类似物方案。联合应用非促泌剂类的口服药可能有助于减轻血糖波动,但尚缺少临床证据。

（3）儿童青少年 T1DM:儿童青少年 T1DM 可采用短效胰岛素、中效胰岛素或长效胰岛素进行方案组合,近年来也有部分胰岛素类似物被中国食品药品监督管理局(CFDA)批准用于儿童和青少年糖尿病的治疗,包括门冬胰岛素(>2 岁)、赖脯胰岛素(>12 岁)、地特胰岛素(>6 岁)和甘精胰岛素(6~18 岁适应证获批过程中)。

因特殊情况无法坚持基础加餐时胰岛素治疗方案的儿童青少年患者,如短期使用预混胰岛素治疗,必须加强血糖监测、及时根据血糖情况重新调整胰岛素治疗方案,避免长期血糖不达标带来的各种急、慢性并发症。

青春期患者为维持正常生长发育,应保证足够能量摄入,此时可适当增加胰岛素用量。

进入青春期后,体内性激素、生长激素等胰岛素拮抗激素分泌增多,胰岛素需要量增加;血糖水平较青春期前明显升高且波动较大,需要加强血糖监测,适时调整胰岛素治疗方案。

（4）T1DM 合并妊娠：T1DM 合并妊娠可采用短效胰岛素、中效胰岛素或长效胰岛素进行方案组合，或使用胰岛泵治疗。

目前经 CFDA 批准可用于妊娠期糖尿病和糖尿病合并妊娠患者的胰岛素类似物制剂是门冬胰岛素和地特胰岛素。

T1DM 女性患者无论在妊娠前、妊娠期及产后都应保证充足的营养和良好的血糖控制。

妊娠时胎盘分泌的孕激素、雌激素有拮抗胰岛素作用，胎盘分泌的胰岛素酶使血液中胰岛素水平和活性降低，妊娠中后期胰岛素需要量，尤其是日间胰岛素需要量增加。随着胎盘娩出，拮抗胰岛素的激素及破坏胰岛素的酶急剧减少或消失，分娩后患者胰岛素的需要量快速减少，一般分娩后 2~3 天胰岛素可减量至原量的 $1/3 \sim 1/2$。

（5）其他特殊情况：T1DM 超重或肥胖者存在胰岛素抵抗，胰岛素需要量增加，必要时可联合二甲双胍（<10 岁儿童禁用）。

T1DM 合并感染和处于应急状态时，胰岛素需要量增加。

T1DM 患者禁食时，仍然需要基础胰岛素补充，之后根据进食和血糖逐渐恢复并调整餐时胰岛素。

肾衰竭者根据血糖监测结果适当减少胰岛素用量。

5.影响胰岛素作用的因素

（1）影响胰岛素作用的常见因素：若患者血糖控制不理想，应考虑下列因素的可能：①注射方法和注射部位是否正确；②自我血糖监测是否规范；③自我管理意识和技巧；④生活方式尤其是饮食和运动不规律；⑤心理与社会心理困境；⑥其他可能的原因，如胃轻瘫等。

（2）影响胰岛素作用的其他因素

1）拮抗胰岛素作用的因素：①糖皮质激素、促肾上腺皮质激素、胰高血糖素、雌激素、口服避孕药、甲状腺素、肾上腺素、噻嗪类利尿剂、苯妥英钠等可升高血糖浓度，合用时应调整胰岛素用量；②某些钙通道阻滞剂如可乐定、丹那唑、生长激素、肝素、H_2 受体阻滞剂、吗啡等药物可改变糖代谢，使血糖升高，因此与上述药物合用时，胰岛素应适当加量；③吸烟可通过释放儿茶酚胺而拮抗胰岛素的降糖作用，还能减少皮肤对胰岛素的吸收，因此吸烟的 T1DM 患者突然戒烟时应适当减少胰岛素用量。

2）协同胰岛素作用的因素：①雄激素、单胺氧化酶或抑制剂可增强胰岛素的降糖作用；②抗凝血药物、水杨酸盐、磺胺类药及抗肿瘤药物甲氨蝶呤等可与胰岛素竞争结合血浆蛋白，从而使血液中游离胰岛素水平增高；③中等量至大量的乙醇可增强胰岛素引起的低血糖作用，引起严重、持续的低血糖，在空腹或肝糖原贮备较少的情况下更易发生；④奎尼丁、氯喹、奎宁等可延缓胰岛素的降解，使血中胰岛素浓度升高从而加强其降糖作用；⑤血管紧张素转化酶抑制剂、溴隐亭、氯贝丁酯、酮康唑、锂、茶碱、甲苯达唑可通过不同方式直接或间接影响致血糖降低，胰岛素同上述药物合用时应适当减量；⑥奥曲肽可抑制生长激素、胰高血糖素及胰岛素的分泌，并使胃排空延迟及胃肠道蠕动减缓，引起食物吸收延迟,从而降低餐后高血糖,在开始使用奥曲肽时,胰岛素应适量减量,以后再根据血糖调整。

三、T1DM 血糖监测与评估

1.T1DM 血糖监测方法　血糖监测对反映降糖治疗的效果及指导治疗方案的调整有重要的意义。血糖监测方法包括应用血糖仪进行的自我血糖监测(SMBG)、动态血糖监测(CGM)和 HbA1c 的测定。其中 SMBG 是血糖监测的基本形式。

(1)SMBG:血糖达标者 4 次/天监测血糖(早餐前、中餐前、晚餐前、睡前)。治疗开始阶段或出现以下情形时可增加 SMBG 频率至≥7 次/天(包括进餐前后、睡前、运动前后、发生低血糖时):血糖控制不达标;强烈的血糖控制意愿而 HbA1c 未达标者;低血糖事件发生频率增加或对低血糖症状的感知降低;应激状态;备孕、妊娠期和哺乳期;处于特殊生活状态(如长时间驾驶、从事高危活动或外出旅游等)。

(2)HbA1c 监测:血糖控制良好的情况下,成人 T1DM 患者每 3~6 个月、儿童和青少年 T1DM 患者每 3 个月检测 1 次 HbA1c。

(3)CGM:CGM 是 SMBG 有益的补充,推荐有条件的患者血糖波动较大时进行 CGM。存在以下情况的 T1DM 患者强烈推荐采用 CGM 方案:①新生儿、婴幼儿、学龄前儿童、妊娠期血糖波动较大时;②有严重并发症或正在接受可能导致血糖波动的治疗者;③现阶段有无感知的低血糖、夜间低血糖、较高频率的低血糖事件(>2 次/周)严重影响生活者。

2.T1DM 血糖评估方法

(1)HbA1c 达标:综合考虑每日活动量、良好血糖控制的意愿、发生并发症的可能性、并发症、低血糖发生频率和低血糖史等因素,为每个 T1DM 患者制定个体化的糖化目标。一般成人 T1DM 合理的 HbA1c 控制目标是<7.0%。无低血糖、病程较短、预期寿命较长和无明显心脑血管并发症者建议目标更严格(<6.5%)。年龄<18 岁的青少年患者 HbA1c 目标为<7.5%。其他特殊人群或情况下,血糖达标目标遵从个体化原则:老年患者如无并发症且预期寿命长者,HbA1c 目标为<7.5%;合并轻中度并发症者 HbA1c 目标为<8.0%;合并严重并发症、一般情况差者 HbA1c 目标为<8.5%。

(2)低血糖:低血糖指有典型低血糖症状且血糖≤3.9mmol/L,典型症状:冷汗、饥饿、头痛、恶心、眩晕、心悸、震颤、虚弱,严重者可有脑功能受损症状。无症状性低血糖指不伴有典型低血糖症状但血糖≤3.9mmol/L 的低血糖事件;症状性低血糖指有低血糖症状但没有血糖监测值(但推测其症状由血糖≤3.9mmol/L 引起)的低血糖事件;相对低血糖指患者自觉有低血糖的典型症状,并自认为发生了低血糖但血糖>3.9mmol/L 的低血糖事件;严重低血糖指患者不能自救,需要他人帮助、需要紧急救治的低血糖事件。有低血糖风险的患者在每次就诊时应该询问症状性和无症状性低血糖,对于无症状低血糖或出现过一次或多次严重低血糖的患者,应该重新评估其治疗方案。

(3)血糖波动:日内血糖波动的评估指标包括平均血糖波动幅度(MAGE)、血糖水平的标准差(SDBG)、血糖波动于某一范围的时间百分比、曲线下面积或频数分布、最大血糖波动幅度(LAGE)。日间血糖波动的评估指标包括空腹血糖变异系数(FPG-CV)和日间血糖平均绝对差(MODD)。餐后血糖波动的评估指标包括平均进餐波动指数(MIME)和餐后血糖的时间与曲线下面积增值(IAUC)。

第三节 2型糖尿病的降糖治疗

一、口服降糖药物

高血糖的药物治疗多基于纠正导致人类血糖升高的两个主要病理生理改变——胰岛素抵抗和胰岛素分泌受损。根据作用效果的不同,口服降糖药可分为主要以促进胰岛素分泌为主要作用的药物(磺脲类、格列奈类、二肽基肽酶4抑制剂)和通过其他机制降低血糖的药物(双胍类、噻唑烷二酮类、α-糖苷酶抑制剂、钠-葡萄糖协同转运体2抑制剂)。磺脲类和格列奈类直接刺激胰岛β细胞分泌胰岛素;二肽基肽酶4(DPP-4)抑制剂通过减少体内GLP-1的分解、增加GLP-1浓度从而促进胰岛β细胞分泌胰岛素;双胍类的主要药理作用是减少肝葡萄糖的输出;噻唑烷二酮类(TZDs)的主要药理作用为改善胰岛素抵抗;α-糖苷酶抑制剂的主要药理作用为延缓碳水化合物在肠道内的消化吸收。钠-葡萄糖协同转运体2(SGLT2)抑制剂的主要药理作用为通过减少肾小管对葡萄糖的重吸收来增加肾脏葡萄糖的排出。

糖尿病的医学营养治疗和运动治疗是控制2型糖尿病高血糖的基本措施。在饮食和运动不能使血糖控制达标时应及时采用药物治疗。

2型糖尿病是一种进展性的疾病。在2型糖尿病的自然病程中,对外源性的血糖控制手段的依赖会逐渐增大。临床上常需要口服药物间及口服药与注射降糖药间(胰岛素、GLP-1受体激动剂)的联合治疗。

1.二甲双胍 目前临床上使用的双胍类药物主要是盐酸二甲双胍。双胍类药物的主要药理作用是通过减少肝脏葡萄糖的输出和改善外周胰岛素抵抗而降低血糖。许多国家和国际组织制定的糖尿病诊治指南中均推荐二甲双胍作为2型糖尿病患者控制高血糖的一线用药和药物联合中的基本用药。对临床试验的系统评价显示,二甲双胍的降糖疗效(去除安慰剂效应后)为HbA1c下降1.0%~1.5%,并可减轻体重。在我国2型糖尿病人群中开展的临床研究显示,二甲双胍可使HbA1c下降0.7%~1.0%。在500~2 000mg/d剂量范围,二甲双胍疗效呈现剂量依赖效应,在低剂量二甲双胍治疗的基础上联合DPP-4抑制剂的疗效与将二甲双胍的剂量继续增加所获得的血糖改善程度和不良事件发生的比例相似。UKPDS结果证明,二甲双胍还可减少肥胖的2型糖尿病患者心血管事件和死亡。在我国伴冠心病的2型糖尿病患者中开展的针对二甲双胍与磺脲类药物对再发心血管事件影响的临床随机分组对照试验结果显示,二甲双胍的治疗与主要心血管事件的显著下降相关。单独使用二甲双胍不导致低血糖,但二甲双胍与胰岛素或胰岛素促泌剂联合使用时可增加低血糖发生的风险。二甲双胍的主要不良反应为胃肠道反应。从小剂量开始并逐渐加量是减少其不良反应的有效方法。双胍类药物禁用于肾功能不全[血肌酐水平男性>132.6μmol/L(1.5mg/dL),女性>123.8μmol/L(1.4mg/dL)或预估肾小球滤过率(eGFR)<45mL/(min·1.73m^2)]、肝功能不全、严重感染、缺氧或接受大手术的患者。正在服用二甲双胍者当 eGFR 在 45~59mL/(min·1.73m^2)之间时不需停用,可以适当减量继续使用。造影检查如使用碘化对比剂时,应暂时停用二甲双胍。二甲双胍与乳酸性酸中毒发生风险间的关系尚不确定。长期使用二甲双胍者应注意维生素 B$_{12}$缺乏的可能性。

2.磺脲类药物　磺脲类药物属于胰岛素促泌剂,主要药理作用是通过刺激胰岛 β 细胞分泌胰岛素,增加体内的胰岛素水平而降低血糖。磺脲类药物可使 HbA1c 降低1.0%~1.5%(去除安慰剂效应后)。前瞻性、随机分组的临床研究结果显示,磺脲类药物的使用与糖尿病微血管病变和大血管病变发生的风险下降相关。目前在我国上市的磺脲类药物主要为格列本脲、格列苯脲、格列齐特、格列吡嗪和格列喹酮。磺脲类药物如果使用不当可导致低血糖,特别是在老年患者和肝、肾功能不全者;磺脲类药物还可导致体重增加。有肾功能轻度不全的患者,宜选择格列喹酮。消渴丸是含有格列本脲和多种中药成分的固定剂量复方制剂。消渴丸的降糖效果与格列本脲相当。与格列本脲相比,消渴丸低血糖发生的风险低,改善糖尿病相关中医症候的效果更显著。

3.TZDs　TZDs 主要通过增加靶细胞对胰岛素作用的敏感性而降低血糖。目前在我国上市的 TZDs 主要有罗格列酮和吡格列酮。在我国 2 型糖尿病患者中开展的临床研究结果显示 TZDs 可使 HbA1c 下降 0.7%~1.0%(去除安慰剂效应后)。TZDs 单独使用时不导致低血糖,但与胰岛素或胰岛素促泌剂联合使用时可增加低血糖发生的风险。体重增加和水肿是 TZDs 的常见不良反应,这些不良反应在与胰岛素联合使用时表现更加明显。TZDs 的使用与骨折和心力衰竭风险增加相关。有心力衰竭(纽约心脏学会心功能分级 Ⅱ级以上)、活动性肝病或转氨酶升高超过正常上限 2.5 倍及严重骨质疏松和有骨折病史的患者应禁用本类药物。

4.格列奈类药物　格列奈类药物为非磺脲类胰岛素促泌剂,我国上市的有瑞格列奈、那格列奈和米格列奈。此类药物主要通过刺激胰岛素的早时相分泌而降低餐后血糖,可将 HbA1c 降低 0.5%~1.5%。此类药物需在餐前即刻服用,可单独使用或与其他降糖药联合应用(与磺脲类降糖药联合应用需慎重)。在我国新诊断的 2 型糖尿病人群中,瑞格列奈与二甲双胍联合治疗较单用瑞格列奈可更显著地降低 HbA1c,但低血糖的风险显著增加。格列奈类药物的常见不良反应是低血糖和体重增加,但低血糖的风险和程度较磺脲类药物轻。格列奈类药物可以在肾功能不全的患者中使用。

5.α-糖苷酶抑制剂　α-糖苷酶抑制剂通过抑制碳水化合物在小肠上部的吸收而降低餐后血糖。适用于以碳水化合物为主要食物成分和餐后血糖升高的患者。国内上市的 α-糖苷酶抑制剂有阿卡波糖、伏格列波糖和米格列醇。在我国 2 型糖尿病人群开展的临床研究结果显示:①在初诊的糖尿病患者中每天服用 300mg 阿卡波糖的降糖疗效与每天服用 1 500mg 二甲双胍的疗效相当;②在初诊的糖尿病患者中阿卡波糖的降糖疗效与 DPP-4 抑制剂(维格列汀)相当;③在二甲双胍治疗的基础上阿卡波糖的降糖疗效与 DPP-4 抑制剂(沙格列汀)相当。α-糖苷酶抑制剂可与双胍类、磺脲类、TZDs 或胰岛素联合使用。在中国冠心病伴 IGT 的人群中的研究显示阿卡波糖能减少 IGT 向糖尿病转变的风险。

α-糖苷酶抑制剂的常见不良反应为胃肠道反应如腹胀、排气等。从小剂量开始,逐渐加量可减少不良反应。单独服用本类药物通常不会发生低血糖。用 α-糖苷酶抑制剂的患者如果出现低血糖,治疗时需使用葡萄糖或蜂蜜,而食用蔗糖或淀粉类食物纠正低血糖的效果差。

6.DPP-4 抑制剂　DPP-4 抑制剂通过抑制 DPP-4 而减少 GLP-1 在体内的失活,使内源性 GLP-1 的水平升高。GLP-1 以葡萄糖浓度依赖的方式增强胰岛素分泌,抑制胰高糖素分泌。目前在国内上市的 DPP-4 抑制剂为西格列汀、沙格列汀、维格列汀、利格列汀和阿格列汀。在我国 2 型糖尿病患者中的临床研究结果显示 DPP-4 抑制剂的降糖疗效(减去安慰剂效应后):可降低 HbA1c 0.4%~0.9%。单独使用 DPP-4 抑制剂不增加低血糖发生的风险,DPP-4 抑制剂对体重的作用为中性或轻度增加。西格列汀、沙格列汀、阿格列汀不增加心血管病变发生风险。在 2 型糖尿病患者使用沙格列汀的心血管结果评估研究中,观察到在具有心血管疾病高风险的患者中,沙格列汀的治疗与因心力衰竭而住院的风险增加相关。在有肾功能不全的患者中使用西格列汀、沙格列汀、阿格列汀和维格列汀时,应注意按照药物说明书来减少药物剂量。在有肝、肾功能不全的患者中使用利格列汀时不需要调整剂量。我国的研究显示在二甲双胍联用西格列汀的基础上加格列苯脲、格列奇特缓释片、瑞格列奈或阿卡波糖后可以进一步降低 HbA1c。

7.SGLT2 抑制剂　SGLT2 抑制剂通过抑制肾脏肾小管中负责从尿液中重吸收葡萄糖的 SGLT2 降低肾糖阈,促进尿葡萄糖排泄,从而达到降低血液循环中葡萄糖水平的作用。SGLT2 抑制剂降低 HbA1c 幅度为 0.5%~1.0%;减轻体重 1.5~3.5kg,降低收缩压 3~5mmHg。我国的研究与国际研究一致。SGLT2 抑制剂与其他口服降糖药物比较,其降糖疗效与二甲双胍相当。在具有心血管高危风险的 2 型糖尿病患者中应用 SGLT2 抑制剂恩格列净或卡格列净的临床研究结果显示,该药物可使主要心血管不良事件和肾事件复合终点发生发展的风险显著下降,心衰住院率显著下降。SGLT2 抑制剂单独使用时不增加低血糖发生的风险,联合胰岛素或磺脲类药物时,可增加低血糖发生风险。SGLT2 抑制剂在中度肾功能不全的患者可以减量使用;在重度肾功能不全患者中因降糖效果显著下降不建议使用。SGLT2 抑制剂的常见不良反应为生殖泌尿道感染,罕见的不良反应包括酮症酸中毒(主要发生在 1 型糖尿病患者)。可能的不良反应包括急性肾损伤(罕见)、骨折风险(罕见)和足趾截肢(见于卡格列净)。

目前在我国被批准临床使用的 SGLT2 抑制剂为达格列净、恩格列净和卡格列净。

二、GLP-1 受体激动剂

GLP-1 受体激动剂通过激动 GLP-1 受体而发挥降低血糖的作用。GLP-1 受体激动剂以葡萄糖浓度依赖的方式增强胰岛素分泌、抑制胰高糖素分泌,并能延缓胃排空,通过中枢性的食欲抑制来减少进食量。目前国内上市的 GLP-1 受体激动剂为艾塞那肽、利拉鲁肽、利司那肽和贝那鲁肽,均需皮下注射。GLP-1 受体激动剂可有效降低血糖,并有显著降低体重和改善甘油三脂(TG)、血压和体重的作用。单独使用 GLP-1 受体激动剂不明显增加低血糖发生的风险。GLP-1 受体激动剂可以单独使用或与其他降糖药联合使用。多项临床研究结果显示,在一种口服降糖药(二甲双胍、磺脲类)治疗失效后加用GLP-1 受体激动剂有效。GLP-1 受体激动剂的常见不良反应为胃肠道症状(如恶心、呕吐等),主要见于初始治疗时,不良反应可随治疗时间延长逐渐减轻。

研究报道,利拉鲁肽、利司那肽和艾塞那肽在伴有心血管病史或心血管危险因素的2 型糖尿病患者中应用,具有有益的作用及安全性。

三、胰岛素

胰岛素治疗是控制高血糖的重要手段。1 型糖尿病患者需依赖胰岛素维持生命,也必须使用胰岛素控制高血糖,并降低糖尿病并发症的发生风险。2 型糖尿病患者虽不需要胰岛素来维持生命,但当口服降糖药效果不佳或存在口服药使用禁忌时,仍需使用胰岛素,以控制高血糖,并减少糖尿病并发症的发生危险。在某些时候,尤其是病程较长时,胰岛素治疗可能是最主要的,甚至是必需的控制血糖措施。

医务人员和患者必须认识到,与口服药相比,胰岛素治疗涉及更多环节,如药物选择、治疗方案、注射装置、注射技术、SMBG、根据血糖监测结果所采取的行动等。与口服药治疗相比,胰岛素治疗需要医务人员与患者间更多的合作,并且需要患者掌握更多的自我管理技能。开始胰岛素治疗后应继续指导患者坚持饮食控制和运动,并加强对患者的教育和指导,鼓励和指导患者进行 SMBG 并掌握根据血糖监测结果来适当调节胰岛素剂量的技能,以控制高血糖并预防低血糖的发生。开始胰岛素治疗的患者均应通过接受有针对性的教育来掌握胰岛素治疗相关的自我管理技能,了解低血糖发生的危险因素、症状,以及掌握自救措施。

根据来源和化学结构的不同,胰岛素可分为动物胰岛素、人胰岛素和胰岛素类似物。根据作用特点的差异,胰岛素又可分为超短效胰岛素类似物、常规(短效)胰岛素、中效胰岛素(NPH)、长效胰岛素、长效胰岛素类似物、预混胰岛素和预混胰岛素类似物。胰岛素类似物与人胰岛素相比控制血糖的效能相似,但在减少低血糖发生风险方面胰岛素类似物优于人胰岛素。

1.胰岛素的起始治疗

(1)1 型糖尿病患者在发病时就需要胰岛素治疗,且需终身胰岛素替代治疗。

(2)新发病 2 型糖尿病患者如有明显的高血糖症状、发生酮症或酮症酸中毒,可首选胰岛素治疗。待血糖得到良好控制和症状得到显著缓解后再根据病情确定后续的治疗方案。

(3)新诊断糖尿病患者分型困难,与 1 型糖尿病难以鉴别时,可首选胰岛素治疗。待血糖得到良好控制、症状得到显著缓解、确定分型后再根据分型和具体病情制订后续的治疗方案。

(4)2 型糖尿病患者在生活方式和口服降糖药治疗的基础上,若血糖仍未达到控制目标,即可开始口服降糖药和起始胰岛素的联合治疗。

(5)在糖尿病病程中(包括新诊断的2型糖尿病),出现无明显诱因的体重显著下降时,应该尽早使用胰岛素治疗。

(6)根据患者具体情况,可选用基础胰岛素或预混胰岛素起始胰岛素治疗。

1)胰岛素的起始治疗中基础胰岛素的使用:①基础胰岛素包括中效人胰岛素和长效胰岛素类似物。当仅使用基础胰岛素治疗时,保留原有各种口服降糖药物,不必停用胰岛素促泌剂;②使用方法:继续口服降糖药治疗,联合中效人胰岛素或长效胰岛素类似物睡前注射。起始剂量为0.1~0.3U/(kg·d)。根据患者空腹血糖水平调整胰岛素用量,通常每3~5天调整1次,根据血糖水平每次调整1~4U直至空腹血糖达标;③如3个月后空腹血糖控制理想但HbA1c不达标,应考虑调整胰岛素治疗方案。

2)预混胰岛素的使用:①预混胰岛素包括预混人胰岛素和预混胰岛素类似物。根据患者的血糖水平,可选择每日1~2次的注射方案。当HbA1c比较高时,使用每日2次注射方案;②每日1次预混胰岛素:起始的胰岛素剂量一般为0.2U/(kg·d),晚餐前注射。根据患者空腹血糖水平调整胰岛素用量,通常每3~5天调整1次,根据血糖水平每次调整1~4U直至空腹血糖达标;③每日2次预混胰岛素:起始的胰岛素剂量一般为0.2~0.4U/(kg·d),按1:1的比例分配到早餐前和晚餐前。根据空腹血糖和晚餐前血糖分别调整早餐前和晚餐前的胰岛素用量,每3~5天调整1次,根据血糖水平每次调整的剂量为1~4U,直到血糖达标;④1型糖尿病在蜜月期阶段,可短期使用预混胰岛素每日2~3次注射。预混胰岛素不宜用于1型糖尿病的长期血糖控制。

2.胰岛素的多次治疗

(1)多次皮下注射胰岛素:在胰岛素起始治疗的基础上,经过充分的剂量调整,如患者的血糖水平仍未达标或出现反复的低血糖,需进一步优化治疗方案。可以采用餐时+基础胰岛素(2~4次/天)或每日2~3次预混胰岛素进行胰岛素强化治疗。使用方法如下。

1)餐时+基础胰岛素:根据睡前和餐前血糖的水平分别调整睡前和餐前胰岛素用量,每3~5天调整1次,根据血糖水平每次调整的剂量为1~4U,直至血糖达标。开始使用餐时+基础胰岛素方案时,可在基础胰岛素的基础上采用仅在一餐前(如主餐)加用餐时胰岛素的方案。之后根据血糖的控制情况决定是否在其他餐前加用餐时胰岛素。

2)每日2~3次预混胰岛素(预混人胰岛素每日2次,预混胰岛素类似物每日2~3次):根据睡前和三餐前血糖水平进行胰岛素剂量调整,每3~5天调整1次,直到血糖达标。研究证明在2型糖尿病患者采用餐时+基础胰岛素(4次/天)与每日3次预混胰岛素类似物进行治疗时,降低HbA1c的效能、低血糖发生率、胰岛素总剂量和对体重的影响在两组间无明显差别。

(2)持续皮下胰岛素输注(CSII):CSII是胰岛素强化治疗的一种形式,需要使用胰岛素泵来实施治疗。经CSII输入的胰岛素在体内的药代动力学特征更接近生理性胰岛素分泌模式。与多次皮下注射胰岛素的强化胰岛素治疗方法相比,CSII治疗与低血糖发生的风险减少相关。在胰岛素泵中只能使用短效胰岛素或速效胰岛素类似物。CSII的主要适用人群:1 型糖尿病患者、计划受孕和已孕的糖尿病妇女或需要胰岛素治疗的妊娠期糖尿病患者、需要胰岛素强化治疗的 2 型糖尿病患者。

（3）短期胰岛素强化治疗方案:对于 HbA1c≥9.0% 或空腹血糖≥11.1mmol/L 伴明显高血糖症状的新诊断 2 型糖尿病患者可实施短期胰岛素强化治疗,治疗时间在 2 周至 3 个月为宜,治疗目标为空腹血糖 4.4~7.0mmol/L,非空腹血糖<10.0mmol/L,可暂时不以 HbA1c 达标作为治疗目标。胰岛素强化治疗时应同时对患者进行医学营养及运动治疗,并加强对糖尿病患者的教育。胰岛素强化治疗方案包括基础-餐食胰岛素治疗方案（多次皮下注射胰岛素或 CSII）或预混胰岛素每天注射 2 次或 3 次的方案。具体使用方法如下。

1）多次皮下注射胰岛素:基础+餐时胰岛素每日 1~3 次注射。血糖监测方案需每周至少 3 天,每天 3~4 点血糖监测。根据睡前和三餐前血糖水平分别调整睡前和三餐前的胰岛素用量,每 3~5 天调整 1 次,根据血糖水平每次调整的剂量为 1~4U,直到血糖达标。

2）每日 2~3 次预混胰岛素（预混人胰岛素每日 2 次,预混胰岛素类似物每日 2~3 次）:血糖监测方案需每周至少 3 天,每天 3~4 点血糖监测。根据睡前和餐前血糖水平进行胰岛素剂量调整,每 3~5 天调整 1 次,根据血糖水平每次调整的剂量为 1~4U,直到血糖达标。

3）CSII:血糖监测方案需每周至少 3 天,每天 5~7 点血糖监测。根据血糖水平调整剂量直至血糖达标。对于短期胰岛素强化治疗未能诱导缓解的患者,是否继续使用胰岛素治疗或改用其他药物治疗,应由糖尿病专科医师根据患者的具体情况来确定。对治疗达标且临床缓解者,可定期（如 3 个月）随访监测;当血糖再次升高,即空腹血糖≥7.0mmol/L 或餐后 2 小时血糖≥10.0mmol/L 的患者重新起始药物治疗。

3.胰岛素注射装置和注射技术　患者可根据个人需要和经济状况选择胰岛素注射装置[胰岛素注射笔（胰岛素笔或特充装置）、胰岛素注射器或胰岛素泵]。胰岛素注射装置的合理选择和正确的胰岛素注射技术是保证胰岛素治疗效果的重要环节。接受胰岛素治疗的患者应接受与胰岛素注射相关的教育,以掌握正确的胰岛素注射技术。胰岛素注射技术相关的教育内容:胰岛素治疗方案、注射装置的选择及管理、注射部位的选择、护理及自我检查、正确的注射技术（包括注射部位的轮换、注射角度及捏皮的合理运用）、注射相关并发症及其预防、选择长度合适的针头、针头使用后的安全处置。

第七章　原发性骨质疏松症

第一节　原发性骨质疏松症概论

　　骨质疏松症是骨强度受损,骨折风险性增高的一种代谢性骨病,是老年期常见的多发病。自 1830 年法国病理学家 Lobstein 按病理形态命名骨质疏松症后,1885 年 Plummer 从病理组织的改变上区分了骨质疏松和骨软化,而骨质疏松症真正意义上研究的开展应追溯到 1945 年妇产科医师 Albright 对骨质疏松的病因研究,提出雌激素缺乏是妇女绝经后骨质疏松的主要原因。20 世纪 80 年代后,骨质疏松症诊断和治疗技术发展迅速,无创伤性骨量测定技术的发展和大型的临床试验筛选出许多有效治疗药物,使骨质疏松的诊疗水平提高到一个崭新阶段。

一、骨质疏松症的定义

　　骨质疏松症(osteoporosis,OP)是最常见的骨骼疾病,是一种以骨量低,骨组织微结构损坏,导致骨脆性增加,易发生骨折为特征的全身性骨病。2001 年美国国立卫生研究院(national institutes of health,NIH)将其定义为以骨强度下降和骨折风险增加为特征的骨骼疾病,提示骨量降低是骨质疏松性骨折的主要危险因素,但还存在其他危险因素。骨质疏松症可发生于任何年龄,但多见于绝经后女性和老年男性。骨质疏松症分为原发性和继发性两大类。原发性骨质疏松症包括绝经后骨质疏松症(Ⅰ型)、老年骨质疏松症(Ⅱ型)和特发性骨质疏松症(包括青少年型)。绝经后骨质疏松症一般发生在女性绝经后 5~10 年。老年骨质疏松症一般指 70 岁以后发生的骨质疏松。特发性骨质疏松症主要发生在青少年,病因尚未明了。继发性骨质疏松症指由任何影响骨代谢的疾病和(或)药物及其他明确病因导致的骨质疏松。

二、骨质疏松症的分类

　　通常分为原发性骨质疏松症,是指绝经后骨质疏松症和老年性骨质疏松症;继发性骨质疏松症是指其他明确的或特殊的疾病引起的骨量丢失,如其他器官系统疾病、肿瘤和药物所致的糖皮质激素过多症等。有些涉及性激素如生殖激素缺乏的病症,如运动相关的无月经、催乳素瘤既可属继发性骨质疏松症,也可看成是原发性骨质疏松症的变异类型。

　　由于骨代谢病理生理机制的不断阐明,骨质疏松症的分类学也经历着一个发展过程。1948 年,Albright 和 Reifenstein 将原发性骨质疏松症分成两种类型,一类与妇女绝经后雌激素低下有关,另一类与老年期肾上腺雄激素产生减少(肾上腺功能停滞)有关,后者被随后的研究否定。1983 年 Riggs 和 Melton 根据临床和实验资料提出退行性骨质疏松症的分类,可再分成两类明确的综合征——Ⅰ型骨质疏松症(绝经后)和Ⅱ型骨质疏松症(老年性)。Ⅰ型是指妇女绝经后15～20年出现的骨质疏松症,与 Albright 所不同的是,除雌激素降低外还具有其他致病因素以区别正常绝经后妇女,其特征是骨质主要发生在松质骨成分相对较多的部位,如椎体、前臂远端部位,上下颌骨也含有一定量的松质骨,因此牙齿脱落增加也是Ⅰ型骨质疏松症的特征之一。Ⅱ型是指主要发生在70岁后,男女两性均可发生,为一种年龄相关骨丢失,与多种因素有关,包括长期的骨重建不平衡,食源性钙和维生素 D 的摄入适当与否,肠道对矿物质的吸收,肾对矿盐的处理能力,以及甲状旁腺激素分泌状态等因素。骨质主要发生在既含松质骨又含皮质骨的部位,最典型的Ⅱ型骨质疏松性骨折是髋部骨折,也包括骨盆、肱骨近端、胫骨近端部位的骨质。

Frost 等则根据引起骨量减少的生物力学改变进行了新的诊断分类。这种分类与患者所伴随的临床症状和(或)骨量减少的严重程度无关,是一种全新的分类方法。

1.生理性骨量减少　是指由于长期的肌肉衰萎和(或)慢性疾病引起的身体长期不活动状态造成的骨强度和骨量减少,而骨重塑和骨重建过程仍正常进行,所以在这种情况下,自主活动将不会引起骨质和(或)骨痛。大多数老年人及一些慢性病患者都会发生这种骨量减少(与他们年轻时的骨量相比较)。这些患者通常都是在经历创伤后才发生骨折,以四肢骨骨质最为常见,如腕部和髋部骨折。这种生理性骨量减少可以影响到男性、女性、老人和儿童。一般情况下,生理性骨量减少不伴有骨自身的异常。

2.真性骨质疏松　是指骨重塑和(或)重建过程的异常使骨强度和骨量降低。骨重建过程骨质吸收过多,细微损伤不但不能得到修复而且不断积累;骨重塑过程则不能在需要部位加强骨强度和骨量。在这种情况下,一般的自主活动就能够引起骨质和(或)骨痛发生。与生理性骨量减少不同,对于真性骨质疏松,更多地影响到女性,儿童则极少发生(骨形成不全除外)。真性骨质疏松引起骨质和(或)骨痛发生的主要受累部位是脊柱(胸椎和腰椎),当然,外伤同样会引起四肢骨骨折。真性骨质疏松是由于骨自身的异常而发生的。

3.混合状态　对于一些患者,上述两种情况的特征将以不同的形式相结合而表现出来。

4.暂时性骨质疏松　在发生严重的创伤时,如烧伤、多发骨质或脊柱融合愈合的情况下,经常可以看到局部的骨量减少。而当创伤愈合后,恢复了正常的生理活动,大多数的骨量减少都将自行恢复。对于这一现象的解释或许是由于活动减少和局部加速现象导致了这种暂时性的骨量减少,或许还不应该被看作是一种疾病。局部加速现象:创伤和其他不良刺激通常会引起机体受累局部所有正在进行的生物活动加强,包括局部血液灌注加强、细胞代谢转换加速及免疫活动加强等(也包括骨的重塑与重建过程),这将有助于创伤的愈合,但同时也可能对组织产生伤害,这种全新的骨质疏松的分类方法仅是以病理生理过程为基础,目前还不能确定其具体诊断标准。

不论原发和继发,根据骨代谢转换特点还可分成高转换型和低转换型两类。绝经期后的骨质疏松大多属原发性Ⅰ型、高转换型。

三、骨质疏松症的流行病学

骨质疏松症是一种与增龄相关的骨骼疾病。目前我国 60 岁以上人口已超过 2.1 亿（约占总人口的 15.5%），65 岁以上人口近 1.4 亿（约占总人口的 10.1%），是世界上老年人口绝对数最大的国家。随着人口老龄化日趋严重，骨质疏松症已成为我国面临的重要公共健康问题。早期流行病学调查显示：我国 50 岁以上人群骨质疏松症患病率女性为 20.7%，男性为 14.4%；60 岁以上人群骨质疏松症患病率明显增高，女性尤为突出。据估算，2016 年我国骨质疏松症患者近 7 000 万，骨量减少者已超过 2 亿人。尽管缺乏新近的流行病学数据，但估测我国骨质疏松症和骨量减少人数已远超过以上数字。

骨质疏松性骨折（或称脆性骨折）指受到轻微创伤或日常活动中即发生的骨折，是骨质疏松症的严重后果。骨质疏松性骨折的常见部位是椎体、髋部、前臂远端、肱骨近端和骨盆等，其中最常见的是椎体骨折。国内基于影像学的流行病学调查显示，50 岁以上女性椎体骨折患病率约为 15%，50 岁以后椎体骨折的患病率随增龄而渐增，80 岁以上女性椎体骨折患病率可高达 36.6%。髋部骨折是最严重的骨质疏松性骨折，近年来我国髋部骨折的发生率呈显著上升趋势。研究表明：1990—1992 年，50 岁以上髋部骨折发生率男性为 83/10 万，女性为 80/10 万；2002—2006 年，此发生率增长为男性 129/10 万和女性 229/万，分别增加了 1.61 倍和 2.76 倍。预计在未来几十年中国人髋部骨折发生率仍将处于增长期。2015 年我国主要骨质疏松性骨折（腕部、椎体和髋部）约为 269 万例次，预计 2035 年约为 483 万例次，到 2050 年约达 599 万例次。女性一生发生骨质疏松性骨折的危险性（40%）高于乳腺癌、子宫内膜癌和卵巢癌的总和，男性一生发生骨质疏松性骨折的危险性（13%）高于前列腺癌。

骨质疏松性骨折的危害巨大，是老年患者致残和致死的主要原因之一。发生髋部骨折后 1 年之内，20% 的患者会死于各种并发症，约 50% 的患者致残，生活质量明显下降。而且，骨质疏松症及骨折的医疗和护理，需要投入大量的人力、物力和财力，造成沉重的家庭和社会负担。据 2015 年预测，我国 2035 年和 2050 年用于主要骨质疏松性骨折（腕部、椎体和髋部）的医疗费用将分别高达 1 320 亿元和 1 630 亿元。

然而，必须强调骨质疏松症可防、可治。需加强对危险人群的早期筛查与识别，即使已经发生过脆性骨折的患者，经过适当的治疗，可有效降低再次骨折的风险。目前我国骨质疏松症诊疗率在地区间、城乡间还存在显著差异，整体诊治率均较低。即使患者发生了脆性骨折（椎体骨折和髋部骨折），骨质疏松症的诊断率仅为 2/3 左右，接受有效抗骨质疏松药物治疗者尚不足 1/4。鉴于我国目前骨质疏松症诊治率过低的严峻现实，2019 年指南建议在医疗卫生工作中重视骨质疏松症及其骨折的防治，注意识别高危人群，给予及时诊断和合理治疗。

第二节 原发性骨质疏松症的发病机制及危险因素

一、骨质疏松症发病机制

骨骼需有足够的刚度和韧性维持骨强度,以承载外力,避免骨折。为此,要求骨骼具备完整的层级结构,包括Ⅰ型胶原的三股螺旋结构、非胶原蛋白及沉积于其中的羟基磷灰石。骨骼的完整性由不断重复、时空偶联的骨吸收和骨形成过程维持,此过程称为"骨重建"。骨重建由成骨细胞、破骨细胞和骨细胞等组成的骨骼基本多细胞单位(BMU)实施。成年前骨骼不断构建、塑形和重建,骨形成和骨吸收的正平衡使骨量增加,并达到骨峰值;成年期骨重建平衡,维持骨量;此后随年龄增加,骨形成与骨吸收呈负平衡,骨重建失衡造成骨丢失。

适当的力学刺激和负重有利于维持骨重建,修复骨骼微损伤,避免微损伤累积和骨质。分布于哈佛管周围的骨细胞(占骨骼细胞的90%~95%)可感受骨骼的微损伤和力学刺激,并直接与邻近骨细胞,或通过内分泌、自分泌和旁分泌的方式与其他骨细胞联系。力学刺激变化或微损伤贯通板层骨或微管系统,通过影响骨细胞的信号转导,诱导破骨细胞前体的迁移和分化。破骨细胞占骨骼细胞的1%~2%,由单核-巨噬细胞前体分化形成,主司骨吸收。破骨细胞生成的关键调节步骤包括成骨细胞产生的核因子-κB受体活化体配体[receptor activator of nuclear factor(NF-κB)ligand, RANKL]与破骨细胞前体细胞上的RANK结合,从而激活NF-κB,促进破骨细胞分化。破骨细胞的增生和生存有赖于成骨细胞源性的巨噬细胞集落刺激因子(macrophage colony-stimulating factor, M-CSF)与破骨细胞的受体c-fms相结合。成骨细胞分泌的护骨素(OPG),也作为可溶性RANKL的受体,与RANK竞争性结合RANKL,从而抑制破骨细胞的生成。RANKL/OPG的比值决定了骨吸收的程度,该比值受甲状旁腺素(parathyroid hormone, PTH)、1,25双羟维生素D[1,25-dihydroxyvitamin D,1,25-$(OH)_2$-D]、前列腺素和细胞因子等的影响。骨吸收后,成骨细胞的前体细胞能感知转化生长因子-β_1(transforming growth factor-β_1, TGF-β_1)的梯度变化而被募集。成骨细胞由间充质干细胞分化而成,主司骨形成,并可随骨基质的矿化而成为包埋于骨组织中的骨细胞或停留在骨表面的骨衬细胞。成骨细胞分泌富含蛋白质的骨基质,包括Ⅰ型胶原和一些非胶原的蛋白质(如骨钙素)等;再经过数周至数月,羟基磷灰石沉积于骨基质上完成矿化。

绝经后骨质疏松症主要是由于绝经后雌激素水平降低,雌激素对破骨细胞的抑制作用减弱,破骨细胞的数量增加、凋亡减少、寿命延长,导致其骨吸收功能增强。尽管成骨细胞介导的骨形成亦有增加,但不足以代偿过度骨吸收,骨重建活跃和失衡致使小梁骨变细或断裂,皮质骨孔隙度增加,导致骨强度下降。雌激素减少降低骨骼对力学刺激的敏感性,使骨骼呈现类似于失用性骨丢失的病理变化。

老年性骨质疏松症一方面由于增龄造成骨重建失衡,骨吸收/骨形成比值升高,导致进行性骨丢失;另一方面,增龄和雌激素缺乏使免疫系统持续低度活化,处于促炎性反应状态。炎性介质肿瘤坏死因子 α(tumor necrosis factor-α,TNF-α)、白介素(IL)-1、IL-6、IL-7、IL-17 及前列腺素 E_2(PGE$_2$)均诱导 M-CSF 和 RANKL 的表达,刺激破骨细胞,并抑制成骨细胞,造成骨量减少。雌激素和雄激素在体内均具有对抗氧化应激的作用,老年人性激素结合球蛋白持续增加,使睾酮和雌二醇的生物利用度下降,体内的活性氧类(reactive oxidative species,ROS)堆积,促使间充质干细胞、成骨细胞和骨细胞凋亡,使骨形成减少。老年人常见维生素 D 缺乏及慢性负钙平衡,导致继发性甲状旁腺功能亢进。年龄相关的肾上腺源性雄激素生成减少、生长激素-胰岛素样生长因子轴功能下降、肌少症和体力活动减少造成骨骼负荷减少,也会使骨吸收增加。此外,随增龄和生活方式相关疾病引起的氧化应激及糖基化增加,使骨基质中的胶原分子发生非酶促交联,也会导致骨强度降低。

骨质疏松症及骨折的发生是遗传因素和非遗传因素交互作用的结果(图 7-1)。遗传因素主要影响骨骼大小、骨量、结构、微结构和内部特性。峰值骨量的 60%~80% 由遗传因素决定,多种基因的遗传变异被证实与骨量调节相关。非遗传因素主要包括环境因素、生活方式、疾病、药物、跌倒相关因素等。骨质疏松症是由多种基因—环境因素等微小作用积累的共同结果。

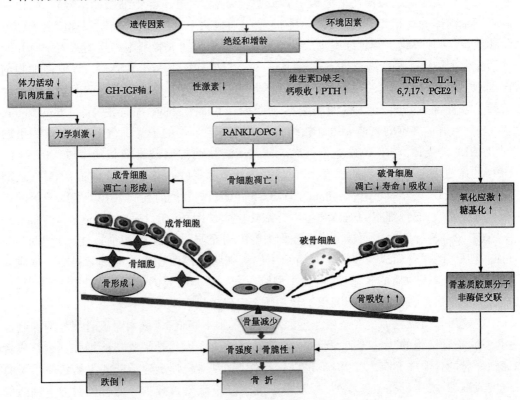

图 7-1　原发性骨质疏松症的发病机制

二、骨质疏松症危险因素及风险评估

1.骨质疏松症危险因素 骨质疏松症是一种受多重危险因素影响的复杂疾病,危险因素包括遗传因素和环境因素等多方面。骨折是骨质疏松症的严重后果,也有多种骨骼外的危险因素与骨折相关。因此,临床上需注意识别骨质疏松症及其并发症骨折的危险因素,筛查高危人群,尽早诊断和防治骨质疏松症,减少骨质的发生。

骨质疏松症的危险因素分为不可控因素与可控因素,后者包括不健康生活方式、疾病、药物等。

(1)不可控因素:主要有种族(患骨质疏松症的风险:白种人高于黄种人,而黄种人高于黑种人)、老龄化、女性绝经、脆性骨折家族史。

(2)可控因素

1)不健康生活方式:包括体力活动少、吸烟、过量饮酒、过多饮用含咖啡因的饮料、营养失衡、蛋白质摄入过多或不足、钙和(或)维生素D缺乏、高钠饮食、体重过低等。

2)影响骨代谢的疾病:包括性腺功能减退症等多种内分泌系统疾病、风湿免疫性疾病、胃肠道疾病、血液系统疾病、神经肌肉疾病、慢性肾病及心肺疾病等。

3)影响骨代谢的药物:包括糖皮质激素、抗癫痫药物、芳香化酶抑制剂、促性腺激素释放激素类似物、抗病毒药物、噻唑烷二酮类药物、质子泵抑制剂和过量甲状腺激素等。

2.骨质疏松症风险评估工具 骨质疏松症是受多因素影响的复杂疾病,对个体进行骨质疏松症风险评估,能为疾病早期防治提供有益帮助。临床上评估骨质疏松风险的方法较多,这里推荐国际骨质疏松基金会(International Osteoporosis Foundation,IOF)骨质疏松风险一分钟测试题和亚洲人骨质疏松自我筛查工具(osteoporosis self-assessment tool for Asians,OSTA),作为疾病风险的初筛工具。

(1)IOF骨质疏松风险一分钟测试题:是根据患者简单病史,从中选择与骨质疏松相关的问题,由患者判断是与否,从而初步筛选出可能具有骨质疏松风险的患者。该测试题简单快速,易于操作,但仅能作为初步筛查疾病风险,不能用于骨质疏松症的诊断,具体测试题见表7-1。

(2)亚洲人骨质疏松自我筛查工具:OSTA基于亚洲8个国家和地区绝经后女性的研究,收集多项骨质疏松危险因素,并进行骨密度测定,从中筛选出11项与骨密度显著相关的危险因素,再经多变量回归模型分析,得出能较好体现灵敏度和特异度的两项简易筛查指标,即年龄和体重。计算方法是:

OSTA指数=[体重(kg)-年龄(岁)]×0.2,结果评定见表7-2。也可以通过简图(图7-2)根据年龄和体重进行快速查对评估。

OSTA主要是根据年龄和体重筛查骨质疏松症的风险,但需要指出,OSTA所选用的指标过少,其特异度不高,需结合其他危险因素进行判断,且仅适用于绝经后妇女。

表 7-1 国际骨质疏松基金会(IOF)骨质疏松症风险一分钟测试题

	编号	问题	回答
不可控因素	1	父母曾被诊断为骨质疏松或曾在轻摔后骨折?	是□否□
	2	父母中一人有驼背?	是□否□
	3	实际年龄超过 60 岁?	是□否□
	4	是否成年后因为轻摔后发生骨折?	是□否□
	5	是否经常摔倒(去年超过 1 次),或因为身体较虚弱而担心摔倒?	是□否□
	6	40 岁后的身高是否减少超过 3cm?	是□否□
	7	是否体重过轻(BMI<19kg/m²)?	是□否□
	8	是否曾服用类固醇激素(例如可的松、泼尼松)连续超过 3 个月?(可的松通常用于治疗哮喘、类风湿关节炎和某些炎性疾病)	是□否□
	9	是否患有类风湿关节炎?	是□否□
	10	是否被诊断出有甲状腺功能亢进症或是甲状旁腺功能亢进症、1 型糖尿病、克罗恩病或乳糜泻等胃肠疾病或营养不良?	是□否□
	11	女士回答:是否在 45 岁或以前就停经?	是□否□
	12	女士回答:除了怀孕、绝经或子宫切除外,是否曾停经>12 个月?	是□否□
	13	女士回答:是否在 50 岁前切除卵巢又没有服用雌/孕激素补充剂?	是□否□
	14	男性回答:是否出现过阳痿、性欲减退或其他雄激素过低的相关症状?	是□否□
可控因素(生活方式)	15	是否经常大量饮酒,每天饮用超过两个单位的乙醇(相当于啤酒 500g、葡萄酒 150g 或烈性酒 50g)?	是□否□
	16	是否目前习惯吸烟,或曾经吸烟?	是□否□
	17	每天运动量<30 分钟(包括做家务、走路和跑步等)?	是□否□
	18	是否不能食用乳制品,又没有服用钙片?	是□否□
	19	每天从事户外活动时间是否<10 分钟,又没有服用维生素 D?	是□否□

注:上述问题,只要其中有 1 题回答结果为"是",即为阳性,提示存在骨质疏松症的风险,并建议进行骨密度检查或骨折风险预测工具风险评估。

表 7-2　OSTA 指数评价骨质疏松风险级别

风险级别	OSTA 指数
低	>-1
中	-1～-4
高	<-4

OSTA：亚洲人骨质疏松自我筛查工具

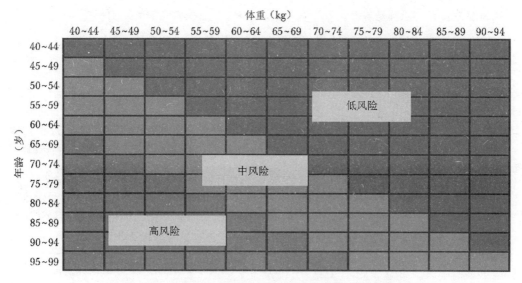

图 7-2　年龄、体重与骨质疏松风险级别的关系(OSTA)

（3）骨质疏松性骨折的风险预测：世界卫生组织（WHO）推荐的骨折风险预测工具（fracture risk assessment tool，FRAX），根据患者的临床危险因素及股骨颈骨密度建立模型，用于评估患者未来 10 年髋部骨折及主要骨质疏松性骨折（椎体、前臂、髋部或肩部）的概率。针对中国人群的 FRAX 可通过登录以下网址获得：http://www.sheffield.ac.uk/FRAX/tool.aspx? country=2。

FRAX 工具的计算参数主要包括部分临床危险因素和股骨颈骨密度（表 7-3）。FRAX 工具应用中存在的问题与局限如下所述。

表 7-3　FRAX 计算依据的主要临床危险因素、骨密度值及结果判断

危险因素	解释
年龄	模型计算的年龄是 40～90 岁，低于或超过此年龄段，按照 40 或 90 岁计算
性别	选择男性或女性
体重	填写单位是 kg
身高	填写单位是 cm

（续表）

危险因素	解释
既往骨质史	指成年期自然发生或轻微外力下发生的骨折,选择是与否
父母髋部骨折史	选择是与否
吸烟	根据患者现在是否吸烟,选择是与否
糖皮质激素	如果患者正在接受糖皮质激素治疗或接受过相当于泼尼松>5mg/d超过3个月,选择是
类风湿关节炎	选择是与否
继发性骨质疏松	如果患者具有与骨质疏松症密切关联的疾病,选择是。这些疾病包括1型糖尿病、成骨不全症的成人患者、长期未治疗的甲状腺功能亢进症、性腺功能减退症或早绝经(<45岁)、慢性营养不良或吸收不良、慢性肝病
过量饮酒	乙醇摄入量大于等于3单位/天为过量饮酒
骨密度	先选择测量骨密度的仪器,然后填写股骨颈骨密度的实际测量值(g/cm^2),如果患者没有测量骨密度,可以不填此项,系统将根据临床危险因素进行计算
结果判断	FRAX预测的髋部骨折概率≥3%或任何主要骨质疏松性骨折概率≥20%时,为骨质疏松性骨折高危患者,建议给予治疗;FRAX预测的任何主要骨质疏松性骨折概率为10%~20%时,为骨质疏松性骨折中风险;FRAX预测的任何主要骨质疏松性骨折概率<10%,为骨质疏松性骨折低风险

1)应用人群不需FRAX评估者:临床上已诊断骨质疏松症(即骨密度T=值≤-2.5)或已发生脆性骨折者,不必再用FRAX评估骨折风险,应及时开始治疗。

需要FRAX评估风险者:具有一个或多个骨质疏松性骨折临床危险因素,未发生骨折且骨量减少者(骨密度为T值=-1.0~-2.5),可通过FRAX计算患者未来10年发生主要骨质疏松性骨折及髋部骨折的概率。对于FRAX评估阈值为骨质高风险者,建议进行骨密度测量,并考虑给予治疗。

FRAX工具不适于已接受有效抗骨质疏松药物治疗的人群。

2)地区、人种差异问题:FRAX的骨质相关危险因素基于来自欧洲、北美、亚洲、澳大利亚等多个独立大样本前瞻性人群研究和大样本的荟萃分析,因此有一定的代表性。由于针对我国骨质疏松性骨折发病率及其影响因素的大样本流行病学研究正在进行中,初步研究提示目前FRAX预测结果可能低估了中国人群的骨折风险。

3)判断是否需要治疗的阈值:建议给予患者治疗的FRAX阈值,尚存争议,有研究认为不同国家、性别、不同年龄段应有不同的干预阈值。美国指南建议FRAX预测的髋部骨折概率≥3%或任何主要骨质疏松性骨折概率≥20%时,为骨质疏松性骨折高危患者,建议给予治疗;而欧洲部分国家建议FRAX预测的髋部骨折概率≥5%为治疗阈值。鉴于FRAX可能低估中国人群的骨折风险,《原发性骨质疏松症基层诊疗指南(2019年)》建议FRAX预测的髋部骨折概率≥3%或任何主要骨质疏松性骨折概率≥20%时,为骨质疏松性骨折高危患者,建议给予治疗。

4)FRAX 的其他不足:除 FRAX 包括的骨折危险因素,还有其他因素也与骨折发生相关。如跌倒是诱发骨折的重要危险因素,但 FRAX 计算中没有包括跌倒。FRAX 的危险因素纳入了糖皮质激素使用史,但没有涉及糖皮质激素的治疗剂量及疗程。FRAX 也没有纳入与骨质疏松症相关的多种其他药物。FRAX 尽管列入了部分与骨质疏松症相关的疾病,包括类风湿关节炎、糖尿病、成骨不全症等,但有待进一步完善。

(4)跌倒及其危险因素:跌倒是骨质疏松性骨折的独立危险因素,跌倒的危险因素包括环境因素和自身因素等,应重视对下列跌倒相关危险因素的评估及干预。

环境因素:包括光线昏暗、路面湿滑、地面障碍物、地毯松动、卫生间未安装扶手等。

自身因素:包括年龄老化、肌少症、视觉异常、感觉迟钝、神经肌肉疾病、缺乏运动、平衡能力差、步态异常、既往跌倒史、维生素 D 不足、营养不良、心脏疾病、直立性低血压、抑郁症、精神和认知疾患、药物(如安眠药、抗癫痫药及治疗精神疾病药物)等。

三、骨质疏松症临床表现

骨质疏松症初期通常没有明显的临床表现,因而被称为"寂静的疾病"或"静悄悄的流行病"。但随着病情进展,骨量不断丢失,骨微结构破坏,患者会出现骨痛、脊柱变形,甚至发生骨质疏松性骨折等后果。部分患者可没有临床症状,仅在发生骨质疏松性骨折等严重并发症后才被诊断为骨质疏松症。

1.疼痛 骨质疏松症患者,可出现腰背疼痛或全身骨痛。疼痛通常在翻身时、起坐时及长时间行走后出现,夜间或负重活动时疼痛加重,并可能伴有肌肉痉挛,甚至活动受限。

2.脊柱变形 严重骨质疏松症患者,因椎体压缩性骨折,可出现身高变矮或驼背等脊柱畸形。多发性胸椎压缩性骨折可导致胸廓畸形,甚至影响心肺功能;严重的腰椎压缩性骨折可能会导致腹部脏器功能异常,引起便秘、腹痛、腹胀、食欲减低等不适。

3.骨质 骨质疏松性骨折属于脆性骨折,通常指在日常生活中受到轻微外力时发生的骨质。骨质发生的常见部位为椎体(胸、腰椎),髋部(股骨近端),前臂远端和肱骨近端;其他部位如肋骨、跖骨、腓骨、骨盆等部位亦可发生骨折。骨质疏松性骨折发生后,再骨折的风险显著增加。

4.对心理状态及生活质量的影响 骨质疏松症及其相关骨折对患者心理状态的危害常被忽略,主要的心理异常包括恐惧、焦虑、抑郁、自信心丧失等。老年患者自主生活能力下降,以及骨折后缺少与外界接触和交流,均会给患者造成巨大的心理负担。应重视和关注骨质疏松症患者的心理异常,并给予必要的治疗。

第三节 骨质疏松症的诊断

骨质疏松症的诊断基于全面的病史采集、体格检查、骨密度测定、影像学检查及必要的生化测定。临床上诊断原发性骨质疏松症应包括两方面:确定是否为骨质疏松症和排除继发性骨质疏松症。

一、常用骨密度及骨测量方法

骨密度是指单位体积(体积密度)或者是单位面积(面积密度)所含的骨量。骨密度及骨测量方法较多,不同方法在骨质疏松症的诊断、疗效监测及骨折危险性评估中的作用有所不同。目前临床和科研常用的骨密度测量方法有双能 X 线吸收检测法(dual energy X-ray absorptiometry,DXA)、定量计算机断层照相术(quantitative computed tomography,QCT)、外周 QCT(peripheral quantitative computed tomography,pQCT)和定量超声(quantitative ultrasound,QUS)等。目前公认的骨质疏松症诊断标准是基于 DXA 测量的结果。

我国已经将骨密度检测项目纳入 40 岁以上人群常规体检内容,临床上为诊治骨质疏松症的骨密度测定指征见表 7-4。

表 7-4　骨密度测量的临床指征

符合以下任何一条,建议行骨密度测定

- 女性 65 岁以上和男性 70 岁以上者
- 女性 65 岁以下和男性 70 岁以下,有一个或多个骨质疏松危险因素者
- 有脆性骨折史的成年人
- 各种原因引起的性激素水平低下的成年人
- X 线影像已有骨质疏松改变者
- 接受骨质疏松治疗、进行疗效监测者
- 患有影响骨代谢疾病或使用影响骨代谢药物史者
- IOF 骨质疏松症一分钟测试题回答结果阳性者
- OSTA 结果≤-1 者

1.DXA 检测骨密度　DXA 骨密度测量是临床和科研最常用的骨密度测量方法,可用于骨质疏松症的诊断、骨折风险性预测和药物疗效评估,也是流行病学研究常用的骨骼评估方法。其主要测量部位是中轴骨,包括腰椎和股骨近端,如腰椎和股骨近端测量受限,可选择非优势侧桡骨远端 1/3(33%)。DXA 正位腰椎测量感兴趣区包括椎体及其后方的附件结构,故其测量结果受腰椎的退行性改变(如椎体和椎小关节的骨质增生硬化等)和腹主动脉钙化影响。DXA 股骨近端测量感兴趣区分别为股骨颈、大粗隆、全髋和Wards 三角区的骨密度,其中用于骨质疏松症诊断感兴趣区是股骨颈和全髋。另外,不同DXA 机器的测量结果如未行横向质控,不能相互比较。新型 DXA 测量仪所采集的胸腰椎椎体侧位影像,可用于椎体形态评估及其骨质判定(vertebral fracture assessment,VFA)。

2.定量 CT　QCT 是在 CT 设备上,应用已知密度的体模(phantom)和相应的测量分析软件测量骨密度的方法。该方法可分别测量松质骨和皮质骨的体积密度,可较早地反映骨质疏松早期松质骨的丢失状况。QCT 通常测量的是腰椎和(或)股骨近端的松质骨骨密度。QCT 腰椎测量结果预测绝经后妇女椎体骨折风险的能力类似于 DXA 腰椎测量的评估。QCT 测量也可用于骨质疏松药物疗效观察。

3.外周骨定量 CT　pQCT 测量部位多为桡骨远端和胫骨。该部位测量结果主要反映

的是皮质骨骨密度,可用于评估绝经后妇女髋部骨折的风险。因目前无诊断标准,尚不能用于骨质疏松的诊断及临床药物疗效判断。另外,高分辨 pQCT 除测量骨密度外,还可显示骨微结构及计算骨力学性能参数。

4.定量超声　QUS 定量超声测量的主要是感兴趣区(包括软组织、骨组织、骨髓组织)结构对声波的反射和吸收所造成超声信号的衰减结果,通常测量部位为跟骨。QUS测量结果不仅与骨密度有不同程度的相关,还可提供有关骨应力、结构等方面的信息。目前主要用于骨质疏松风险人群的筛查和骨质疏松性骨折的风险评估,但还不能用于骨质疏松症的诊断和药物疗效判断。目前国内外尚无统一的 QUS 筛查判定标准,可参考QUS 设备厂家提供的信息,如结果怀疑骨质疏松,应进一步行 DXA 测量。

二、胸腰椎 X 线侧位影像及其骨质判定

椎体骨折常因无明显临床症状被漏诊,需要在骨质疏松性骨折的危险人群中开展椎体骨折的筛查。胸腰椎 X 线侧位影像可作为判定骨质疏松性椎体压缩性骨折首选的检查方法。常规胸腰椎 X 线侧位摄片的范围应分别包括 T_4 至 L_1 和 T_{12} 至 L_5 椎体。基于胸腰椎侧位 X 线影像并采用 Genant 目视半定量判定方法(图 7-3),椎体压缩性骨折的程度可以分为 Ⅰ、Ⅱ、Ⅲ度或称轻、中、重度。该判定方法分度是依据压缩椎体最明显处的上下高度与同一椎体后高之比;若全椎体压缩,则压缩最明显处的上下高度与其邻近上一椎体后高之比;椎体压缩性骨折的轻、中、重度判定标准分别为椎体压缩 20%~25%、25%~40%及 40%以上。

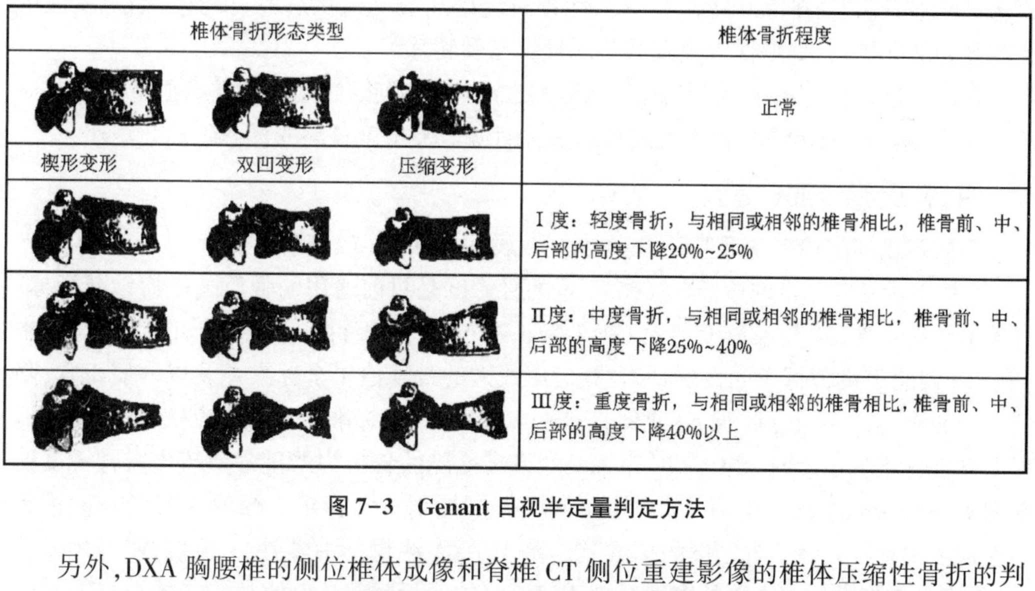

椎体骨折形态类型	椎体骨折程度
楔形变形　双凹变形　压缩变形	正常
	Ⅰ度:轻度骨折,与相同或相邻的椎骨相比,椎骨前、中、后部的高度下降20%~25%
	Ⅱ度:中度骨折,与相同或相邻的椎骨相比,椎骨前、中、后部的高度下降25%~40%
	Ⅲ度:重度骨折,与相同或相邻的椎骨相比,椎骨前、中、后部的高度下降40%以上

图 7-3　Genant 目视半定量判定方法

另外,DXA 胸腰椎的侧位椎体成像和脊椎 CT 侧位重建影像的椎体压缩性骨折的判定也可参照上述标准。如在胸腰椎 X 线侧位影像评估椎体压缩性骨折时见到其他异常X 线征象时,应进一步选择适宜的影像学检查,进行影像诊断和鉴别诊断。

建议存在以下情况时,行胸腰椎侧位 X 线影像或 DXA 侧位椎体骨折评估(VFA),以了解是否存在椎体骨折(表 7-5)。

表 7-5　进行椎体骨折评估的指征

符合以下任何一条，建议行胸腰椎 X 线侧位影像及其骨质判定

· 女性 70 岁以上和男性 80 岁以上，椎体、全髋或股骨颈骨密度 T 值≤-1.0

· 女性 65~69 岁和男性 70~79 岁，椎体、全髋或股骨颈骨密度 T 值≤-1.5

· 绝经后女性及 50 岁以上男性，具有以下任一特殊危险因素：

成年期(≥50 岁)非暴力性骨质

较年轻时最高身高缩短≥4cm

1 年内身高进行性缩短≥2cm

近期或正在使用长程(>3 个月)糖皮质激素治疗

三、骨转换标志物

骨转换标志物(bone tumouer markers，BTMs)是骨组织本身的代谢(分解与合成)产物，简称骨标志物。骨标志物分为骨形成标志物和骨吸收标志物，前者反映成骨细胞活性及骨形成状态，后者代表破骨细胞活性及骨吸收水平。在正常人不同年龄段，以及不同疾病状态时，血循环或尿液中的骨标志物水平会发生不同程度的变化，代表了全身骨骼代谢的动态状况。这些标志物的测定有助于鉴别原发性和继发性骨质疏松、判断骨转换类型、预测骨丢失速率、评估骨折风险、了解病情进展、选择干预措施，监测药物疗效及依从性等。原发性骨质疏松症患者的骨标志物水平往往正常或轻度升高。如果骨标志物水平明显升高，需排除高转换型继发性骨质疏松症或其他疾病的可能性，如原发性甲状旁腺功能亢进症、畸形性骨炎及某些恶性肿瘤骨转移等。

在以上诸多标志物中，空腹血清Ⅰ型原胶原 N-端前肽(PINP)和空腹血清Ⅰ型胶原 C-末端肽交联(S-CTX)分别为反映骨形成和骨吸收灵敏度较高的标志物。

四、骨质疏松症诊断

骨质疏松症的诊断主要基于 DXA 骨密度测量结果和(或)脆性骨折。

1.基于骨密度测定的诊断　DXA 测量的骨密度是目前通用的骨质疏松症诊断指标。对于绝经后女性、50 岁及以上男性，建议参照 WHO 推荐的诊断标准，基于 DXA 测量结果(表 7-6)：骨密度值低于同性别、同种族健康成人的骨峰值 1 个标准差及以内属正常；降低 1~2.5 个标准差为骨量低下(或低骨量)；降低≥2.5 个标准差为骨质疏松；骨密度降低程度符合骨质疏松诊断标准，同时伴有一处或多处脆性骨折为严重骨质疏松。骨密度通常用 T 值(TScore)表示，T 值：(实测值-同种族同性别正常青年人峰值骨密度)/同种族同性别正常青年人峰值骨密度的标准差。基于 DXA 测量的中轴骨(L_1~L_4、股骨颈或全髋)骨密度或桡骨远端 1/3 骨密度对骨质疏松症的诊断标准是 T 值≤-2.5。

表 7-6　基于 DXA 测定骨密度分类标准

分类	T 值
正常	T 值≥-1.0
低骨量	-2.5<T 值<-1.0
骨质疏松	T 值≤-2.5
严重骨质疏松	T 值≤-2.5+脆性骨折

T 值=(实测值-同种族同性别正常青年人峰值骨密度)/同种族同性别正常青年人峰值骨密度的标准差;DXA:双能 X 线吸收法

对于儿童、绝经前女性和 50 岁以下男性,其骨密度水平的判断建议用同种族的 Z 值表示,Z 值=(骨密度测定值-同种族同性别同龄人骨密度均值)/同种族同性别同龄人骨密度标准差。将 Z 值≤-2.0 视为"低于同年龄段预期范围"或低骨量。

2.基于脆性骨折的诊断　脆性骨折是指受到轻微创伤或日常活动中即发生的骨折。如髋部或椎体发生脆性骨折,不依赖于骨密度测定,临床上即可诊断骨质疏松症。而在肱骨近端、骨盆或前臂远端发生的脆性骨折,即使骨密度测定显示低骨量(-2.5<T 值<-1.0),也可诊断骨质疏松症。骨质疏松症的诊断标准见表 7-7。骨质疏松症诊疗流程见图 7-4。

表 7-7　骨质疏松症诊断标准

骨质疏松症的诊断标准(符合以下三条中之一者)

· 髋部或椎体脆性骨折
· DXA 测量的中轴骨骨密度或桡骨远端 1/3 骨密度的 T 值≤-2.5
· 骨密度测量符合低骨量(-2.5<T 值<-1.0)+肱骨近端、骨盆或前臂远端脆性骨折

DXA:双能 X 线吸收法

五、骨质疏松症鉴别诊断及实验室检查

1.骨质疏松症鉴别诊断　骨质疏松可由多种病因所致。在诊断原发性骨质疏松症之前,一定要重视和排除其他影响骨代谢的疾病,以免发生漏诊或误诊。需详细了解病史,评价可能导致骨质疏松症的各种病因、危险因素及药物,特别强调部分导致继发性骨质疏松症的疾病可能缺少特异的症状和体征,有赖于进一步辅助检查。需要鉴别的病因主要包括影响骨代谢的内分泌疾病(甲状旁腺疾病、性腺疾病、肾上腺疾病和甲状腺疾病等),类风湿关节炎等免疫性疾病,影响钙和维生素 D 吸收和代谢的消化系统和肾疾病,神经肌肉疾病,多发性骨髓瘤等恶性疾病,多种先天和获得性骨代谢异常疾病,长期服用糖皮质激素或其他影响骨代谢药物等。

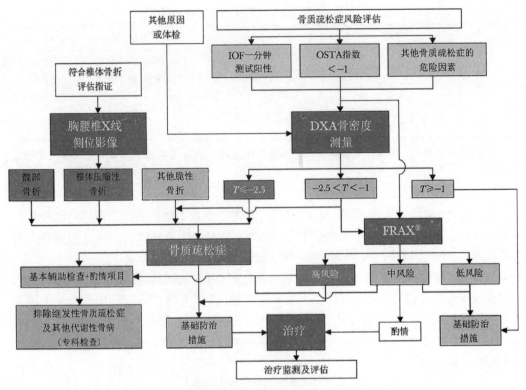

图 7-4　骨质疏松症诊疗流程

2.基本检查项目　对已诊断和临床怀疑骨质疏松症的患者至少应做以下几项基本检查,以助诊断和鉴别诊断。

(1)基本实验室检查:血常规,尿常规,肝、肾功能,血钙、磷和碱性磷酸酶水平,血清蛋白电泳,尿钙、钠、肌酐和骨标志物等。

原发性骨质疏松症患者通常血钙、磷和碱性磷酸酶值在正常范围,当有骨质时血碱性磷酸酶水平可有轻度升高。如以上检查发现异常,需要进一步检查,或转至相关专科做进一步鉴别诊断。

(2)骨骼 X 线影像:虽可根据常规 X 线影像骨结构稀疏评估骨质疏松,但 X 线影像显示骨质疏松时其骨质已丢失达 30%以上。胸腰椎侧位 X 线影像可作为骨质疏松椎体压缩性骨折及其程度判定的首选方法。另外,X 像影像所示的骨质密度受投照条件和阅片者主观等因素的影响,且不易量化评估,故 X 线影像不用于骨质疏松症的早期诊断。但根据临床症状和体征选择性进行相关部位的骨骼 X 线影像检查,可反映骨骼的病理变化,为骨质疏松症的诊断和鉴别诊断提供依据。

3.酌情检查项目　为进一步鉴别诊断的需要,可酌情选择性进行以下检查,如血沉、C 反应蛋白、性腺激素、血清催乳素、25 羟维生素 D(25-OH-D)、甲状旁腺激素、甲状腺功能、尿游离皮质醇或小剂量地塞米松抑制试验、血气分析、尿本周蛋白、血尿轻链,甚至放射性核素骨扫描、骨髓穿刺或骨活检等检查。

第四节　骨质疏松症的防治

骨骼强壮是维持人体健康的关键,骨质疏松症的防治应贯穿于生命全过程,骨质疏松性骨折会增加致残率或致死率,因此骨质疏松症的预防与治疗同等重要。骨质疏松症的主要防治目标包括改善骨骼生长发育,促进成年期达到理想的峰值骨量;维持骨量和骨质量,预防增龄性骨丢失;避免跌倒和骨折。骨质疏松症初级预防:指尚无骨质疏松但具有骨质疏松症危险因素者,应防止或延缓其发展为骨质疏松症并避免发生第一次骨折;骨质疏松症二级预防和治疗:指已有骨质疏松症或已经发生过脆性骨折,防治目的是避免发生骨折或再次骨折。

骨质疏松症的防治措施主要包括基础措施、药物干预和康复治疗。

一、基础措施

包括调整生活方式和骨健康基本补充剂。

1.调整生活方式

(1)加强营养,均衡膳食:建议摄入富含钙、低盐和适量蛋白质的均衡膳食,推荐每日蛋白质摄入量为 0.8~1.0g/kg,并每天摄入 300mL 牛奶或相当量的奶制品。

(2)充足日照:建议上午 11:00 到下午 3:00 间,尽可能多地暴露皮肤于阳光下晒15~30 分钟(取决于日照时间、纬度、季节等因素),每周两次,以促进体内维生素 D 的合成,尽量不涂抹防晒霜,以免影响日照效果。但需注意避免强烈阳光照射,以防灼伤皮肤。

(3)规律运动:建议进行有助于骨健康的体育锻炼和康复治疗。运动可改善机体敏捷性、力量、姿势及平衡等,减少跌倒风险。运动还有助于增加骨密度。适合于骨质疏松症患者的运动包括负重运动及抗阻运动,推荐规律的负重及肌肉力量练习,以减少跌倒和骨折风险。肌肉力量练习包括重量训练,其他抗阻运动及行走、慢跑、太极拳、瑜伽、舞蹈和乒乓球等。运动应循序渐进、持之以恒。骨质疏松症患者开始新的运动训练前应咨询临床医师,进行相关评估。

(4)戒烟。

(5)限酒。

(6)避免过量饮用咖啡。

(7)避免过量饮用碳酸饮料。

(8)尽量避免或少用影响骨代谢的药物。

2.骨健康基本补充剂

(1)钙剂:骨骼由三分之二的无机质和三分之一的有机质构成,无机质为磷酸钙和碳酸钙,有机质为胶原蛋白。充足的钙摄入有利于青少年时期骨骼生长及达到理想骨峰值,成年后合理的补钙可起到维持和巩固作用。2013 年版中国居民膳食营养素参考摄入量建议,成人推荐元素钙摄入量为 800mg/d,50 岁及以上人群推荐元素钙摄入量为 1 000~1 200mg/d。营养调查显示我国居民膳食约摄入元素钙 400mg/d,因此故尚需补充元素钙 500~600mg/d。不同种类钙剂中的元素钙含量有所不同,其中碳酸钙含钙量高,吸收率高,易溶于胃酸,常见不良反应为上腹不适和便秘等。枸橼酸钙含钙量较低,但水溶性较好,胃肠道不良反应小,且枸橼酸有可能减少肾结石的发生,适用于胃酸缺乏和有肾结石风险的患者。补充钙剂需适量,高钙血症和高钙尿症者应避免使用钙剂。在治疗骨质疏松症时,钙剂需与其他药物联合使用,单纯补钙无法替代其他抗骨质疏松药物治疗。

(2)维生素 D:为固醇类衍生物,是一种脂溶性维生素,充足的维生素 D 可增加肠钙吸收、促进骨骼矿化、保持肌力、改善平衡能力和降低跌倒风险。维生素 D 不足可导致继发性甲状旁腺功能亢进,增加骨吸收,从而引起或加重骨质疏松症。同时补充钙剂和维生素 D 可降低骨质疏松性骨折风险。维生素 D 不足还会影响其他抗骨质疏松药物的疗效,活性维生素 D 在治疗骨质疏松的疗效及改善骨转换参数方面优于普通维生素 D。调查研究显示在我国维生素 D 不足状况普遍存在,2013 年版中国居民膳食营养素参考摄入量建议,成人维生素 D 摄入量为 400IU(10μg/d);65 岁及以上老年人因缺乏日照,以及摄入和吸收障碍常有维生素 D 缺乏,推荐摄入量为 600IU(15μg/d),可耐受的最高摄入量为 2 000IU(50μg/d);维生素 D 用于骨质疏松症治疗时,剂量为 800~1 200IU/d。

对于日光暴露不足和老年人等维生素 D 缺乏的高危人群,可检测血清 25-(OH)-D 水平,以了解其维生素 D 的营养状态,指导维生素 D 的补充。对于明确诊断为骨质疏松或为老年人、肾功能减退及 1α-羟化酶缺乏或减少的患者,适宜应用活性维生素 D(因无须肾 1α-羟化酶羟化即有活性而得名),以提高骨密度,减少跌倒,降低骨折风险。目前国内上市用于治疗骨质疏松症的活性维生素 D 及其类似物有 1α-羟维生素 D_3(α-骨化醇)和 1,25 双羟维生素 D_3(骨化三醇)两种,常用方法为:α-骨化醇 0.25~1μg/次,1 次/天,口服;骨化三醇 0.25μg,1~2 次/天,或 0.5μg,1 次/天,口服。

应用常规剂量的活性维生素 D 总体较为安全,但长期使用时,应定期监测患者血钙和尿钙水平。在治疗骨质疏松症时,多与其他抗骨质疏松药物联合应用。而对于无症状的男性及绝经期后女性,应用钙剂及维生素 D 进行骨质的一级预防存在一定争议,有研究显示并无显著受益,且增加了肾结石的发生率。

二、抗骨质疏松症药物

有效的抗骨质疏松症药物可以增加骨密度,改善骨质量,显著降低骨质的发生风险,2017 年指南推荐抗骨质疏松症药物治疗的适应证(表 7-8):主要包括经骨密度检查确诊为骨质疏松症的患者;已经发生过椎体和髋部等部位脆性骨折者;骨量减少但具有高骨折风险的患者。

表 7-8 抗骨质疏松症药物治疗适应证

·发生椎体脆性骨折(临床或无症状)或髋部脆性骨折者

·DXA 骨密度(腰椎、股骨颈、全髋部或桡骨远端 1/3)T 值≤-2.5,无论是否有过骨折

·骨量低下者(骨密度:-2.5<T 值<-1.0),具备以下情况之一:

发生过某些部位的脆性骨折(肱骨上段、前臂远端或骨盆)

FRAX 工具计算出未来 10 年髋部骨折概率≥3%或任何主要骨质疏松性骨折发生概率≥20%

抗骨质疏松症药物按作用机制可分为骨吸收抑制剂、骨形成促进剂、其他机制类药物及传统中药。通常首选使用具有较广抗骨质谱的药物(如阿仑膦酸钠、唑来膦酸、利塞膦酸钠和迪诺塞麦等)。对低、中度骨折风险者(如年轻的绝经后妇女,骨密度水平较低但无骨折史)首选口服药物治疗。对口服不能耐受、禁忌、依从性欠佳及高骨折风险者(如多发椎体骨折或髋部骨折的老年患者、骨密度极低的患者)可考虑使用注射制剂(如唑来膦酸、特立帕肽或迪诺塞麦等)。如仅椎体骨折高风险,而髋部和非椎体骨折风险不高的患者,可考虑选用雌激素或选择性雌激素受体调节剂(selected estrogen receptor modulators,SERMs)。新发骨折伴疼痛的患者可考虑短期使用降钙素。迪诺塞麦是 RANKL 的抑制剂,为单克隆抗体,国外已经广泛使用,在国内已经完成Ⅲ期临床试验,尽管尚未(即将)上市,亦纳入 2017 年指南。中药具有改善临床症候等作用,但降低骨质疏松性骨折的证据尚不足。现就国家食品药品监督管理局(CFDA)已经批准的主要抗骨骨质疏松症药物的特征和应用规范介绍如下。

1.双膦酸盐类 双膦酸盐是焦磷酸盐的稳定类似物,其特征为含有 P-C-P 基团。是目前临床上应用最为广泛的抗骨质疏松症药物。双膦酸盐与骨骼羟磷灰石的亲和力高,能够特异性结合到骨重建活跃的骨表面,抑制破骨细胞功能,从而抑制骨吸收。不同双膦酸盐抑制骨吸收的效力差别很大,因此临床上不同双膦酸盐药物使用剂量及用法也有所差异。目前用于防治骨质疏松症的双膦酸盐主要包括阿仑膦酸钠、唑来膦酸、利塞膦酸钠、伊班膦酸钠、依替膦酸二钠和氯膦酸二钠等。

(1)阿仑膦酸钠

1)适应证:CFDA 批准治疗绝经后骨质疏松症和男性骨质疏松症,有些国家还批准治疗糖皮质激素诱发的骨质疏松症。

2)疗效:增加骨质疏松症患者腰椎和髋部骨密度,降低发生椎体、非椎体和髋部骨折的风险。

3)用法:阿仑膦酸钠片剂,每片 70mg,口服,每次 1 片,每周 1 次;每片 10mg,口服,每次 1 片,每日 1 次;阿仑膦酸钠肠溶片,每片 70mg,口服,每次 1 片,每周 1 次;每片 10mg,口服,每次 1 片,每日 1 次;阿仑膦酸钠 D_3 片为阿仑膦酸钠 70mg+维生素 D_3 2 800IU 或 5 600IU 的复合片剂,口服,每次 1 片,每周 1 次。

4)服用方法:空腹服用,用 200~300mL 温开水送服,服药后 30 分钟内避免平卧,应保持直立体位(站立或坐立);此期间应避免进食牛奶、果汁等任何食品和药品。

5)注意事项:胃及十二指肠溃疡、反流性食管炎者慎用。

6)禁忌证:导致食管排空延迟的食管疾病,如食管狭窄或迟缓;不能站立或坐直30分钟者;对本品任何成分过敏者;肌酐清除率小于35mL/min者;孕妇和哺乳期妇女。

(2)唑来膦酸

1)适应证:CFDA批准治疗绝经后骨质疏松症,有些国家还批准治疗男性骨质疏松症和糖皮质激素诱发的骨质疏松症。

2)疗效:增加骨质疏松症患者腰椎和髋部骨密度,降低发生椎体、非椎体和髋部骨折的风险。

3)用法:唑来膦酸静脉注射剂,5mg,静脉滴注,每年1次。

4)输注方法:静脉滴注至少15分钟以上,药物使用前应充分水化。

5)注意事项:低钙血症者慎用,严重维生素D缺乏者需注意补充足量的维生素D;患者在首次输注药物后可能出现一过性发热、肌肉关节疼痛等流感样症状,多数在1~3天缓解,严重者可予以非甾体类抗炎药对症处理;不建议预防性使用。

6)禁忌证:对本品或其他双膦酸类药物过敏者;肌酐清除率小于35mL/min者;孕妇及哺乳期妇女。

(3)利塞膦酸钠

1)适应证:CFDA批准治疗绝经后骨质疏松症和糖皮质激素诱发的骨质疏松症,有些国家还批准治疗男性骨质疏松症。

2)疗效:增加骨质疏松症患者腰椎和髋部骨密度,降低发生椎体、非椎体和髋部骨折的风险。

3)用法:利塞膦酸钠片剂,每片35mg,口服,每次1片,每周1次;每片5mg,口服,每次1片,每日1次。

4)服用方法:空腹服用,用200~300mL温开水送服,服药后30分钟内避免平卧,应保持直立体位(站立或坐立),此期间应避免进食牛奶、果汁等任何食品和药品。

5)注意事项:胃及十二指肠溃疡、反流性食管炎者慎用。

6)禁忌证:导致食管排空延迟的食管异物,如食管狭窄或迟缓;不能站立或坐直30分钟者;对本品任何成分过敏者;肌酐清除率小于35mL/min者;孕妇及哺乳期妇女。

(4)伊班膦酸钠

1)适应证:CFDA批准治疗绝经后骨质疏松症。

2)疗效:增加骨质疏松症患者腰椎和髋部骨密度,降低椎体及非椎体骨折的风险。

3)用法:伊班膦酸钠静脉注射剂,2mg静脉滴注,每3个月1次;国外已有伊班膦酸钠口服片剂上市,每片150mg,每月口服1片。

4)输注或服用方法:静脉滴注药物前注意充分水化,2mg加入250mL 0.9%氯化钠溶液静脉滴注2小时以上,嘱患者多喝水;口服片剂应空腹服用,用200~300mL温开水送服,服药后30分钟内避免平卧,应保持直立体位(站立或坐立),此期间应避免进食牛奶、果汁等任何食品和药品。

5)注意事项:低钙血症者慎用,严重维生素D缺乏者需注意补充充足的维生素D;患者在首次输注药物后可能出现发热、肌肉疼痛等流感样症状,多数在1~3天缓解,严重者可予以非甾体类抗炎药对症处理。

6）禁忌证：肌酐清除率小于 35mL/min 或血肌酐>5mg/dL（或>442μmol/L）者；对本品或其他双膦酸类药物过敏者；孕妇及哺乳期妇女。

（5）依替膦酸二钠

1）适应证：CFDA 批准治疗绝经后骨质疏松症和增龄性骨质疏松症。

2）疗效：增加骨质疏松症患者腰椎和髋部骨密度、降低椎体骨折的风险。

3）用法：依替膦酸二钠片剂，每片 0.2g，口服，每次 1 片，每日 2 次。依替膦酸二钠胶囊，每粒 0.2g，口服，每次 1 粒，每日 2 次。

4）服用方法：两餐间服用，本品需间断、周期性服药，即服药两周，停药 11 周，然后再开始第 2 周期服药，停药期间可补充钙剂及维生素 D；服药 2 小时内，避免食用高钙食品（如牛奶或奶制品）、含矿物质的维生素、抗酸药。

5）注意事项：肾功能损害者慎用。

6）禁忌证：肌酐清除率小于 35mL/min 者；骨软化者；对本品或其他双膦酸类药物过敏者；孕妇及哺乳期妇女。

（6）氯膦酸二钠

1）适应证：CFDA 批准治疗各种类型骨质疏松症。

2）疗效：增加骨质疏松症患者腰椎和髋部骨密度，降低发生椎体、非椎体骨折的风险。

3）用法：氯膦酸二钠胶囊，每粒 200mg，口服，每次 2 或 4 粒，每日 1 或 2 次。

4）服用方法：空腹服用。服药 1 小时内，避免进食牛奶、食物或含钙和其他二价阳离子的药物。

5）注意事项：肝肾功能损害者慎用。开始治疗时，可能会出现腹泻，该反应通常是轻度的。

6）禁忌证：肌酐清除率小于 35mL/min 者；骨软化者；对本品或其他双膦酸类药物过敏者；孕妇及哺乳期妇女。

双膦酸盐类药物总体安全性较好，但以下几点值得关注：

胃肠道不良反应：口服双膦酸盐后少数患者可能发生轻度胃肠道反应，包括上腹疼痛、反酸等症状。故除严格按说明书提示的方法服用外，有活动性胃及十二指肠溃疡、反流性食管炎者、功能性食管活动障碍者慎用。若存在肠吸收不良，可能影响双膦酸盐的吸收。

一过性"流感样"症状：首次口服或静脉输注含氮双膦酸盐可出现一过性发热、骨痛和肌痛等类流感样不良反应，多在用药 3 天内明显缓解，症状明显者可用非甾体类抗炎药或其他解热镇痛药对症治疗。

肾毒性：进入血液的双膦酸盐类药物约 60% 以原形从肾排泄，对于肾功能异常的患者，应慎用此类药物或酌情减少药物剂量。特别是静脉输注的双膦酸盐类药物，每次给药前应检测肾功能，肌酐清除率<35mL/min 患者禁用。尽可能使患者水化，静脉输注唑来膦酸的时间应不少于 15 分钟，伊班膦酸钠静脉输注时间不少于 2 小时。

下颌骨坏死(osteonecrosis of the jaw,ONJ):双膦酸盐相关的 ONJ 罕见。绝大多数(超过 90%)发生于恶性肿瘤患者应用大剂量注射双膦酸盐以后,以及存在严重口腔疾病的患者,如严重牙周病或多次牙科手术等。ONJ 主要见于使用静脉注射双膦酸盐的肿瘤患者,发生率不等,为 1%~15%。而在骨质疏松症患者中,ONJ 发病率仅为 0.001%~0.01%,略高于正常人群(<0.001%)。对患有严重口腔疾病或需要接受牙科手术的患者,不建议使用该类药物。降低 ONJ 发生风险的措施:在开始抗骨吸收治疗前完成必要的口腔手术,在口腔手术前后使用抗生素,采用抗菌漱口液,拔牙后正确闭合创面,保持良好的口腔卫生。对存在 ONJ 高风险患者(伴有糖尿病、牙周病、使用糖皮质激素、免疫缺陷、吸烟等)需要复杂侵入性口腔手术时,建议暂停双膦酸盐治疗 3~6 个月后,再实施口腔手术,术后 3 个月如无口腔特殊情况,可恢复使用双膦酸盐。

非典型股骨骨质(atypical femur fracture,AFF):即在低暴力下发生在股骨小转子以下到股骨髁上之间的骨质,AFF 可能与长期应用双膦酸盐类药物有关。对于长期使用双膦酸盐患者(3 年以上),一旦出现大腿或者腹股沟部位疼痛,应进行双股骨 X 线片检查,明确是否存在 AFF,MRI 或核素骨扫描均有助于 AFF 的确诊。长期使用双膦酸盐的患者中(通常 3 年以上,中位治疗时间 7 年),AFF 风险轻微增加,停用双膦酸盐以后,风险随之下降。AFF 在使用双膦酸盐患者中绝对风险非常低(3.2~50 例/10 万人·年),一旦发生AFF,应立即停止使用双膦酸盐等抗骨吸收药物。

2.降钙素类　降钙素是一种钙调节激素,能抑制破骨细胞的生物活性、减少破骨细胞数量,减少骨量丢失并增加骨量。降钙素类药物的另一突出特点是能明显缓解骨痛,对骨质疏松症及其骨质引起的骨痛有效。目前应用于临床的降钙素类制剂有两种:鳗鱼降钙素类似物和鲑降钙素。

(1)依降钙素

1)适应证:CFDA 批准治疗骨质疏松症和骨质疏松引起的疼痛等。

2)疗效:增加骨质疏松症患者腰椎和髋部骨密度,降低椎体骨折的风险。

3)用法:依降钙素注射剂,20U 肌内注射,每周 1 次;依降钙素注射剂,10U 肌内注射,每周 2 次。

4)注意事项:少数患者注射药物后出现面部潮红、恶心等不良反应,偶有过敏现象,可按照药品说明书的要求,确定是否做过敏试验。

5)禁忌证:对本品过敏者。

(2)鲑降钙素

1)适应证:CFDA 批准预防因突然制动引起的急性骨丢失和由于骨质溶解、骨质减少引起的骨痛,其他药物治疗无效的骨质疏松症等。

2)疗效:增加骨质疏松症患者腰椎和髋部骨密度,降低椎体及非椎体(不包括髋部)骨折的风险。

3)用法:鲑降钙素鼻喷剂,200IU 鼻喷,每日或隔日 1 次;鲑降钙素注射剂,50IU 或100IU 皮下或肌内注射,每日 1 次。

4)注意事项:少数患者使用药物后出现面部潮红、恶心等不良反应,偶有过敏现象,可按照药品说明书的要求确定是否做过敏试验。

5）禁忌证：对鲑降钙素或本品中任何赋形剂过敏者。

降钙素总体安全性良好，少数患者使用后出现面部潮红、恶心等不良反应，偶有过敏现象，可按照药品说明书的要求，确定是否做过敏试验。降钙素类制剂应用疗程要视病情及患者的其他条件而定。

2012 年欧洲药品管理局人用药机构委员会通过 Meta 分析发现，长期使用（6 个月或更长时间）鲑降钙素口服或鼻喷剂型与恶性肿瘤风险轻微增加相关，但无法肯定该药物与恶性肿瘤之间的确切关系；鉴于鼻喷剂型鲑降钙素具有潜在增加肿瘤风险的可能，鲑降钙素连续使用时间一般不超过 3 个月。

3.绝经激素治疗 绝经激素治疗（menopausal hormone therapy，MHT）类药物（表 7-9）能抑制骨转换，减少骨丢失。临床研究已证明 MHT 包括雌激素补充疗法（estrogen therapy，ET）和雌激素、孕激素补充疗法（estrogen plus progestogen therapy，EPT），能减少骨丢失，降低骨质疏松性椎体、非椎体及髋部骨折的风险，是防治绝经后骨质疏松症的有效措施。

表 7-9 绝经激素治疗类药物

适应证	围绝经期和绝经后女性，特别是有绝经相关症状（如潮热、出汗等）、泌尿生殖道萎缩症状，以及希望预防绝经后骨质疏松症的妇女
疗效	增加骨质疏松症患者腰椎和髋部骨密度、降低发生椎体、髋部及非椎体骨折的风险，明显缓解更年期症状
用法	有口服、经皮和阴道用药多种制剂。激素治疗的方案、剂量、制剂选择及治疗期限等，应根据患者个体情况而定
注意事项	严格掌握实施激素治疗的适应证和禁忌证，绝经早期开始用（60 岁以前或绝经不到 10 年）受益更大。使用最低有效剂量，定期进行（每年）安全性评估，特别是乳腺和子宫
禁忌证	雌激素依赖性肿瘤（乳腺癌、子宫内膜癌）、血栓性疾病、不明原因阴道出血及活动性肝病和结缔组织病为绝对禁忌证。子宫肌瘤、子宫内膜异位症、有乳腺癌家族史、胆囊疾病和垂体催乳素瘤者应酌情慎用

绝经妇女正确使用绝经激素治疗，总体是安全的，以下几点为人们特别关注的问题。

（1）子宫内膜癌：对有子宫的妇女长期只补充雌激素，证实可能增加子宫内膜癌的风险。自 20 世纪 70 年代以来，研究表明对有子宫妇女补充雌激素的同时适当补充孕激素，子宫内膜癌的风险不再增加。所以，有子宫的妇女应用雌激素治疗时必须联合应用孕激素。

（2）乳腺癌：国际绝经学会最新推荐：乳腺癌的相关因素很多，与绝经激素治疗相关的乳腺癌风险很低，小于每年 1/1 000，且应用 5 年内没有发现乳腺癌风险增加。美国妇女健康倡议研究中，单用雌激素超过 7 年，乳腺癌风险也没有增加，但雌激素加孕激素组 5 年后乳腺癌风险有所增加。关于绝经激素治疗的全球共识指出，激素治疗与乳腺癌的关系主要取决于孕激素及其应用时间长短。与合成的孕激素相比,微粒化黄体酮和地屈孕酮与雌二醇联用,乳腺癌的风险更低。乳腺癌是绝经激素治疗的禁忌证。

(3)心血管病疾病:绝经激素治疗不用于心血管疾病的预防。无心血管病危险因素的女性,60岁以前或绝经不到10年开始激素治疗,可能对其心血管有一定的保护作用;已有心血管损害,或60岁后再开始激素治疗,则没有此保护作用。

(4)血栓:绝经激素治疗轻度增加血栓风险。血栓是激素治疗的禁忌证。非口服雌激素因没有肝首过效应,其血栓风险更低。

(5)体重增加:雌激素为非同化激素,常规剂量没有增加体重的作用。只有当大剂量使用时才会引起水钠潴留、体重增加。绝经后激素治疗使用的低剂量一般不会引起水钠潴留。雌激素对血脂代谢和脂肪分布都有一定的有利影响。

鉴于对上述问题的考虑,建议激素补充治疗遵循以下原则:①明确治疗的利与弊;②绝经早期开始用(<60岁或绝经10年之内),收益更大,风险更小;③应用最低有效剂量;④治疗方案个体化;⑤局部问题局部治疗;⑥坚持定期随访和安全性监测(尤其是乳腺和子宫)。⑦是否继续用药,应根据每位妇女的特点,每年进行利弊评估。

4.选择性雌激素受体调节剂类　选择性雌激素受体调节剂类(selective estrogen receptor modulators,SERMs)不是雌激素,而是与雌激素受体结合后,在不同靶组织导致受体空间构象发生不同改变,从而在不同组织发挥类似或拮抗雌激素的不同生物效应。例如,SERMs制剂雷洛昔芬在骨骼与雌激素受体结合,发挥类雌激素的作用,抑制骨吸收,增加骨密度,降低椎体骨折发生的风险;而在乳腺和子宫则发挥拮抗雌激素的作用,因而不刺激乳腺和子宫,有研究表明其能够降低雌激素受体阳性浸润性乳癌的发生率。

雷洛昔芬药物总体安全性良好。国外研究报告该药轻度增加静脉栓塞的危险性,国内尚未见类似报道。故有静脉栓塞病史及有血栓倾向者,如长期卧床和久坐者禁用。对心血管疾病高风险的绝经后女性的研究显示,雷洛昔芬并不增加冠状动脉疾病和卒中风险。雷洛昔芬不适用于男性骨质疏松症患者。

5.甲状旁腺素类似物　甲状旁腺素类似物(parathyroid hormone analogue,PTHa)是当前促骨形成的代表性药物,国内已上市的特立帕肽是重组人甲状旁腺素氨基端1~34活性片段(recombinant human parathyroid hormone 1~34,rhPTH1~34)。间断使用小剂量PTHa能刺激成骨细胞活性,促进骨形成,增加骨密度,改善骨质量,降低椎体和非椎体骨折的发生风险。

患者对rhPTH1~34的总体耐受性良好。临床常见的不良反应为恶心、肢体疼痛、头痛和眩晕。在动物实验中,大剂量、长时间使用特立帕肽增加大鼠骨肉瘤的发生率。但该药在美国上市后7年骨肉瘤监测研究中,未发现特立帕肽和人骨肉瘤存在因果关系。特立帕肽治疗时间不宜超过24个月,停药后应序贯使用抗骨吸收药物治疗,以维持或增加骨密度,持续降低骨折风险。

6.锶盐　锶是人体必需的微量元素之一,参与人体多种生理功能和生化效应。锶的化学结构与钙和镁相似,在正常人体软组织、血液、骨骼和牙齿中存在少量的锶。雷奈酸锶是合成锶盐,体外实验和临床研究均证实雷奈酸锶可同时作用于成骨细胞和破骨细胞,具有抑制骨吸收和促进骨形成的双重作用,可降低椎体和非椎体骨折的发生风险。

雷奈酸锶药物总体安全性良好。常见的不良反应包括恶心、腹泻、头痛、皮炎和湿疹,一般在治疗初始时发生,程度较轻,多为暂时性,可耐受。罕见的不良反应为药物疹伴嗜酸性粒细胞增多和系统症状。具有高静脉血栓风险的患者,包括既往有静脉血栓病史的患者,以及有药物过敏史者,应慎用雷奈酸锶。同时,需要关注该药物可能引起心脑血管严重不良反应,2014年欧洲药品管理局发布了对雷奈酸锶的评估公告:在保持雷奈酸锶上市许可的情况下限制该药物的使用,雷奈酸锶仅用于无法使用其他获批药物以治疗严重骨质疏松症患者。用药期间应对这些患者进行定期评估,如果患者出现了心脏或循环系统问题,如发生了缺血性心脏病、外周血管病或脑血管疾病,或高血压未得到控制,应停用雷奈酸锶。存在某些心脏或循环系统问题,如卒中和心脏病发作史的患者不得使用本药物。

7.活性维生素 D 及其类似物　目前国内上市用于治疗骨质疏松症的活性维生素 D 及其类似物(vitamin D analogue)有 1α 羟维生素 D_3（α-骨化醇）和 1,25 双羟维生素 D_3（骨化三醇）两种,国外上市的尚有艾迪骨化醇。因不需要肾 1α 羟化酶羟化就有活性,故得名为活性维生素 D 及其类似物。活性维生素 D 及其类似物更适用于老年人、肾功能减退及 1α 羟化酶缺乏或减少的患者,具有提高骨密度,减少跌倒,降低骨折风险的作用。

治疗骨质疏松症时,应用上述剂量的活性维生素 D 总体是安全的。长期使用时,应在医师指导下使用,不宜同时补充较大剂量的钙剂,并建议定期监测患者血钙和尿钙水平。在治疗骨质疏松症时,可与其他抗骨质疏松药物联合应用。

8.维生素 K 类（四烯甲萘醌）　四烯甲萘醌是维生素 K_2 的一种同型物,是 γ-羧化酶的辅酶,在 γ-羧基谷氨酸的形成过程中起着重要作用。γ-羧基谷氨酸是骨钙素发挥正常生理功能所必需的,具有提高骨量的作用。

9.RANKL 抑制剂　迪诺塞麦是一种核因子-κβ 受体活化因子配体（RANKL）抑制剂,为特异性 RANKL 的完全人源化单克隆抗体,能够抑制 RANKL 与其受体 RANK 的结合,减少破骨细胞形成、功能和存活,从而降低骨吸收、增加骨量、改善皮质骨或松质骨的强度。现已被美国 FDA 批准治疗有较高骨折风险的绝经后骨质疏松症。

三、使用抗骨质疏松药物临床关注问题

1.关于疗程的建议　抗骨质疏松药物治疗的成功标志是骨密度保持稳定或增加,而且没有新发骨折或骨折进展的证据。对于正在使用抑制骨吸收药物的患者,治疗成功的目标是骨标志物值维持在或低于绝经前妇女水平。患者在治疗期间如发生再次骨折或显著的骨量丢失,则需考虑换药或评估继发性骨质疏松的病因;如果治疗期间发生一次骨折,并不能表明药物治疗失败,但提示该患者骨折风险高。

除双膦酸盐药物外,其他抗骨质疏松药物一旦停止应用,疗效就会快速下降,双膦酸盐类药物停用后,其抗骨质疏松性骨折的作用可能会保持数年。另外,由于双膦酸盐类药物治疗超过 5 年的获益证据有限,而且使用超过 5 年,可能会增加罕见不良反应(如下颌骨坏死或非典型股骨骨质)的风险,建议双膦酸盐治疗 3~5 年后需考虑药物假期。目

前建议口服双膦酸盐治疗5年,静脉双膦酸盐治疗3年,应对骨折风险进行评估,如为低风险,可考虑实施药物假期停用双膦酸盐;如骨折风险仍高,可以继续使用双膦酸盐或换用其他抗骨质疏松药物(如特立帕肽或雷洛昔芬)。特立帕肽疗程不应超过2年。

抗骨质疏松药物疗程应个体化,所有治疗应至少坚持1年,在最初3~5年治疗期后,应该全面评估患者发生骨质疏松性骨折的风险,包括骨折史、新出现的慢性疾病或用药情况、身高变化、骨密度变化、骨标志物水平等。如患者治疗期间身高仍下降,则须进行胸腰椎X线片检查。

2.关于骨折后应用抗骨质疏松药物　骨质疏松性骨折后应重视积极给予抗骨质疏松药物治疗,包括骨吸收抑制剂或骨形成促进剂等。迄今很多证据表明使用常规剂量的抗骨吸收药物,包括口服或静脉双膦酸类药物,对骨折愈合无明显不良影响。骨质疏松性骨折后,应建议开展骨折联络服务管理项目,促进多学科联合诊治骨质疏松性骨折,及时合理使用治疗骨质疏松症的药物,以降低再发骨折的风险。

3.抗骨质疏松药物联合和序贯治疗　骨质疏松症如同其他慢性疾病一样,不仅要长期、个体化治疗,也需药物联合或序贯治疗。甲状旁腺素类似物等骨形成促进剂获准使用后,药物的序贯或联合治疗更为普遍。目前已有的骨质疏松联合治疗方案,大多以骨密度变化为终点,其抗骨折疗效,尚有待进一步研究。总体来说,联合使用骨质疏松症治疗药物,应评价潜在的不良反应和治疗获益,此外,还应充分考虑药物经济学的影响。联合治疗方案包括同时联合方案及序贯联合方案。根据药物作用机制和特点,对联合用药暂做以下建议。

(1)同时联合方案:钙剂及维生素D作为基础治疗药物,可以与骨吸收抑制剂或骨形成促进剂联合使用。

不建议联合应用相同作用机制的药物。个别情况为防止快速骨丢失,可考虑两种骨吸收抑制剂短期联合使用,如绝经后妇女短期使用小剂量雌/孕激素替代与雷洛昔芬,降钙素与双膦酸盐短期联合使用。

联合使用甲状旁腺素类似物等骨形成促进剂和骨吸收抑制剂,可增加骨密度,改善骨转换水平,但缺少对骨折疗效的证据,考虑到治疗的成本和获益,通常不推荐。仅用于骨吸收抑制剂治疗失败,或多次骨折需积极给予强有效治疗时。

(2)序贯联合方案:尚无明确证据指出禁忌各种抗骨质疏松药物序贯应用。特别是如下情况要考虑药物序贯治疗:①某些骨吸收抑制剂治疗失效、疗程过长或存在不良反应时;②骨形成促进剂(PTH类似物)的推荐疗程仅为18~24个月,此类药物停药后应序贯治疗。推荐在使用甲状旁腺激素类似物等骨形成促进剂后序贯使用骨吸收抑制剂,以维持骨形成促进剂所取得的疗效。

四、中医中药治疗

中医学文献中无骨质疏松之名,按骨质疏松症主要临床表现,中医学中相近的病症有骨痿,见于没有明显的临床表现,或仅感觉腰背酸软无力的骨质疏松患者("腰背不举,骨枯而髓减");骨痹,症见"腰背疼痛,全身骨痛,身重、四肢沉重难举"的患者。根据中医药"肾主骨""脾主肌肉"及"气血不通则痛"的理论,治疗骨质疏松症以补肾益精、健脾益气、活血祛瘀为基本治法。中药治疗骨质疏松症多以改善症状为主,经临床证明有效的中成药可按病情选用。可能改善本病证候的,且药物有效成分较明确的中成药主要包括骨碎补总黄酮、淫羊藿苷和人工虎骨粉。

此外,中药古方青娥丸、六味地黄丸、左归丸、右归丸及 CFDA 批准具有改善骨质疏松证候的中成药临床上均可根据中医辨证施治的原则运用。根据 2015 年 12 月 CFDA 发布的《中药新药治疗原发性骨质疏松症临床研究技术指导原则》,中药可以与钙剂和维生素 D 联用。

近年来,有关服用含有补骨脂成分的中药制剂导致肝损伤的报告较多,故建议有肝病的骨质疏松症患者禁用该类制剂。

五、康复治疗

针对骨质疏松症的康复治疗主要包括运动疗法、物理因子治疗、作业疗法及康复工程等。

1.运动疗法 运动疗法简单实用,不仅可增强肌力与肌耐力,改善平衡、协调性与步行能力,还可改善骨密度、维持骨结构,降低跌倒与脆性骨折风险等,发挥综合防治作用。运动疗法需遵循个体化、循序渐进、长期坚持的原则。治疗性运动包括有氧运动(如慢跑、游泳)、抗阻运动(如负重练习)、冲击性运动(如体操、跳绳)、振动运动(如全身振动训练)等。我国传统健身方法太极拳等可增加髋部及腰椎骨密度,增强肌肉力量,改善韧带及肌肉、肌腱的柔韧性,提高本体感觉,加强平衡能力,降低跌倒风险。运动锻炼要注意少做躯干屈曲、旋转动作。骨质疏松性骨折早期应在保证骨质断端稳定性的前提下,加强骨质邻近关节被动运动(如关节屈伸等)及骨质周围肌肉的等长收缩训练等,以预防肺部感染、关节挛缩、肌肉萎缩及失用性骨质疏松;后期应以主动运动、渐进性抗阻运动及平衡协调与核心肌力训练为主。

2.物理因子治疗 脉冲电磁场、体外冲击波、全身振动、紫外线等物理因子治疗可增加骨量;超短波、微波、经皮神经电刺激、中频脉冲等治疗可减轻疼痛;对骨质疏松骨折或者骨质延迟愈合可选择低强度脉冲超声波、体外冲击波等治疗以促进骨质愈合。神经肌肉电刺激、针灸等治疗可增强肌力、促进神经修复,改善肢体功能。联合治疗方式与治疗剂量需依据患者病情与自身耐受程度选择。

3.作业疗法 作业疗法以针对骨质疏松症患者的康复宣教为主,包括指导患者正确的姿势,改变不良生活习惯,提高安全性。作业疗法还可分散患者注意力,减少对疼痛的关注,缓解由骨质疏松症引起的焦虑、抑郁等不利情绪。

4.康复工程 行动不便者可选用拐杖、助行架等辅助器具,以提高行动能力,减少跌倒发生。此外,可进行适当的环境改造如将楼梯改为坡道,浴室增加扶手等,以增加安全性。骨质疏松性骨折患者可佩戴矫形器,以缓解疼痛,矫正姿势,预防再次骨折等。

总之,骨质疏松症是慢性病,涉及骨骼、肌肉等多种组织、器官,需要综合防治。在常规药物、手术等治疗的同时,积极、规范、综合的康复治疗除可改善骨强度、降低骨质发生外,还可促进患者生活、工作能力的恢复。

六、骨质疏松症防治监测

骨质疏松症是一种慢性疾病,其治疗是一个长期的过程,在接受治疗期间应对如下情况进行监测:疗效,钙和维生素 D 的摄入是否充足,药物的不良反应,对治疗的依从性和新出现的可能改变治疗预期效果的共患病。骨质疏松症药物治疗的目的是显著提高骨强度,从而降低骨折风险。临床上,对疗效的监测受限于缺少直接检测"骨强度"的临床工具,目前可使用替代指标监测疗效,如骨密度和骨标志物及脊椎影像学检查。

1.治疗依从性监测　依从性差是骨质疏松症治疗中普遍存在的问题,提高依从性是防治诸如骨质疏松症等慢性无症状性疾病所面临的挑战。因为患者对疾病危害的认知度低,坚持治疗的积极性不够。时间越久,越易忽视,依从性越低,影响骨质疏松症的治疗效果。

提高骨质疏松症治疗的依从性需要有效的医患沟通,密切监测,及早发现存在的问题。树立有效治疗可降低骨折风险的信念,有助于维持患者良好的依从性;及时告知患者骨标志物和骨密度结果,并解释其与骨折风险下降相关,可鼓励患者坚持治疗;应用简便的治疗方案也有助于改善依从性。

2.骨密度检测在疗效监测中的作用　尽管抗骨质疏松药物的长期抗骨折效力是否取决于其增加和维持骨密度的能力仍存有争议。但临床试验研究已经广泛采用 DXA 检测骨密度作为疗效判断的指标。连续检测骨密度已经成为临床实践中监测疗效的重要手段。

必须强调,使用抗骨吸收药物治疗时,骨密度的变化并非是预测骨折风险下降的灵敏指标。研究显示,骨密度增加仅能解释双膦酸盐治疗相关的骨折风险下降的 7%~18% 和雷诺昔芬治疗相关的脊椎骨折风险下降的 4%;而迪诺塞麦治疗 36 个月全髋骨密度变化可解释其降低新发椎体骨折风险的 35% 和降低非椎体骨折风险的 84%。提示骨密度变化对解释骨折风险的下降在不同的药物是不同的,这也表明骨密度以外的其他因素对骨折风险下降可能更重要。早期监测骨密度的变化对预测抗骨吸收药物治疗反应的价值有限。而促骨形成药物治疗时,骨密度的增加对解释临床骨折风险的下降占有更大比重,如特立帕肽引起脊椎骨密度增加可解释脊椎骨折风险下降的 30%~41%,骨密度的监测对促骨形成药物治疗疗效评估比抗骨吸收治疗有更大价值。

在治疗期间精确地发现骨密度变化,要求其变化大于测定的精确度误差。从严格的统计学观点看,需监测 95% 置信区间的最小有意义变化值(least significant change,LSC),骨密度的变化值至少应为精确度误差的 2.77 倍。为了将精确度误差降至最低,连续骨密度测量最好在同一台仪器由同一技术员实施。如何评估精确度误差和计算 LSC 可参见网站(www.ISCD.org)。尽管将骨密度变化作为监测疗效的指标仍有争议,但美国国家骨质疏松基金会(National Osteoporosis Foundation,NOF)和国际临床骨密度测量学会(International Society for Clinical Densitometry,ISCD)均推荐骨密度测量为治疗的常规监测指标。NOF 建议应每两年进行一次重复测量骨密度,而 ISCD 提倡首次随访测定应在启动治疗或改变治疗后 1 年进行。但我国指南仍推荐在药物首次治疗或改变治疗后每年、效果稳定后每 1~2 年重复骨密度测量,以监测疗效。

QCT 测量的腰椎体积骨密度(vBMD)可用于监测男女两性与衰老、疾病和治疗相关的骨密度变化,但应根据体模数据建立其精确度。

pDXA、pQCT 和 QUS 测量的外周骨骼并不能如脊椎和髋部对治疗有相同幅度的反应,故目前还不宜用于监测治疗反应。

3.骨标志物在治疗监测中的作用 在抗骨质疏松药物治疗中,骨标志物的变化明显早于骨密度。当用强效的抗骨吸收治疗时,骨标志物快速下降,并于几个月内降至较低平台期,这种骨标志物短期的下降与后续持久的骨密度变化和骨折风险的下降相关。而对促骨形成药物如特立帕肽,早期的骨形成标志物的升高预示着随后骨密度增加。监测中当患者骨标志物的变化超过 LSC 时,才具临床意义。LSC 是将骨标志物测定的"精确度误差"乘以 2.77 得到的。为避免骨标志物生物变异的影响,应采集禁食过夜标本。如重复测定,应在相同时间采集标本并在同一实验室检测。

4.脊椎影像学检查 每年进行精确的身高测定对于判断骨质疏松症治疗疗效非常重要。当患者身高缩短 2cm 以上,无论是急性还是渐进,均应进行脊椎影像学检查,以明确是否有新脊椎骨折发生。在为明确是否有椎体骨折而行首次脊椎影像学检查后,若再次出现提示新发椎体骨折的状况,如身高变矮、出现新的腰背痛、形体变化或在做胸部 X 线片检查时偶然发现新的脊椎畸形时,应再次行相应的脊椎影像学检查。若患者考虑短暂停药(药物假期),应重复进行脊椎影像学检查以明确有无新发椎体骨折;若治疗期间仍有新发椎体骨折,则表明需要更强的治疗或继续治疗,而不是考虑停药。

七、分级诊疗

骨质疏松症的分级诊疗,即按照疾病的轻、重、缓、急及治疗难易程度进行分级,不同级别的医疗机构承担不同疾病状况的治疗,实现基层首诊和双向转诊,以有效利用卫生资源,做好骨质疏松症的防控和管理,同时提高医疗卫生机构开展骨质疏松症预防控制的能力。

1.骨质疏松症分级诊疗服务目标 以基层首诊、双向转诊、急慢分治、上下联动作为骨质疏松症分级诊疗的基本诊疗模式,逐步实现不同级别、不同类别医疗机构之间的有序转诊。指导患者合理就医、规范治疗,从而降低骨质疏松症及骨质疏松性骨折的发病率及其所致病死率。

2.不同医疗机构骨质疏松症分级诊疗流程及分工 分级诊疗流程如图 7-5 所示,各级医疗机构在骨质疏松症诊疗中分工如下:

一级医院:乡镇卫生院、村卫生室、社区卫生服务机构等基层医疗卫生机构,通过建立居民健康档案、组织居民健康检查等多种方式开展骨质疏松症高危人群筛查,登记确诊的骨质疏松症患者。开展社区人群骨质疏松症及相关危险因素的健康教育;开展患者随访、基本治疗及康复治疗;对诊断不明者、严重并发症者及时转往上级医院诊疗。

二级医院:负责骨质疏松症临床初步诊断,按照诊疗指南、制定个体化治疗方案;诊断不明及重症者尽快转诊到三级医院诊治,对病情稳定者进行随诊。

三级医院:负责骨质疏松症确诊,根据需要完善相关检查,明确病因。开展综合及规范的治疗。治疗后病情稳定者可以转诊到一级、二级医疗机构进行后续治疗、随访及康复。

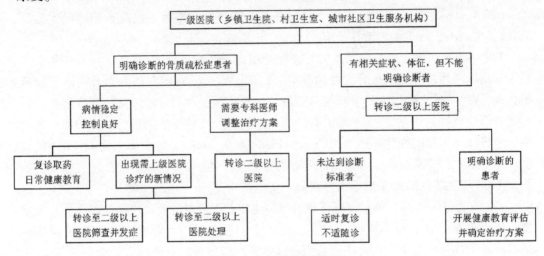

图 7-5 分级诊疗流程

第八章　继发性骨质疏松症

第一节　糖皮质激素性骨质疏松

糖皮质激素(glucocorticoid,GC)由于其强大的免疫抑制、抗炎症反应等药理作用在临床工作中应用广泛。长期或者高剂量使用 GC 会导致糖尿病、骨质疏松、骨坏死、肌病等多种不良反应,其中 GC 所导致的骨质疏松已成为最严重的并发症之一。糖皮质激素性骨质疏松(glucocorticoid induced osteoporosis,GIOP)属于继发性骨质疏松,是一种因内源或外源糖皮质激素所致的,以骨强度下降、骨折风险性增加为特征的代谢性骨病。GC是导致骨质疏松中最为常见的一种药物。GIOP 是 50 岁之前骨质疏松最常见的原因,是最常见的医源性疾病。研究表明,糖皮质激素剂量低至 2.5mg/d 的泼尼松与增加的骨折风险有关,最迅速的骨密度损失发生在开始治疗后 3~6 个月。如何采取有效的措施来防治 GIOP 是临床医师关注的重点和难点。目前,临床医师对 GIOP 对机体危害的认识相当有限,对 GIOP 的防范和管理尚不够规范。GIOP 患者如果不能得到有效干预治疗,将会给患者带来严重的健康危险。

一、GIOP 的流行病学

2015 年中国大陆地区 40 岁以上人群骨质疏松症发病率为 24.62%,总人数为 1.4 亿人。GIOP 的发病率在整个骨质疏松发病率中仅次于绝经后的骨质疏松症和老年性的骨质疏松症。由 GIOP 造成的骨折,不仅严重增加了死亡风险,影响患者的生活质量,而且给社会带来沉重的负担。全球范围内 2010 年骨质疏松性骨折的高危人群中,年龄在50 岁及以上的人数估计为 1.58 亿,其中 55% 的男性和女性来自亚洲。预计到 2040 年,高风险个体的数量将会翻倍。GIOP 的主要发病特点是接受糖皮质激素治疗后早期即发生、迅速的骨质流失。

研究显示,超过三分之一接受长期糖皮质激素治疗的绝经后妇女可能有一个或更多的无症状的椎体骨折,而没有异常的骨超声或腰椎和髋关节骨密度(bone mineral density,BMD)测定结果。长期超生理剂量使用 GC 的患者骨质疏松骨折发生率将达 30%~50%之多,而且初次骨折后再发生骨折的风险将大大增加。Vestergaard 等研究结果提示:至少停用糖皮质激素大于 1 年后,发生骨折的风险性才能够接近正常人群值。

二、GIOP 的发病机制

GIOP 的发病机制:主要是由于 GC 对成骨细胞和破骨细胞的直接作用,促进破骨细胞的生成,增加了成骨细胞的凋亡,延长了破骨细胞的寿命,导致骨形成障碍。有学者研究发现,GC 减少成骨谱系细胞的复制,并且在成骨分化或矿化条件下,抑制成骨分化使成骨细胞群处于未成熟状态,从而降低了成骨细胞的数量和功能。来自健康绝经后妇女的研究显示:每日予以泼尼松 5mg 持续 6 周能足够迅速和显著降低血清 P1NP 和骨钙素,二者是骨形成的特异性标志物。

此外,GIOP 的发病与 GC 破坏骨细胞有一定联系。骨细胞是信号传递的桥梁枢纽,占总体细胞数量的 90%~95%,可以通过缝隙连接或传递分子信号直接或间接地调节成骨细胞和破骨细胞的形成和功能。暴露于高水平的 GC 可导致骨细胞凋亡并影响缝隙连接,从而导致骨丢失。GC 诱导的骨细胞凋亡小体可增强 TNF-α 和 IL-6 的生成,而 TNF-α 可诱导骨细胞凋亡并导致骨质量的恶化。

三、GIOP 的防治

1.选择恰当的 GC 给药途径和剂量,评估骨折风险 糖皮质激素的给药途径有外用、吸入、口服、静脉注射。在使用该药物的过程中,医师要准确选择给药途径。根据患者的病情,如果能够局部给药,就不考虑全身用药。由于任何剂量的 GC 均能导致骨质疏松,而且骨质疏松与激素的初始量和用药时间成正比。在用药剂量方面,医师应反复斟酌、权衡,结合患者的体重、年龄、病情、组织病理学分型等有理有据地给药,尽可能地给予能够控制疾病的最小 GC 量,并制订出完整的 GC 治疗计划,包括总疗程、何时减量、维持治疗时间及维持治疗剂量。值得注意的是,有相当一部分患者在 GC 治疗的伊始,不了解骨质疏松这一并发症。为了增强患者对 GIOP 的重视程度,医师要履行告知的职责,开始用药前即向患者详细阐明 GC 治疗可能出现的并发症及拟采取的预防骨质疏松的措施,并签署知情同意书。

长期使用糖皮质激素的患者极易出现骨质疏松性骨折。骨折风险的增加见于椎体和非椎体骨折,包括髋部骨折。因此,骨折风险的准确评估对于长期服用 GC 的患者显得尤为重要。在即将启动糖皮质激素治疗时,可使用国际骨质疏松基金会推出的骨折风险评估模型——FRAX 来评估 10 年内髋部骨折及脊柱等主要骨质疏松性骨折的风险,对于 FRAX 评估为高危骨折风险的患者无论骨密度高低都应接受抗骨质疏松治疗。对所有维持糖皮质激素治疗的患者,每 12 个月应进行 1 次骨折风险再评估。医师应嘱咐患者定期监测骨密度、血清 25-(OH)-D、血清钙及尿钙、C 反应蛋白、肝肾功能、甲状腺功能、甲状旁腺激素等指标,有助于全面认识及判断病情,及时地进行分级干预。

2.调整生活方式,提高患者的治疗依从性 良好的生活方式能够增强骨质健康,如戒烟、限酒、适当的光照、适量的抗阻运动、减少跌倒的风险和保证充足的钙及维生素 D 的摄入。另外,足够的蛋白质摄入亦非常有必要,它能够改善低体重指数(BMI),能够维持肌肉骨骼系统的功能和降低由髋部骨折而引发的并发症。GC 使用的患者目前预防骨质疏松用药依从性较差,所以提高这类患者的抗 GIOP 认识很有必要。预防 GIOP 需要医患双方的共同努力,医师要谨记骨质疏松各级预防的重要性,在医院内、外多角度全方位加强科普宣传及健康教育活动。在 GC 治疗初期我们就要调动起患者的积极性,使之在思想上逐步认识到 GC 对骨质的损害及后期对人体身心健康的深远影响,增强对自身健康的责任感,主动自觉地改善不良的生活习惯,提高患者的治疗依从性,从而降低骨质疏松及骨质疏松性骨折的发生率。

3.钙剂和维生素 D 维生素 D 和钙剂联合使用对 GC 引起的腰椎 BMD 减少有预防性作用,这种作用已经得以证实,因而可以预防糖皮质激素导致的骨质疏松症。如果患者日常膳食中钙摄入量不足,建议每日外源性钙的补充量为 1 000~1 500mg。由于使用 GC 治疗的患者户外活动减少,因此比正常人群更加缺乏维生素 D。维生素 D 的缺乏不仅加快骨转换,增加骨丢失,降低骨密度,影响骨质量,而且降低肌肉量与肌肉功能,增加跌倒风险,建议每日补充维生素 D 800~2 000IU。

4.双膦酸盐 双膦酸盐是焦磷酸的合成类似物,它们的主要功能是使破骨细胞灭活,同时抑制骨吸收,增加 BMD,促进骨皮质及骨小梁持续增厚,从而促进骨形成和增长。双膦酸钠具有预防和治疗双重作用,它可以减轻疼痛,延缓病变发展,减少因糖皮质激素诱导的骨坏死,从而避免了手术治疗。双膦酸盐由于其高效的抑制骨吸收作用,已成为骨质疏松治疗的一线药物。研究显示,阿仑膦酸钠作为第二代双膦酸盐可以明显增加腰椎、全髋关节和股骨粗隆部的骨密度,不增加胃肠道不良反应的发生率,然而却不能减少椎体及非椎体骨折。利塞磷酸盐作为第三代双膦酸盐于 2004 年获美国 FDA 认可,用于预防和治疗糖皮质类固醇性骨质疏松,能够明显降低 GIOP 患者脊柱骨质的发生率。另有研究表明,唑来膦酸静脉滴注能够显著增加 GIOP 患者腰椎、股骨颈的 BMD,降低血清骨吸收标志物水平,疗效优于利塞膦酸治疗组。

5.甲状旁腺素 骨形成的减少是 GIOP 主要的病理生理改变,即使是低剂量的糖皮质激素治疗亦能够明显地抑制成骨细胞的活性。而特立帕肽作为一种甲状旁腺素的衍生物,通过增加成骨细胞的活性及数量而促进骨生长,它是目前唯一的骨合成代谢剂。新近研究表明:特立帕肽通过激活 AKT 信号转导途径降低 GC 诱导的骨细胞活性氧(ROS)水平,促进骨细胞的增生。同时,活化的 AKT 能抑制蛋白水解酶 Caspase-3 的活性,抑制细胞凋亡级联反应的激活。Farahmand 等认为特立帕肽治疗 GIOP 患者能有效改善骨生物力学特性和骨形成标志物。一项针对应用双膦酸盐反应欠佳的 GIOP 患者的研究提示:每周给予一次特立帕肽治疗能够减少患者的骨折事件和增加 BMD。另有研究者对特立帕肽和阿仑膦酸钠进行了随机双盲对照试验,结果显示特立帕肽比阿仑膦酸钠在增加骨密度及减少骨质的发生率方面效果更为显著。特立帕肽是长期激素治疗伴低 BMD 患者的一线用药,在预防 GIOP 上发挥重要作用。此外,特立帕肽具有逆转长期应用双膦酸盐相关并发症(如骨重塑抑制)的潜能,显著改善骨重塑的强度,促进骨矿化。

6.狄诺塞麦 狄诺塞麦是人源化核因子 κB 活化受体配体(RANKL)的单克隆抗体,可抑制破骨细胞活性、提升 BMD。Hofbauer 等对 GIOP 模型鼠的研究发现,狄诺塞麦通过抑制骨吸收过程预防 GC 导致的骨质流失;腰椎生物力学压缩实验显示,GC 对骨强度的抑制作用可以被狄诺塞麦阻止。实验表明狄诺塞麦能够显著减少破骨细胞数量,降低骨转化参量。狄诺塞麦于 2010 年在美国 FDA 批准上市,目前已用于 GIOP 的临床治疗。一项前瞻性的研究表明,狄诺塞麦能够显著抑制 GIOP 患者的骨转换,与阿仑膦酸钠治疗相比,狄诺塞麦治疗 12 个月可使腰椎 BMD 显著增加。

既往研究显示,在我国江浙沪地区有 45% 的长期使用 GC 的患者未使用任何药物进行干预。对于此类患者而言,GIOP、骨质疏松性骨折、骨坏死等一系列的并发症很有可能会接踵而至。研究报道,应用糖皮质激素达到或超过 10mg/d 的患者,在 90 天内补充抗骨质疏松的药物,1 年内骨质疏松性骨折发生率下降48%,3 年内下降 32%。因此,我们要抓住骨质疏松防治的最佳时期,积极有效地干预,早日启动抗骨质疏松治疗,改善骨密度状态,对于预防骨质、改善预后、提高患者的生活质量而言大有裨益。总之,GIOP 仍然是目前基础和临床研究的热点课题,值得我们进一步探索。随着对 GIOP 深入而全面的研究,将会涌现出更多更好的新型药物治疗靶点和多样化的预防措施,为广大患者带来福祉。

第二节 甲状腺功能亢进症与骨质疏松

Graves 病作为一种甲状腺特异性自身免疫性疾病,是甲状腺功能亢进症(甲亢)的最常见病因。骨质疏松是一种以骨强度、骨量降低及骨微观结构破坏为特征并且导致骨脆性及骨折风险增高的骨骼疾病。骨质疏松分为原发性及继发性两大类,甲亢引起的继发性骨质疏松是继糖尿病性骨质疏松之后又一研究热点。甲状腺相关激素在骨骼发生发育中的作用研究由来已久,动物实验研究发现有多条信号通路参与其中。临床研究表明甲亢主要引起骨转换率增高、骨密度(BMD)下降甚至骨质疏松,是未来骨折危险风险因素。

一、甲状腺相关激素对骨骼的调控作用

1.甲状腺激素对骨骼的调控作用 在垂体分泌的 促甲状腺素(TSH)的刺激下,甲状腺分泌两种甲状腺激素即:3,5,3',5'-左四碘甲状腺原氨酸(3,5,3',5'-L-tetraiodothyronine,T_4)和少量的 3,5,3'-左三碘甲状腺原氨酸(3,5,3'-L-triiodothyronine,T_3)。但 T_3 的生物活性远大于 T_4,而 T_4 也可在外周组织经脱碘酶 D_1 和 D_2 转化为 T_3。第三种脱碘酶 D_3 将 T_3 和 T_4 转化为无活性的反向代谢物 $T_4(rT_2)$ 和 rT_3。细胞内的 T_3 水平取决于这三种脱碘酶的作用平衡。T_3 作用在核 T_3 受体(TRs)上。TRs 具有两个受体异构体 TRα 和 TRβ,其亚型还包括 TRα1、TRα2 和 TRβ1、TRβ2 等数种,在不同组织中调控着 T_3 的作用。

骨组织中存在大量的 TRs,故甲状腺激素会影响骨组织。在软骨细胞、成骨细胞、成骨细胞瘤和骨肉瘤细胞系中均可表达 TRα 和 TRβ。其中在骨组织中 TRα1 表达水平是 TRβ1 的 10 倍以上。TRβ1 敲除小鼠模型出现了骨化发育延迟,生长迟缓和骨骼矿化受损,说明甲状腺激素是正常骨代谢所必需的,并通过 TRβ1 发挥作用。T_3 是骨骼发育和线性生长的重要调节激素。儿童期甲状腺功能减退症可导致生长停滞、骨龄延迟、生长板结构紊乱。相反,青少年甲状腺毒症则会出现骨龄提前和生长加速。长期的甲状腺毒症会导致骨转换增加,进而引起骨质疏松和脆弱性骨折。

2.促甲状腺素对骨骼的调控作用 传统的观念认为甲亢对骨骼的损害是由于循环中高水平的 T_4 和 T_3 所致。然而,最近研究表明其作用机制可能还与 TSH 水平降低有关。亚临床甲亢即 T_3 和 T_4 水平正常,单纯 TSH 降低的临床状态,该病随着病程的延长亦会出现骨量减少。TSH 受体(TSHR)主要表达在甲状腺滤泡上皮细胞,在其他各类细胞及组

织如成骨细胞和破骨细胞,以及肾、脑、心脏、睾丸、淋巴细胞和脂肪组织均有表达。破骨细胞和成骨细胞中存在 TSHR,TSH 也可能直接影响骨代谢。Abe 等观察了敲出 TSHR 的两个等位基因的(纯合子)或单个等位基因(杂合子)的小鼠,发现 TSHR 敲除的纯合子小鼠呈现 T_3 和 T_4 水平降低,而 TSH 水平增高,骨密度(BMD)减低,需要补充外源性甲状腺激素才能维持骨的正常生长。有趣的是,在甲状腺激素补充后,降低的 BMD 未获改善,表明 TSH 可能通过其受体直接作用于骨代谢。杂合子小鼠尽管 T_3、T_4 和 TSH 正常水平正常,但也存在 BMD 显著降低。两种小鼠均表现为高骨转换,进而导致骨质疏松,推测 TSH 通过其受体对骨代谢呈负性调节作用。另有研究表明,TSH 也会增加成骨细胞中脱碘酶 D_2 的活性,促使 T_4 向 T_3 转换,使局部 T_3 水平增加进而影响骨骼。当然,甲亢对骨骼的影响可能兼有二者的作用。间歇性低剂量的 TSH 治疗预防去卵巢大鼠的骨质丢失,也是 TSH 对骨骼影响的有力佐证。

二、长期严重甲亢对骨密度和骨质的影响

1.甲状腺毒症对骨密度的影响 正常成人的骨转换周期为 150~200 天(5~7 个月),甲亢可使骨转换周期缩短至正常人的一半,骨转换(骨吸收和骨形成)增加,其净效应是骨吸收增加,引起骨质疏松和骨折。未经治疗、病程长的甲状腺毒症出现骨质疏松症和骨折风险增加。甲亢导致骨量的丢失主要出现在皮质骨。2007 年来自美国国家健康和营养调查(the national health and nutrition examination survey,NHANES)的数据分析表明绝经后妇女 TSH 水平<1.8mIU/L 骨质疏松的风险是 TSH 水平≥2.2(1.8~4.5)mIU/L 者的 3.4 倍。该研究还发现,随着 TSH 水平增加到超过参考值范围(TSH 0.39~4.6mIU/L)者,BMD 显著增加。甲亢患者的骨量丢失同 TSH 抑制程度更为相关,而与 FT_4 和 FT_3 水平的相关性并不显著。上述的横断面研究报道的甲亢患者 BMD 显著减少主要见于 TSH<0.50mIU/L(参考范围:0.50~1.49mIU/L)者,TSH<0.10mIU/L 时,更易发生。当 TSH 高于 0.50mIU/L 时,BMD 减低不显著。

2.甲状腺毒症对骨折的影响 甲状腺毒症是未来骨折发生确定的危险因素。对 65 岁以上妇女随访 4 年的前瞻性队列研究评估了骨折发病率和风险($n = 686$),TSH 水平<0.1mIU/L 导致椎骨折的风险增加 4.5 倍,髋部骨折的风险增加 3.6 倍。TSH 水平 0.1~0.5mIU/L(正常范围:0.5~5.5mIU/L)者骨折风险相对较低。该研究还发现,在校正 TSH 浓度和 BMD 后,甲亢病史(无论病程或程度)仍然是髋部骨折的独立危险因素。另一个横截面研究($n = 6\,722$),TSH 水平<0.10mIU/L 者较 TSH 水平 1.0~1.49mIU/L 者骨折风险(前臂、髋部和椎体)高 31%。

三、亚临床甲亢对骨骼的长期影响

亚临床甲亢是指甲状腺激素浓度正常,而 TSH 水平受抑制。亚临床甲亢的发病率随年龄增长逐渐升高,女性高于男性,据统计 60 岁以上的女性发病率约为 1.5%。亚临床甲亢患者血清 TSH 水平可能自行恢复,也可能发展为甲亢——Graves 病或进展为临床甲亢。小样本研究显示,亚临床甲亢患者的骨密度和骨转换结果存在不一致。包括 968 名男性和 993 名绝经后妇女的较大样本的研究表明 TSH 在第 2.5 百分位数以下者存在

BMD 下降。在 2 004 名患者的研究中,亚临床甲亢使骨折风险增加 1.25 倍。但当排除了患有甲状腺功能亢进或甲状腺功能恢复正常者,该相关性就不存在。65 岁以上的老年人的前瞻性队列研究表明内源性亚临床甲状腺功能亢进的男性患者髋部骨折风险增加 4.9 倍,而绝经后妇女中未发现此种关联。总之,内源性亚临床甲状腺功能亢进可能增加骨转换、减少骨密度和增加骨折风险。

四、长期甲状腺抑制治疗对骨骼的影响

分化型甲状腺癌患者往往需要长期使用 L-T$_4$ 进行 TSH 抑制治疗。这种长期外源亚临床甲状腺功能亢进也会影响骨代谢和 BMD。Heemstra 等分析了 4 个前瞻性研究和 12 个横断面研究,表明绝经前女性接受抑制剂量的 T$_4$ 治疗并不影响 BMD。目前,没有数据表明绝经前妇女接受抑制剂量的 T$_4$ 治疗后使骨折风险增加。对绝经后妇女的研究表明,在接受抑制剂量的 T$_4$ 治疗后骨代谢指标多数会增加,部分会出现的降低。香港大学的龚慧慈等研究发现亚洲女性绝经后接受抑制剂量的 T$_4$ 治疗后,腰椎和股骨 BMD 降低。

五、甲亢性骨质疏松的临床特征

甲亢同时增加成骨及破骨细胞活性,但以后者的骨吸收占优:高水平甲状腺激素和(或)低水平 TSH 导致较高的骨重建激活频率,骨组织表现为骨结构单位(BUS)总数(空间)增加、骨重塑周期缩短,结果为骨量净丢失。骨代谢标志物是临床观察评估骨吸收及形成的重要指标,临床研究显示甲亢组的骨吸收及骨形成标志物水平均明显高于正常对照组,提示甲亢性骨质疏松呈高转换型,而且这些骨代谢标志物与甲状腺功能相关;作为骨代谢紊乱的结果,甲亢伴随轻度高的血钙/磷症、尿磷/钙排泄增高,这导致甲状旁腺激素(PT)、降钙素(CT)及 1,25 羟维生素 D$_3$[1,25-(OH)$_2$-D$_3$]抑制性降低,表明甲亢者存在钙磷代谢负平衡,可能是甲亢性骨质疏松的病因之一。然而甲亢患者的钙磷代谢常规检查结果及钙磷调节激素变化在不同的研究中与上述结论存在较大的争议,一些研究未发现其钙磷代谢异常,甚至有些研究得出相反的结果,可能病例对照研究设计的研究对象受到其他混杂因素较多。

以我国汉族人群为研究对象的大多数病例对照研究表明初发甲亢组各部位的 BMD 较与之匹配的正常对照组低,以均值差(MD)衡量两组的 BMD 变化研究显示,腰椎(L$_2$～L$_4$)、粗隆区及 Ward 区的 BMD 下降最为严重,其次分别为前臂远端 1/3、股骨颈、Troch 区,这与常规推荐的 BMD 检查优先部位并不一致。以 T 值<-2.5SD(正常年轻成年人平均峰值 BMD 的 1 个标准差)或 Z 值<-2.0SD 为诊断标准,甲亢组的骨量减少及骨质疏松发生率高于对照组,且甲状腺功能状态与骨代谢过程相关:BMD 分别与 TH、TSH 水平呈正负相关;TSH 受体抗体(TRAb)水平与骨转换代谢指标及腰椎 Z 值负相关,间接提示免疫炎性过程可能影响骨细胞代谢平衡。据国外报道女性患者中更易发生骨骼的不良影响,但国内多数研究未发现各部位 BMD 在性别之间的差异。甲亢是明显具有性别倾向的自身免疫性疾病,而骨质疏松发病率在各年龄阶段女性亦明显高于男性,约为 2∶1,甲亢性骨质疏松在性别之间的差异需进一步研究证实;绝经前后女性均较正常对照组 BMD 低,且绝经后较绝经前更低,这表明低雌激素水平与高甲状腺激素(或低 TSH 水平)之间

存在协同作用致骨质疏松。

峰值骨量(peak bone mass,PBM)达到的时期和骨量的高低是影响骨质疏松发生的又一重要决定因素,甲状腺激素在 PBM 的获得中起重要作用。与相匹配的对照组相比,处于 PBM 时期的 Graves 病患者 BMD 更低而骨质疏松/骨量丢失发生率更高;但在平均 TSH 抑制治疗期的青年甲状腺癌术后患者中并未发现其 PBM 低于同龄人。从作用机制看过量甲状腺激素可使个体提早达到 PBM,骨重建负平衡则可使总 PBM 低于正常,但目前国内外尚无有关甲亢与 PBM 关系的前瞻性或回顾性队列研究,以很好地支持两者之间的关系。

六、甲亢性骨质疏松的骨折风险

一项 Meta 分析显示运用 Z 值预测表明未治疗甲亢患者的骨折风险远高于治疗之后,药物、碘131(^{131}I)或手术均能降低骨折风险至正常水平,但也有研究显示^{131}I 治疗或能增加其风险。另外一项 Meta 分析则认为应用 BMD 计算 Z 值可以预测骨折风险,但不能识别真正骨折患者;无独有偶的是基于回顾及前瞻性队列研究亦表明甲亢的病史仍是未来增加脆性骨折的风险因素之一。由此可得在甲亢患者中 BMD 值作为衡量骨量、诊断骨质疏松的指标,尚不能完全反映骨微结构及骨质量变化情况;另一方面 BMD 的恢复未能使骨小梁之间恢复完整的桥梁连接而使其脆性骨折风险仍然存在。甲亢是否会增加未来骨折风险,是否会加速甲状腺功能正常后期的骨量丢失,根据已有的研究无法下一个确切的结论,但从目前看甲亢患者有必要在治疗前后及痊愈后定期随访 BMD 情况。

临床甲亢及正常健康人群 TSH、甲状腺激素边缘水平的临床研究结果不仅与上述观点相吻合,且表明甲状腺功能的微小变化亦可对骨骼带来负面影响。亚临床甲亢的特点为 TSH 低于正常水平而 T_3/L_4 正常,大部分研究仅发现绝经后女性的 BMD 值有所下降。但一项汇集 13 个前瞻性研究的 Meta 分析显示其分别增加髋部、椎体及任何部位的骨折风险 1.52 倍[95%CI(1.19~1.93)]、1.74 倍[95%CI(1.01~2.99)]、1.42 倍[95%CI(1.16~1.74)],且随着 TSH 水平的进一步下降其风险更高;外源性亚临床甲亢如甲状腺癌术后长期 TSH 抑制治疗亦可降低 BMD 而明显增加骨质疏松及骨折风险,特别是抑制 TSH≤0.03mU/L 及绝经后女性或大于 60 岁者更明显。正常 TSH 水平绝经后妇女中,与正常 T_3 低值者相比,正常 T_4 高值者(14.42pmol/L)前瞻性随访 6 年后其髋部 BMD 显著性下降而非椎体性骨折发生率上升;同样的在甲状腺激素参考范围内,正常 TSH 低值者 BMD 降低而骨质疏松发病率增加。很显然 TSH、甲状腺激素是相互影响相互依存的,临床研究不能鉴别其在骨骼方面的角色,更多地依赖于后续的动物细胞实验予以证实。

七、甲亢性骨质疏松临床干预

对于继发性骨质疏松目前推荐在治疗原发性疾病的基础上,配合抗骨质疏松策略以降低未来的骨折风险。经过有效的抗甲亢治疗恢复其正常功能之后,几乎可以逆转患者的 BMD 值,但是也有研究显示治疗后的 BMD 仍低于正常对照组;或有甲亢病史者其 BMD 值仍较无此病史者要低。因此,有研究主张在抗甲亢基础上补钙或加用双磷酸盐类(或联合补钙及双磷酸盐)增加 BMD 值。从甲亢性骨质疏松的病理机制上看,补钙能对症性治疗甲亢的负钙平衡,而双磷酸盐则通过抑制破骨细胞的骨吸收、抑制骨重建对抗甲亢引起的骨重建频率过高。尽管较多高质量随机研究显示双磷酸盐类可以降低女性绝经后的骨折风险;然而目前没有研究能证实双磷酸盐能降低此类患者的骨折风险,甚至可能增加其风险,因为有研究显示老年人长期使用口服双磷酸盐有增加髋部骨折风险,未来需要研究证实应用双磷酸盐类和(或)其他药物增加其 BMD 能降低骨折风险的可行性。

第三节　糖尿病性骨质疏松

糖尿病性骨质疏松(diabetic osteoporosis,DO)是糖尿病在骨骼系统的重要并发症,成为糖尿病患者躯体骨骼长期疼痛和功能障碍的主要原因,致残、致死率高,严重降低了患者的生活质量,给社会、医疗卫生机构、家庭造成沉重负担。

一、能量代谢分子 SIRT1 在运动改善 2 型糖尿病骨代谢中的作用机制

2 型糖尿病作为因能量代谢紊乱导致的继发性疾病,脂肪异常分布及过度堆积所造成的胰岛素抵抗导致胰岛素分泌相对或绝对减少,造成血糖升高。而胰岛素抵抗和高血糖将导致成骨细胞分化及骨形成和破骨细胞分化及骨吸收之间的代谢平衡紊乱,引发骨质疏松。

能量代谢分子 SIRT1(silent information regulator 1,SIRT1)是调控能量代谢的关键因子,其通过细胞氧化还原等途径来介导能量代谢、基因转录、细胞衰老等生理学过程。研究发现,SIRT1 在调控成骨细胞和破骨细胞分化、增生和活性上均扮演重要角色。当敲除 SIRT1 后,与野生型(SIRT1$^{+/+}$)小鼠相比,SIRT1$^+$小鼠成骨细胞数量和碱性磷酸酶活性显著下降,多核破骨细胞数量显著增加。骨髓间充质干细胞可定向分化为成骨细胞,并主导软骨内骨形成。敲除 SIRT1 后,关键成脂转录因子过氧化物酶体增生物激活受体 γ(peroxisome proliferator activated receptor γ,PPAR-γ)激活,促进骨髓间充质干细胞向脂肪细胞分化,同时亦会抑制 Runx2、叉头蛋白盒转录因子 3a(fork head protein box transcription factor 3a,FoxO3a)、肿瘤坏死因子 α 及骨形成信号途径[Wnt 和 TGF-β/骨形态发生蛋白(bone morphogenetic proteins,BMPs)等],导致成骨细胞分化产生及骨形成下降。核因子-κB(nuclear factor-κB,NF-κB)途径调控破骨细胞分化及融核,NF-κB p50$^+$和 p52$^+$双敲小鼠因不能形成破骨细胞而引起严重的骨硬化症。调控破骨细胞分化信号途径较多,如骨保护素/核因子-κB 受体活化因子配体(RANKL)/核因子-κB 受体活化因子(RANK)、磷脂酰肌醇 3 激酶(phosphayidylinositol 3-kinase,PI3K)/蛋白激酶 B(protein kinase B,PKB)等,并且研究证实 SIFR1 可调控上述信号途径。

运动作为一种积极有效的干预手段,机械应力(如剪切应力、牵引力、压力等)促进骨髓间充质干细胞向成骨细胞分化、增生,并抑制骨髓巨噬细胞向破骨细胞分化、增生,改善骨形成并抑制骨吸收,调节骨代谢平衡。并且,运动不仅可改善 2 型糖尿病能量代谢,亦可改善其骨代谢。那么,能量代谢与骨代谢之间是否存在"Crosstalk"? SIRT1 作为能

量代谢关键调控分子,是否介导 2 型糖尿病骨代谢,并且在运动改善 2 型糖尿病骨代谢中又扮演什么角色?目前尚缺少相关研究。基于此,本节将对 SIRT1 介导 2 型糖尿病骨代谢及运动干预此过程的相关研究进行简要介绍,以期为 2 型糖尿病骨质疏松及运动干预的机制研究提供坚实的理论基础、新思路和一定的药物靶点。

1.SIRT1 概述　SIRT1 作为 Sirt 家族成员,含有 500 个氨基酸残基,于 1999 年在人体中被首次发现,基因定位于染色体 10q21.3,全长 33kb,含 9 个外显子和 8 个内含子。其DNA 双链上含有一长 275 氨基酸的烟酰胺腺嘌呤二核苷酸(NAD^+)结合区域和催化结构域,其裂隙是底物与 SIRT1 发生反应的场所。当细胞内 NAD^+ 上调时,其介导脱乙酰化(或 O-ADP-核糖基化),引起细胞结构和功能的相应改变。

SIRT1 作为一种 NAD^+ 依赖的Ⅲ型组蛋白去乙酰化酶,能够催化组蛋白底物和非组蛋白底物的乙酰赖氨酸残基的去乙酰化,其通过氧化还原状态的改变及内环境稳态来调控细胞能量代谢等生理过程。蛋白质组学检测小鼠的 133 个线粒体蛋白发现了 277 个乙酰化位点,对 1 750 个蛋白检测发现了 3 600 个乙酰化位点,表明蛋白的乙酰化,去乙酰化是细胞内分子信号调控途径的重要影响因素。SIRT1 将蛋白底物中赖氨酸的乙酰基转移到 NAD^+ 的二磷酸腺苷核糖上,产生去乙酰化蛋白、烟酰胺(NAM)和 2'-O-乙酰基-二磷酸腺苷核糖。进而调控过氧化物酶体增生物激活受体 γ 辅激活因子 1α(PGC-1α)、叉头框转录因子 O 亚家族蛋白 1(fork head box O1,FOXO1)、PI3K、肝 X 受体等去乙酰化,参与炎症、2 型糖尿病发生、骨代谢等过程。SIRT1 还可通过与各底物结合参与基因修复、细胞代谢、细胞能量平衡和细胞寿命调节等。研究证实,SIRT1 不仅是调控糖脂等能量代谢的关键因子,其功能缺失亦是 2 型糖尿病等能量代谢紊乱型疾病发生及病理改变的始动环节。并且,SIRT1 基因表达变化通过调控成骨细胞、破骨细胞分化、功能发挥来影响 2 型糖尿病骨代谢。

2.2 型糖尿病对骨代谢的影响　能量代谢紊乱导致的胰岛素抵抗是 2 型糖尿病发生的病理生理学基础,而胰岛素抵抗引起的高血糖亦是骨质疏松出现的生物机制。更深一层次,2 型糖尿病骨质疏松的发生起于机体内成骨细胞介导的骨形成与破骨细胞介导的骨吸收之间的代谢平衡紊乱。成骨细胞由骨髓间充质干细胞分化产生,而其分化、成熟过程分为 4 个阶段:增生、细胞外基质成熟、矿化及凋亡。阶段不同调控的细胞因子亦存在较大差异。2 型糖尿病大鼠或小鼠骨形成和骨沉积速率下降导致的骨质疏松与骨髓间充质干细胞分化产生的成骨细胞数量和骨形成能力显著下降密切相关。胰岛素抵抗造成 2 型糖尿病进而引起胰岛素分泌相对或绝对减少,抑制成骨细胞分化及骨形成。这与胰岛素抵抗水平升高,羧化不全骨钙素去磷酸化抑制 β 细胞增生及胰岛素分泌,使得胰岛素受体 α 亚基不能充分与胰岛素特异结合,抑制 β 亚基 3 个酪氨酸残基(Tyr1158、Tyr1162、Tyr1163)磷酸化,下调胰岛素受体表达。胰岛素受体底物 1 不能正常募集刺激蛋白 1 和 CCAAT 增强子结合蛋白 β 与下游 PI3K p85-p110 亚基结合,抑制磷脂酰肌醇(3,4)二磷酸(PIP2)和磷脂酰肌醇(3,4,5)三磷酸(PIP3)表达及其与磷脂酰肌醇依赖性激酶 1(phosphoinositide dependent kinase-1,PDK-1)结合,下游 PKB 丝氨酸残基去磷酸化。关键基因 Runx2、OSX 和Ⅰ型胶原蛋白表达下调抑制成骨细胞分化及骨形成,导致骨质疏松发生。并且,近来研究发现的能量代谢调控关键因子——蔗糖非酵解型蛋白激酶(sucrose non-fermenting 1-related protein kinase,SNRK)亦可通过以上信号途径调控成骨细胞分化。高血糖是 2 型糖尿病的另一病理表征,当蛋白激酶 C 活化、糖基化终末产物形成及氧化应激等多途径被激活后会诱导成骨细胞凋亡,下调 BGP、转录因子 D1x5c-bfal/Runx2 及 I 型胶原等表达和激活环磷酸腺苷/蛋白激酶 A,细胞外调节激酶(ERK)/PPAR-γ 途径,导致成骨细胞分化被抑制。

破骨细胞由骨髓巨噬细胞分化产生,RANKL 和巨噬细胞集落刺激因子在此过程中必不可少,RANK 激活促进破骨细胞分化产生。破骨细胞分化依赖多基因调控,而调控啮齿类和人破骨细胞分化的基因至少有 24 种。根据以上基因在破骨细胞分化、成熟及功能发挥上的作用,将其分为 3 个阶段,见表 8-1。

表 8-1 破骨细胞分化依赖多基因调控

阶段	基因调控
第一阶段	包括巨噬细胞集落刺激因子、Csflr/c-Fms(A 噬细胞集落刺激因子受体)、PU-1 等,它们参与骨髓巨噬细胞和破骨细胞前体细胞的形成
第二阶段	包括 RANKL、RANK、肿瘤坏死因子受体相关因子 6、NF-κB(p50/p52)、活化 T 细胞核因子 C1(activated T nuclear factor C1,NFATC1)、C-fos、FcRy/DNAX 激活蛋白 12(DNAX Activator Protein 12,DAP12)、生长因子受体结合蛋白 2 相关蛋白(growth factor receptor-bound protein 2-associated protein,GAB2)、特异性跨膜蛋白(dendritic cells-specific transmembrane protein,DC-STAMP)、上皮 IKB 激酶复合体 β(epithelial IKB kinase complex β,IKKβ)等,前几种基因敲除抑制破骨细胞分化及单核细胞向多核细胞融核,造成骨硬化病,而 GAB2、DC-STAMP 和 IKKβ 的敲除却不会造成骨硬化病
第三阶段	包括非受体型酪氨酸激酶(non-receptor tyrosine kinase,c-Src)、Atp6i(TCIRG1)、cathepsin K、氯离子第 7 通道蛋白(chlodde channel 7,CLCN7)及转化生长因子 β 结合蛋白 3(transforming growth factor beta binding protein 3,LTBP 3)等,以上基因敲除后,破骨细胞可正常分化产生但骨吸收能力变弱甚至消失

2 型糖尿病机体破骨细胞分化异常,骨髓巨噬细胞 体外诱导分化产生的破骨细胞和多核破骨细胞(≥5 核)数量及骨吸收功能异常升高。研究亦证实,2 型糖尿病促进破骨细胞分化、融核及其骨吸收功能。在此过程中,RANK、肿瘤坏死因子 α、血管内皮生长因子 A 及巨噬细胞集落刺激因子等表达显著上调,激活 PU-1、GAB2、DC-STAMP、Atp6i(TCIRG1)、CTSK 等,促进破骨细胞分化、融核及骨吸收功能。2 型糖尿病小鼠胰岛素抵抗水平升高,胰岛素分泌减少,下调胰岛素受体及其靶基因白细胞介素 6 表达,促进破骨细胞分化。并且,破骨细胞作为新发现的胰岛素作用位点,其胰岛素抵抗水平将会直接影响全身胰岛素抵抗及 2 型糖尿病并发症骨质疏松发生。有学者在探究 SIRT1 对骨代谢影响时,发现其可通过白细胞介素 6 调节破骨细胞的胰岛素抵抗标志性羧化不全骨钙素磷酸化及 PI3K/PBK 途径来影响破骨细胞分化。另一研究中,2 型糖尿病小鼠颅骨愈合程度明显低于正常小鼠,仅为后者 40%,而利用糖基化终末产物对正常小鼠预处理,其

颅骨愈合程度相较于未处理者明显降低,提示糖基化终末产物参与了骨重建过程,具有增加骨吸收、减少骨形成的作用。其机制与高血糖可通过磷酸化糖基化终末产物促进转化生长因子 α、CTSK 等表达,提高破骨细胞活性,促进骨吸收密切相关。再者,2 型糖尿病引起的高血糖可激活于丝裂原活化蛋白激酶(mitogen-activated protein kinase,MAPK)的 p38 亚型及下游途径 CTSK、TRAP 等表达上调,促进破骨细胞分化及骨吸收,导致骨密度下降。

3.SIRT1 介导 2 型糖尿病骨代谢　SIRT1 是调控能量代谢的关键分子,$NAD^+/NADH$ 比值增加上调其蛋白表达,当比值降低时又会显著抑制 SIRT1 表达及活性,胰岛素抵抗和血糖水平升高,导致 2 型糖尿病发生。因此,SIRT1 被认为是 2 型糖尿病发生的启动因子。而有关 2 型糖尿病中 SIRT1 生物学作用的相关研究集中在睾丸内质网应激、肝脂质沉积、糖尿病肾病、心肌组织损伤等领域。骨代谢中的相关研究较少,当敲除 SIRT1 后,SIRT1 小小鼠骨组织病理特征与 2 型糖尿病小鼠一致,且其骨中 Wnt/β-catenin 途径被抑制后骨髓间充质干细胞分化产生的成骨细胞数量和骨形成能力降低,股骨和椎骨皮质骨厚度显著下降。并且,SIRT1 表达下调抑制 2 型糖尿病小鼠骨髓间充质干细胞向成骨细胞分化。并且,当利用高糖和脂肪酸模拟体外 2 型糖尿病对 $MC3T_3-E1$ 细胞的影响时,发现 SIRT1 表达下调抑制 $MC3T_3-E1$ 向成骨细胞分化,且碱性磷酸酶和茜素红染色显示成骨细胞骨形成能力显著下降。综上表明,2 型糖尿病的成骨细胞分化及骨形成能力下降导致的骨质疏松与 SIRT1 表达下调密切相关。

SIRT1 在成骨细胞中表达上调对改善 2 型糖尿病小鼠骨密度有重要意义,烟酰胺(SIRT1 抑制剂)抑制成骨细胞分化,增加骨髓脂肪细胞形成和破骨细胞数量。而其激活剂白藜芦醇在骨髓间充质干细胞向成骨细胞分化中促进 SIRT1 与 PPAR-γ 结合,抑制 PPAR-γ 活性,阻碍脂肪细胞分化产生,促进成骨细胞分化。FoxO3a 的 C 末端结构域存在一个与 SIRT1 的结合位点,一旦结合形成 SIRT1-FoxO3A 复合物将增强 FoxO3a 转录活性。而 FoxO3a 激活后抑制成骨细胞凋亡,改善 2 型糖尿病骨质疏松。β-catenin 是启动成骨转录程序的早期主要转录因子,可诱导成骨细胞特异性基因表达(如骨桥蛋白、骨钙蛋白和碱性磷酸酶等)。SIRT1-FoxO3A 的过表达或沉默都影响着 β-catenin 启动子活性,沉默 FoxO1 也可降低 β-catenin 表达,并损害骨形成。研究表明,$MC3T_3-E_1$ 细胞转染 SIRT1 过表达后,会抑制肿瘤坏死因子 α 诱导的细胞凋亡,提高碱性磷酸酶活性,增加 β-catenin 及下游 Runx2 和骨钙蛋白表达,此外还可明显抑制肿瘤坏死因子 α 诱导 NF-κB 激活,减少一氧化氮合酶、一氧化氮表达可被 SIRT1 的抑制剂烟酰胺所逆转。由此可见,SIRT1 蛋白通过与 PPAR-γ、FoxO3a、FoxO1 等蛋白作用来参与 2 型糖尿病的成骨细胞分化及骨形成过程,而 β-catenin 蛋白是最终调节目标。β-catenin 作为 Wnt/β-catenin 等途径的下游靶基因,在成骨细胞分化及骨形成上具有重要调控作用。SIRT1 表达下调后作用于下游 Wnt/β-catenin、TGF-β/骨形态发生蛋白等途径及 Runx2、Osx 等靶基因表达,抑制成骨细胞分化及骨形成,导致骨质疏松发生。由此可见,SIRT1 是研究 2 型糖尿病影响成骨细胞分化及其骨形成能力的重要靶点。

破骨细胞主导骨吸收,当分化产生的破骨细胞及融核后的多核破骨细胞数量显著增多、骨吸收功能紊乱时,2 型糖尿病骨质疏松发生。能量代谢紊乱作为 2 型糖尿病的发病基础,其亦是调控破骨细胞分化及融核的关键因素。SIRT1 作为能量传感器,将其敲除后小鼠糖脂代谢酶活性及蛋白表达紊乱,出现高血糖和高血脂症状,并且骨组织病理特征与 2 型糖尿病小鼠表型相一致。SIRT1 调控 2 型糖尿病的破骨细胞分化,基因缺失造成破骨细胞分化、融核及骨吸收功能紊乱。并且,其作为 RANKL 负调节因子,通过磷酸化 RANK 及下游 C-fos-NFATC1 途径,上调关键因子 Oscar、CTSK、破骨细胞质子泵亚单位 (Atp6vod2)、DC-STAMP 等表达,使得破骨细胞分化、融核及骨吸收能力异常升高。因此,2 型糖尿病骨中 SIRT1 表达下调是破骨细胞分化、骨吸收异常升高及骨质疏松发生的原因所在。体外研究中,模拟 2 型糖尿病体内环境对 RAW264.7 细胞进行高糖干预时,抑制 SIRT1 后活化 T 细胞核因子 C1(NFATC1)、CTSK 等靶基因表达上调,破骨细胞分化及其蚀骨能力显著增强。

4.SIRT1 介导运动改善 2 型糖尿病骨代谢 2 型糖尿病骨质疏松发生与成骨细胞分化被显著抑制密切相关。而 SIRT1 在 2 型糖尿病抑制成骨细胞分化上具有重要调控作用。JIA 等研究发现,SIRT1[+] 小鼠糖脂代谢酶活性及蛋白表达紊乱,出现高血糖和高血脂症状,骨组织病理特征与 2 型糖尿病小鼠表型相一致。SIRT1 作为能量传感器和 Wnt/β-catenin 途径的调控因子,通过磷酸化下游 Runx2、Osx、骨钙蛋白等关键因子表达,促进成骨细胞化及骨形成能力。因此,2 型糖尿病骨中 SIRT1 表达下调是成骨细胞分化、骨形成下降及骨质疏松发生的原因所在。那么,运动是否通过激活 SIRT1 促进 2 型糖尿病的成骨细胞分化产生? NAD[+]/NADH 比值增加能激活 SIRT1,运动过程中细胞呼吸供给能量阶段,NAD[+] 含量增加且 NADH 量减少,NAD[+]/NADH 比值增加激活 SIRT1。国内外研究及作者前期成果发现,运动改善 2 型糖尿病的成骨细胞分化及骨质疏松,但相关研究较少,仅局限于 BMPs/Smad、TGF-β,smad 途径和 CAMP/CREB,ATF4 途径,其分子调控网络尚待完善。基于以上研究,运动可通过激活 SIRT1 来促进 2 型糖尿病的成骨细胞分化及骨形成进而改善其骨组织形态微细结构。

骨是机体内运动器官,其腔隙-小管系统可将力学刺激转换为胞内水平的腔液流动,骨细胞、成骨细胞等上的初级纤毛在流动腔液产生的剪切应力下发生弯曲,胞内耦联蛋白可将力学刺激信号转到胞内,调控细胞代谢及活性。骨质疏松作为 2 型糖尿病重要并发症,它的发生与成骨细胞分化、成熟及骨形成能力下降密切相关。而运动可通过促进成骨细胞分化及骨形成来改善骨质疏松,且在运动过程中细胞呼吸供给能量阶段,NAD[+]含量增加且 NADH 减少,NAD[+]/NADH 比值增加可激活 SIRT1。那么,SIRT1 作为 2 型糖尿病始动因子且运动亦可将其激活,运动促 2 型糖尿病的成骨细胞分化是否通过 SIRT1 进行调控呢? 其分子机制又是否是通过 Wnt/β-catenin 途径来实现呢? 目前,有关运动通过 SIRT1 调控 2 型糖尿病破骨细胞分化的体内研究较少,BOYLE 等研究发现,8 周跑台运动可显著上调 2 型糖尿病大鼠骨中 SIRT1 表达,抑制 RANK 及下游 C-fos-NFATc1 途径,上调关键因子 CTSK、Atp6vod2 等表达,抑制破骨细胞分化、融核。RANK、RANKL 激活 NF-κB 的同时可上调 P300 表达,促进 NF-κB 乙酰化来调控破骨细胞分化。运动干预后,SIRT1 表达上调并与 P300 在破骨细胞前体细胞中结合,导致 NF-κB 去乙酰化,并抑制 IKBG 酶激活及其磷酸化、降解,导致破骨细胞分化减少且骨吸收功能下降。而对模拟 2 型糖尿病的体外高糖环境下 RAW264.7 细胞施加力学刺激时,发现 SIRT1 蛋白表达上调,且分化产生的破骨细胞数量及骨吸收能力显著下降。利用 SIRT1 siRNA 对 RAW264.7 进行转染低表达后,破骨细胞分化下降,而力学刺激可显著改善细胞转染对其造成的作用影响。2 型糖尿病抑制破骨细胞分化的研究较多,对其机制研究较深入,除骨保护素(OPG)/RANKL/RANK 分子轴外,发现钙调磷酸酶/NFAT、PI3K/Akt、转化生长因子 α 等途径或关键分子具有重要调控作用,但有关 SIRT1 介导运动抑制 2 型糖尿病破骨细胞分化的相关研究尚待补充。

综上所述,成骨细胞(骨形成)和破骨细胞(骨吸收)之间的代谢平衡是维持骨代谢稳态的保证。能量代谢关键因子 SIRT1 表达下调,导致 2 型糖尿病及其并发症骨质疏松发生。综述发现,SIRT1 在 2 型糖尿病骨代谢调控及运动改善 2 型糖尿病骨代谢中均扮演关键角色,但仍有一些问题尚待阐明:①SIRT1 介导成骨细胞和破骨细胞分化、增生及功能发挥的相关因子表达,但各因子间的耦联过程并不清楚;②运动激活 2 型糖尿病骨中 SIRT1 表达,从而改善骨代谢的分子机制网络尚不清晰,待补充;③不同方式运动或不同强度运动对 2 型糖尿病骨中 SIRT1 表达的影响及多大强度阈值可引起 SIRT1 表达尚不清楚;④除了已知的 Wnt、TGF-β/骨形态发生蛋白、骨保护素,RANKL/RANK、PI3K/Akt 途径外,运动还会通过 SIRT1 介导哪些转录因子或信号途径来发挥调控 2 型糖尿病骨代谢的作用?⑤SIRT1 调控骨代谢生物学的研究尚不深入,其分子机制网络图又是如何?相信这些问题的解决将有助于人们更加充分的熟知运动状态下 SIRT1 调 2 型糖尿病骨代谢的分子机制,并为以后通过运动训练的方法改善 2 型糖尿病骨代谢甚至骨质疏松的发生提供理论上的依据。

二、糖尿病性骨质疏松的诊断指标

DO 的诊断不能只依靠一些单独的指标,而是应该综合各项指标早期诊断。除了传统的双能 X 线吸收法(DXA)是目前国际公认的骨密度检查方法,但其具有放射性,对早期骨量减少不够灵敏,一些骨代谢指标已为国际骨质疏松基金会发表并推荐使用。这些骨代谢指标主要包括骨形成指标和骨吸收指标。

1.骨形成标志物 骨碱性磷酸酶(B-ALP)、骨钙素(OC)、1 型前胶原氨基末端肽(P1NP)、1 型前胶原羧基末端前肽(P1CP)、25-羟维生素 D_3 等。

(1)骨碱性磷酸酶(B-ALP):B-ALP 是成骨细胞的胞外酶,来源于成骨细胞,不受肝肾等疾病的影响,故其特异度和灵敏度均较高。成骨细胞的活性增强,B-ALP 分泌增加。

(2)骨钙素(OC)是成骨细胞分泌的一种特异性非胶原蛋白。骨钙素和骨矿化同时出现,作为成熟的成骨细胞的标志。新近研究发现,OC 不但参与骨的形成,而且在能量代谢方面也有一定的调节作用。有研究发现糖尿病患者在病程初期,其体内未羧化的骨钙素对血糖的升高而增高,随病情进展其含量下降,与胰岛素的敏感性呈正相关,是 2 型糖尿病的独立保护因素。

(3)1 型前胶原羧基末端肽(P1NP)、1 型前胶原羧基末端前肽(P1CP):骨基质主要由胶原组成,其中 1 型胶原的含量占 90%以上。P1CP 和 P1NP 就是在特异性酶的作用下分解下来的羧基和氨基末端肽,除少量沉积在骨基质上,大部分进入血循环。血清 P1CP、P1NP 浓度的变化能特异地反映 1 型胶原的代谢水平,反映骨的合成代谢。2 型糖尿病患者中 P1NP 浓度较健康人群下降,同时反映破骨细胞胶原降解的灵敏指标 P1CP 水平也明显高于健康对照组。

(4)25-羟维生素 D_3[25-(OH)-D_3]:是调节骨代谢及钙稳态的活性维生素 D,可以促进钙磷吸收和预防骨质疏松的发生。25-(OH)-D_3 在血液中浓度最高,半衰期最长,是反映体内维生素 D 水平的重要指标,对于 DO 的早期诊断有重要价值。

2.骨吸收指标　Ⅰ型胶原交联末端肽、抗酒石酸酸性磷酸酶(TRAP)、尿胶原脱氧吡啶啉(DPD)。

(1)Ⅰ型胶原交联末端肽:是Ⅰ型胶原的降解产物,分为Ⅰ型胶原交联 N 末端肽(NTX)和Ⅰ型胶原 C 端末端肽(CTX),NTX 是评价骨吸收和骨丢失的具有高度特异度、灵敏度的指标。CTX 是评价破骨细胞活性和骨吸收可靠的生化指标。且这两项指标均与 2 型糖尿病患者的长期高血糖有相关性。

(2)抗酒石酸酸性磷酸酶(TrACP):血液中的 TrACP 主要来源于骨吸收时破骨细胞的释放,是碱性磷酸酶的一种同工酶。其活性与破骨细胞活性和骨吸收状况平行,且不易受外界因素影响。在糖尿病患者体内,由于胰岛素的相对或绝对缺乏,血液中 TrACP 活性增加,且有研究指出,糖尿病患者的糖化血红蛋白水平与 TrACP 存在显著相关性。

(3)尿胶原脱氧吡啶啉(DPD):DPD 存在较为局限,只存在于骨组织中,从尿液中排除,且 DPD 不受肝代谢和饮食影响,特异度高,是较好的评价骨吸收的指标。糖尿病患者体内代谢紊乱,长期高血糖导致尿胶原吡啶啉/肌酐比值增高,尿胶原脱氧吡啶啉排泄率明显高于正常。

三、糖尿病性骨质疏松的治疗

DO 由于危害较大,影响因素多,我们必须做到早发现、早诊断、早治疗,减少痛苦。一般我们主要从治疗原发病和骨质疏松两方面着手。

1.控制血糖　早期及时、有效地控制血糖可以减缓骨质疏松的发生,有关人士分析糖尿病患者血糖控制越好,BMD 越高,DO 的患病率越低,并且胰岛素治疗可以提高 BMD。

2.补充钙剂及维生素 D　钙剂是保证骨健康的基本补充剂,适当的补充可以减缓骨量丢失,改善骨矿化。而且与作为辅助钙剂吸收的维生素 D 联合使用,效果会更显著。维生素 D 一般补充的是活性维生素 D,如 1,25-(OH)-D_3,除了可以增加肠道对钙的吸收,还可抑制甲状旁腺增生,调节钙代谢。但是,作为脂溶性维生素,应注意其安全剂量范围。

3.双磷酸盐　破骨细胞活性下降、细胞凋亡,强有效地抑制破骨细胞活性,因为抑制了破骨,成骨就超过破骨,使骨量获得持续性净增加。临床试验显示:双磷酸盐能有效降低椎体和非椎体的骨折风险。目前国内批准上市的主要由二代阿仑膦酸钠(福善美)、伊班膦酸钠和唑来膦酸钠等制剂。

4.降钙素 调节钙磷代谢的激素之一,可以抑制骨吸收,减少破骨细胞数量,抑制肾小管对钙磷等离子的重吸收,增加尿钙的排除。研究显示鲑鱼降钙素能显著降低36%的新发椎体骨折。目前应用于临床的降钙素类似物有2种:鲑鱼降钙素和鳗鱼降钙素。其中鲑鱼降钙素最为常用,有注射剂和鼻喷剂两种。它具有中枢性和外周性镇痛作用,对疼痛明显者更适用。

5.雌激素及雌激素受体调节剂 随着绝经期雌激素水平的下降,是其骨量减少的重要原因。女性患者加用雌激素对DO有肯定的疗效。因近年来,有研究发现应用雌激素后会增加乳腺癌、子宫内膜癌的风险,目前已不主张作为一线药物使用。选择性雌激素受体调节剂则不会增加以上两种肿瘤的风险,而且对心脏还有一定的保护作用。现有的雌激素受体调节剂是雷洛昔芬(易维特)。

6.甲状旁腺素(PTH) PTH小剂量间歇应用有效促进骨形成,增加骨密度,降低骨折发生率。目前临床主要由重组人PTH_{1-34}和重组人PTH_{1-84}。由于PTH为注射给药,且价格昂贵,目前只局限于严重骨质疏松的患者或者其他抗骨质疏松药物不能耐受的患者。在应用过程中,要注意高钙血症和碱性磷酸酶增高的患者不能使用。

7.锶盐 近年来新出现的一个药物,可以增加成骨活性,促进骨形成,又可以抑制破骨细胞活性——雷奈酸锶,是一种人工合成的锶盐;是目前唯一一个对骨代谢具有双重调节作用的药物;可以增加骨密度,降低骨折风险,且用法简单,不良反应轻,具有很好的应用前景。

第九章　肥胖症

肥胖症是指机体脂肪总含量过多和(或)局部含量增多及分布异常,是一种由遗传和环境等因素共同引起,并对健康造成一定影响的慢性代谢性疾病。近几十年来,随着社会经济发展、生活水平的提高、饮食结构的变化及体力活动的减少,肥胖症已成为现代社会文明病,在全球范围内广泛流行。肥胖不仅会引起身心障碍,同时可伴发骨关节、呼吸、消化系统等疾病,并且是冠心病、高血压、2型糖尿病、血脂紊乱等许多代谢性疾病的共同危险因子。医学界把肥胖、高血压、血脂紊乱、糖尿病称为"死亡四重奏",它是21世纪威胁人类健康与生命安全的头号杀手,其中肥胖可能是这组疾病的源头。

第一节　肥胖流行病学

一、肥胖症的类型及诊断标准

脂肪有贮存能量、保持体温、维持内脏正常位置的作用,因此适量的脂肪组织对于健康来说是不可缺少的。一般来说正常成年男性的脂肪含量占体重的10%~20%,女性为15%~25%;男性超过25%,女性超过30%,可诊断为肥胖。肥胖的特征包括三个方面:脂肪细胞的数量增多、体脂分布的失调及局部脂肪沉积。脂肪组织按部位可分为腹内、皮下和肌间隙脂肪组织等,而腹内脂肪又可以分为大网膜、肠系膜和腹膜后脂肪等。不同部位脂肪所参与的机体代谢作用有所差异。

按其病因不同,肥胖可分为原发性肥胖和继发性肥胖两大类,绝大多数属于前者,继发性肥胖约占肥胖的1%。原发性肥胖又称单纯性肥胖,可能与遗传、饮食和运动习惯等因素有关。而继发性肥胖则是指由于其他疾病(如下丘脑、垂体的炎症,肿瘤及创伤,库欣综合征,甲状腺功能减退症,性腺功能减退症,多囊卵巢综合征等)所导致的肥胖。

同时,依据脂肪积聚部位肥胖尚可分为两类:一类以脂肪主要积聚于腹腔内为特征,内脏脂肪增加,腰部变粗,四肢则相对较为细瘦,外观上像苹果一样,称作腹内型肥胖或苹果形肥胖、内脏型肥胖、向心性肥胖,此型肥胖更易患糖尿病等代谢性疾病,以男性为多见;另一类以脂肪积聚于股部、臀部等处为特征,下半身变粗,外观上像梨,称为皮下脂肪型肥胖或非向心性肥胖、梨形肥胖,女性多见。

早在1984年肥胖就被国际疾病分类体系定义为一种疾病,因其发病率激增且流行区域广泛,1997年WHO明确宣布肥胖是全球的公共健康问题。体重指数(BMI)是检测肥胖的常用简易指标,BMI=体重(kg)/身高^2(m^2),其切点的制定主要是通过流行病学调查,依据与健康危险的相关程度而定出。WHO肥胖的诊断标准:BMI≥30kg/m^{2}为肥胖,25kg/m^2≤BMI<30kg/m^{2}为超重,18.5kg/m^2≤BMI<25kg/m^{2}为正常。鉴于我国人群的肥胖情况不同于欧美,通过近年对全国31万人的资料进行分析,提出了中国成人BMI分类

的建议,即 $18.5kg/m^2 \leq BMI < 24kg/m^2$ 为正常,$24kg/m^2 \leq BMI < 28kg/m^2$ 为超重,BMI $\geq$ $28kg/m^2$ 为肥胖。

二、肥胖症在中国的流行现状

1.肥胖与代谢性疾病　目前研究已明确超重/肥胖者患糖尿病及代谢综合征的风险显著增加,可达 3 倍以上。中国肥胖工作组对全国 31 万人的资料分析中见到,$BMI \geq 24kg/m^2$ 者患糖尿病及代谢综合征的风险显著增加,如能将 BMI 控制到 $24kg/m^2$ 以下,发病危险性可以降低 45%~50%。但肥胖程度与健康的风险可因种族不同而存在差异。我国人口超重患病率与白种人相似,肥胖患病率显著低于美国(20%~25%)和西欧(10%~25%)。尽管如此,体脂增加对代谢性疾病患病风险的影响亦十分显著。以已达到小康生活水平的上海为例,对以社区人群为基础的代谢性疾病流行病学调查显示:①上海20 岁以上社区人群中,有 33.8%患超重/肥胖(特别是腹内型肥胖)、20.6%存在血糖异常(其中 9.8%为糖尿病)、58.4%患高血压、50.3%患血脂异常,代谢综合征发病率达10.2%;②BMI 在 $25~30kg/m^2$ 时,糖尿病、糖调节受损、代谢综合征发病率分别为 13.8%、14.8%和 l6.7%;③BMI $\geq 25kg/m^2$ 的个体其代谢综合征的发病风险较 BMI $18.5~23kg/m^2$ 的个体增加 4 倍,即使 BMI 在 $23~24.9kg/m^2$,其发病风险亦增加 2 倍多。

2.腹内型肥胖　20 世纪70、80 年代国内外学者已注意上半身肥胖(腹内型肥胖)与成人常见病之间的联系,并应用腰围、腰臀比作为估测局部体脂及体脂分布异常的简易参数。80 年代后,CT 和 MRI 精确测量体脂方法在科研及临床的应用,进一步揭示了体脂含量聚集的部位与疾病的关系,腹内脂肪积聚的致病作用明确呈现。值得注意的是,不同部位脂肪所参与机体的代谢作用有所差异,体脂和代谢性疾病的关系不仅与肥胖程度有关,而且与肥胖类型的关系更为密切。体脂分布异常,特别是腹内脂肪积聚常与 2 型糖尿病、高血压、冠心病伴随发生,且已被确认为上述疾病的独立危险因素。这除了与腹内脂肪位于腹腔内,其代谢产物直接进入门脉系统的解剖途径有关外,更重要的是其在受体的分布、脂肪细胞分泌性因子、脂肪细胞内酶的活性等方面与皮下脂肪组织有显著的差异。且腹内脂肪同时兼具易分解和易积聚的特性,在代谢上远比皮下脂肪活跃。

腹内型肥胖易患糖尿病,主要原因是由于腹内脂肪增多后,脂肪分解产生的游离脂肪酸直接进入肝,通过各种机制增加肝糖输出,减少肌肉脂肪的糖原合成和葡萄糖氧化,使胰岛素介导的葡萄糖利用能力下降,此外还可抑制胰岛 β 细胞分泌胰岛素。可见腹内型肥胖促使糖尿病的两个主要病理生理过程(即胰岛素抵抗和胰岛素分泌缺陷)的发生或加重。此外,腹内脂肪面积的增加往往伴随着血浆中腹内脂肪源性炎症因子浓度的升高,如肿瘤坏死因子 α、白细胞介素 6 及瘦素浓度的上升和脂联素浓度的下降,从不同层面影响胰岛素的效应,从而促进了胰岛素抵抗、脂代谢紊乱、糖代谢异常及血管内皮功能损伤的发生和发展。

近年来,国内对腹内型肥胖与代谢综合征及心血管疾病的关系有了较为深入的认识,也由此发展了精确检测体脂分布的技术。上海市糖尿病研究所率先在国内建立和应用测定局部体脂分布的新技术,即采用磁共振法(MRI)测定中国人体脂分布。上海第二医科大学附属仁济医院利用 CT 检测腹部脂肪,研究了腹内脂肪肥胖与心血管危险因子的关系。这些研究均提示腹内脂肪积聚不仅是糖尿病、代谢综合征的体脂分布特征,亦是多种代谢异常发生的始动因素之一。

上海市糖尿病研究所通过体脂分布与糖、脂代谢的系列研究发现:①在 BMI $\geqslant 25kg/m^2$ 人群中,61%是腹内型肥胖(腹内脂肪面积 $\geqslant 100cm^2$),即使在 BMI 为 $18.5 \sim 25kg/m^2$ 的正常人群中,亦有14.2%的为腹内型肥胖;②中国人腹内脂肪面积达到 $80cm^2$ 时,代谢综合征的患病率已经达到20%,即使在腹内脂肪面积为 $60cm^2$ 时,已有20%的人患糖尿病,30%的人患高血压,50%的人出现血脂异常,表明腹内脂肪积聚者常见代谢病的发病风险增加;③应用高胰岛素-正葡萄糖钳夹技术证实腹内脂肪面积增加对胰岛素敏感性的影响最大(达62%)。尽管目前中国人肥胖程度较轻,但代谢综合征发病亦与总体脂及腹内体脂增多及体脂分布异常导致胰岛素抵抗有关;④糖尿病患者具有特征性的体脂分布,表现为腹腔内脂肪增加及股部(大腿)皮下脂肪减少,即体脂呈向心(躯干)型分布,且这种体脂异常程度随糖尿病合并其他代谢病(高血压、血脂异常)数目的增加而明显,在代谢综合征的个体更为显著;⑤即使在糖耐量正常的腹内型肥胖个体亦存在显著的高胰岛素及高游离脂肪酸水平、胰岛素介导的葡萄糖利用率显著降低等代谢异常,即胰岛素敏感性下降,腹内脂肪增加是胰岛素抵抗的主要原因。

因此,腹内脂肪积聚人群是成人常见病及动脉粥样硬化多风险因素集聚的易患群体。为此,加强对腹内型肥胖危害性的认识及筛查、识别出该高危人群,并尽早进行预防及治疗,对降低代谢综合征及相关疾病的发病具有重要意义。

第二节 肥胖症的病因及发病机制

肥胖症属于复杂病范畴,是遗传和环境因素共同参与且相互作用的结果。引起肥胖的中心环节是能量代谢的不平衡。人体能精确地动态平衡能量以维持体重的相对稳定,在整个成人期体内能量储备总体上保持稳定,当各种因素导致能量摄入超过能量消耗,过多的能量即以脂肪的形式储存起来,引起身体脂肪堆积,从而导致肥胖。

自1994年瘦素基因被克隆定位后,对"体脂恒定调控网络"的框架结构及调节有了较深刻的认识。"体脂恒定调控网络"是一个反馈环,包括传入信号、中枢处理、传出信号三个部分。其传出途径是神经及体液,即交感-肾上腺素系统及下丘脑-垂体-甲状腺轴。目前已知的体脂信号是体液内的瘦素及胰岛素,外周脂肪组织产生的瘦素进入中枢神经系统后与瘦素受体结合,刺激阿片黑色素促皮质素原(POMC)生成,并抑制神经肽 Y(NPY)和 agouti 相关蛋白(AGRP)生成,POMC 在羧肽酶/激素原转换酶1(PC-1)的作用下生成 α-促黑激素(α-MSH),后者与黑皮素受体4(MCAR)结合起抑制食欲的作用。而 NPY 和 AGRP 与相应受体结合,促进摄食增加、减少能量消耗。当能量摄入超过能量消耗,过剩的能量以脂肪的形式逐渐积存于体内,从而导致肥胖(图9-1)。

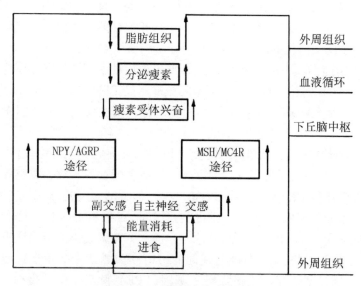

图 9-1　体脂恒定调控网络

体内脂肪累积过程及肥胖症的发生、发展涉及许多因素(如遗传、内分泌、脂肪细胞因子、环境等)。由于不同病因所致的肥胖症中各种因素参与程度有很大差异,主要由一种因素引起的肥胖症较少见,多数情况下为各种因素不同程度地共同参与致病。目前认为,遗传因素即一个或多个基因的突变和变异是肥胖症的基础,而环境因素是其发病的条件。

一、遗传因素

1.流行病学证据　遗传因素对肥胖的影响主要是通过增加机体对肥胖的易感性起作用。遗传因素可以影响机体的脂肪量及脂肪分布、能量摄入的反应性、基础代谢率、营养素的吸收与利用及体力活动习惯等方面。肥胖者往往有较明确的家族史,父母亲均为肥胖,其子女肥胖的机会可达到 70%~80%,父亲或母亲肥胖则其子女 40%~50%肥胖。20世纪 80 年代末至 90 年代初,欧美一些国家所进行的一系列以家庭为单位的大规模流行病学调查,如伯明翰人群研究、Quebec 家庭研究、加拿大家庭关联研究及挪威家庭调查等,均提示了这种家族聚集性特征并发现了以下规律:①与非肥胖父母相比,肥胖父母所生的子女中肥胖症患者的人数明显增多;②同一家庭中每个成员有着极为相近的体重指数(BMI);③父母与子女之间的 BMI 也有着非常密切的相关联系。这些观察结果虽然不能排除共同家庭环境所致的可能影响,但另一方面也提示了遗传基因在肥胖发生中的重要作用。

在此基础上,人们进一步开展各种形式的双生子研究,结果发现单卵双生子之间 BMI 的相关程度明显高于双卵双生子,体内脂肪总量与各部位皮褶厚度在单卵双生子之间也有着极强的相似性。随后研究者们又开展养子研究来评价基因与家庭环境因素在 BMI 中的作用。研究结果表明,养子 BMI 与养父、养母之间仅儿童时期存在微弱的相关性,成人后则完全消失,但无论在儿童期还是成人后,与生父、生母 BMI 之间却有着非常显著的相关性。这些发现提示,决定家庭成员 BMI 相似性的主导原因是遗传因素。近期有研究分别比较了同父同母的同胞间,以及同母(父)异父(母)的同胞间 BMI 的联系,得出:①同父同母的同胞间,其 BMI 极其相近,即使出生后进入不同的家庭环境其 BMI 值也基本相同;②上述 BMI 的相关性在肥胖同胞间更加明显;③同母(父)异父(母)的同胞间 BMI 水平几乎没有相关联系等研究结论,从而在真正含义上证实了遗传因素系肥胖重要病因之一的观点。

2.单基因突变导致的肥胖　单基因突变导致的肥胖在人类肥胖中仅占极少数,其遗传符合孟德尔定律,发病仅受遗传基因的影响。目前已确认的导致人类肥胖的主要单基因突变有黑皮素受体(MCR)基因突变、POMC 突变、瘦素基因突变、瘦素受体(LPR)基因突变、羧肽酶/激素原转换酶 1(PC-1)基因突变、转录因子 SIMI 基因突变和编码过氧化物酶体增生物激活受体 γ2(PPAR-γ2)基因等。前六个基因编码的蛋白质直接或间接地调控/参与中枢黑皮素旁路,影响着能量代谢的平衡,而 PPAR-γ2 是脂肪细胞分化相关基因。此外,在动物模型中尚有羧基肽酶 E 基因(CPE)、胰岛素信号蛋白(TUB)、agouti 基因突变导致的肥胖。目前研究较多的是 MCR 和 POMC 基因突变所致的肥胖。

(1)MCR 基因:MCR 是一种含 7 个跨膜区的 G 蛋白偶联受体,已知体内有 5 种 MCR(MCR1~MCR5),它们在不同的组织中发挥着不同的生理功能。MCR1 在黑素细胞中表达并参与调节皮肤颜色,MCR2 在肾上腺皮质表达,它与 ACTH 结合,介导 ACTH 的效应。MCR3 和 MCR4 主要在脑内表达,与能量代谢调节相关,其中以 MCR4 与体脂恒定调节关系最为密切。MCR5 在多种外分泌组织中高度表达。MCR 基因缺陷而导致的肥胖已日益引起人们的重视。

1)MCR4:人 MCR4 基因位于染色体 18q22,编码 332 个氨基酸的蛋白质,是中枢黑皮素旁路的重要组成部分。MCR4 在脑内广泛表达,尤其在下丘脑室旁核和下丘脑侧区高度表达,而这两个区域在能量平衡的调节中起着重要的作用。MCR4 通过与其内源性激动剂 α-MSH 及 AGRP 的相互作用起着调节食欲和能量代谢的作用。1998 年,Yeo 及 Vaisse 等首次在 2 例重度早发性肥胖患者中发现了 MCR4 基因移码突变,自此 MCR4 在人类能量和体重调节中的重要性逐渐被揭示。MCR4 基因突变是人类单基因突变所致肥胖最常见的病因,在早发性极度肥胖者中,有 3%~4% 的患者存在 MCR4 致病性突变,大部分呈显性遗传。

MCR4 突变的临床特征为肥胖多起于幼年,有过多进食史,成年后身材较高大,血浆瘦素水平与肥胖程度一致。除了肥胖以外,缺乏其他临床表型(如肾上腺皮质功能不全、性发育和生育功能受损、糖尿病或糖耐量受损等),甲状腺、肾上腺和生殖功能轴正常,这一点不同于其他类型的单基因突变肥胖。MCR4 突变率及其表型有种族差异,在欧美等国的重度肥胖患者中,MCR4 基因突变率高达 3%~6.3%。目前已报道 MCR4 突变位点有数十种,其第 6 跨膜区已报道有 4 种错义突变,但真正在功能上证实某突变型受体蛋白与其配体结合及信号转导能力有改变的错义突变还不多。同时,MCR4 基因多态性也可能与体脂分布及脂代谢相关。对瑞典人群的研究表明,MCR4 基因多态性与腹内脂肪、胰岛素水平、血糖水平及脂代谢水平相关。

上海市糖尿病研究所也开展了 MCR4 基因突变的研究,在 256 例 BMI ≥ 30kg/m² 的无亲缘关系的中国肥胖人群中进行 MCR4 基因全长(包括编码区和侧翼区)筛查,结果发现了一种新的 MCR4 错义突变,在 MCR4 第 6 个跨膜结构域,第 261 位氨基酸由苯丙氨酸变为丝氨酸的突变(F261S)。F261S 为全新的突变,在国内外均是首次报道。

先证者为突变纯合子,男性,38 岁,BMI 36.8 kg/m²。该患者出生体重正常(3.5kg),1 岁后开始肥胖,10 岁时体重达 50kg,年幼时有进食较多史。血压 165/95mmHg,糖耐量正常,空腹胰岛素水平 25.43μU/mL(正常值:5~15μU/mL),除睾酮水平稍低外,其余激素水平都正常。先证者的父母是姨表亲,皆为突变杂合子。先证者父亲 74 岁,35 岁后开始肥胖,现 BMI 为 31.8kg/m²,血压 165/90mmHg,有高血压史 36 年,糖耐量正常。先证者母亲 76 岁,亦 35 岁左右开始肥胖,现 BMI 为 27.3kg/m²,血压 220/80mmHg,高血压史 13 年,为糖尿病患者,病程 4 年。先证者的一个胞姐为该突变杂合子,BMI 为 25.0kg/m²,血压 165/85mmHg,糖耐量正常,另两个胞姐不携带该突变,BMI 分别为 22.3kg/m² 和 25.8kg/m²,后者妊娠后开始肥胖,血压均正常。先证者的儿子 9 岁,BMI 为 26.9kg/m²。家系成员各激素水平均正常。进一步通过转基因表达和蛋白质功能验证证实,MCR4 基因的 F261S 突变使 MCR4 与 α-MSH 结合产生 cAMP 的能力有缺陷,明显弱于携带正常 MCR4 基因的细胞。提示位于 MCR4 第 6 跨膜区的错义突变 F261S 导致了 MCR4 介导的信号转导功能缺陷,MCR4 基因突变可能是中国人肥胖病发生的一个原因。

2)MCR3:MCR3 基因位于染色体 20q13.2,在下丘脑中高度表达,由 361 个氨基酸组成。MCR3 主要影响喂养效率并参与能量储存于脂肪的调节,与激动剂作用可使喂养效率降低。有研究发现在极端肥胖女性和正常体重者中数个 MCR3 变异位点与肥胖表型并不相关。因此目前仅动物模型提示 MCR3 参与能量代谢的调节,尚无 MCR3 基因突变引起人类肥胖的报道。

3)MCR5:人类 MCR5 基因定位于染色体 18p11.2,MCR5 在多种外分泌组织(包括副泪腺、泪腺、皮脂腺等)中高度表达,对哺乳动物的正常体温调节十分重要。对 Quebec 家系的研究发现 MCR5 存在多态性位点,与 BMI、6 处皮褶厚度之和、静息代谢率相关。但 MCR5 参与体脂调节的分子机制尚不清楚,其与肥胖的关系有待于进一步研究。

(2)POMC 基因突变:POMC 基因定位于染色体 2p23.3,人 POMC 为含有 267 个氨基酸残基的蛋白质,在垂体、下丘脑漏斗状核及一些周围组织中合成。近年来的研究表明,下丘脑 POMC 神经元是瘦素的重要靶器官,POMC 基因周围的单核苷酸多态性与肥胖患者的血清瘦素水平相关,从而将周围组织的能量储存同中枢联系起来。同时越来越多的证据表明,POMC 翻译后加工产物 α-MSH 及其脑内相应受体 MCRs 是瘦素介导能量代谢途径下游的重要中介物,提示 POMC 基因很可能在肥胖症的发生中起重要作用。

1998 年 Krude 等率先并相继报道了 4 名肥胖儿童与 POMC 基因突变有关,其临床特点为:幼年发病,以肥胖、多食、红发及 ACTH 缺乏综合征为主要临床表现,呈隐性遗传。其中 2 名儿童 POMC 基因型是纯合子,外显子 2 第 3804 处发生 C→A 改变,导致 POMC 表达异常。一名 3 岁女童其 POMC 基因型是杂合子,外显子 3 处存在复合突变。还有一个 4 岁男童的基因型是新的 POMC 复合突变杂合子,患者表现为红发及肥胖,ACTH 缺乏导致第二性征不足。2001 年在意大利肥胖的儿童及青少年中又发现 3 个新的 POMC 基因杂合子突变,但是患者除了肥胖,却无其他的临床表型。

POMC 生成的 α-MSH 翻译后加工过程需 PC-1 的参与,而此过程的异常也与肥胖发病相关。有研究发现一名由于 PC-1 基因突变所致肥胖的病例,该患者为一妇女,临床表现为早发性肥胖、糖耐量异常、性腺功能减退、低血浆皮质醇水平、胰岛素原增加,POMC含量增加,血胰岛素水平很低。患者 POMC 基因型是一个复合突变的杂合子,由于 PC-1的功能异常,黑皮素的产物减少导致肥胖。其他症状可能与 PC-1 的功能异常导致的胰岛素原、促性腺激素释放激素、POMC 加工过程障碍有关。另外,该患者的 4 个子女都是杂合子,临床表型正常,提示 POMC 基因突变为隐性遗传方式。

3.肥胖的易感基因　除少数单基因突变引起的肥胖外,大多数肥胖属于由多种影响能量代谢的肥胖易感基因及环境因素共同作用引起。体脂含量及分布受到机体热量摄入与消耗过程的影响,迄今为止文献报道的肥胖的候选基因从功能上大体可分为三类:第一类是主要影响能量消耗的基因;第二类是主要影响能量摄入的基因;第三类是主要影响脂肪细胞储存脂肪的基因。

（1）主要影响能量消耗的基因

1)静息能量消耗（REE）:机体总能量消耗分为三部分,即 REE、体力活动做功耗能和适应性产热耗能。其中 REE 指在基础状态下（清晨、清醒、空腹、安静、平卧、室温在 20～25℃、精神不紧张）的能量消耗。REE 是维持一个人清醒状态的最低能量消耗,占总能量消耗的 60%～70%,其微小变化即可对人体总能量平衡产生影响,因而成为研究肥胖发病机制的重要途径之一。REE 与多种因素有关,如年龄、性别、能量调节相关激素水平及交感神经系统活性、体脂参数等,另外还受遗传因素影响,存在种族及个体差异。已有研究证实易发生肥胖的种族 REE 低于与之比较的其他种族,在同种族中肥胖者较正常体重者低。上海市糖尿病研究所的相关研究表明:①REE 的变化与性别及年龄有关,且独立于其体脂成分的变化而存在,女性及中老年人的 REE 明显降低,故更易发生肥胖;②REE减少尚与肥胖类型有关,腹内型肥胖的 REE 降低尤为显著,故对此类型肥胖的治疗要以增加能量消耗的减重方式为宜。

2)解偶联蛋白（UCP）系列基因:UCP 是分布于线粒体内膜的质子转运载体,具有调节机体产热、维持体温、调节能量平衡及底物氧化、调节 ATP 的产生速度、控制反应性氧自由基产生等一系列生理作用,而这些作用的产生有赖于 UCP 基因的调控。目前在哺乳动物中共发现 5 种 UCP 基因,其中与人类产热能量消耗及肥胖关系密切的是主要分布于肌肉和脂肪组织的 UCP2 和 UCP3 基因。Bouchard 等运用 3 个涵盖 UCP2 基因区域的微卫星多态标志对 Quebec 家系进行连锁研究,结果发现该基因与静息代谢率及脂肪百分含量有连锁关系。近年来的研究进一步表明,UCP 基因的变异可能通过影响 UCP 产热功能使机体能量消耗产生差异,从而影响体脂的含量及分布。

国内的一系列研究亦见到:①UCP 基因中"G"等位基因与 2 型糖尿病患者腹内脂肪的绝对（表现于男性）或相对（表现于女性）的增加有关。UCP 基因或与 UCP 基因 A→G

（-3826）变异处于连锁不平衡的邻近基因的突变可能参与人类体脂分布的调节；②UCP2基因 Ala55Val 变异、UCP3 基因-55 C→T 变异与中国人体脂含量、代谢及分布相关，参与了肥胖症的发生，其作用存在性别差异（主要表现于女性），且该基因变异与女性股部的脂肪含量相关联。UCP2 基因变异对正常人可能起着脂肪沉积的作用，对有代谢紊乱的肥胖患者可能主要是增加其遗传基因的易感性；③UCP2 外显子 8 插入/缺失变异位点与女性、超重/肥胖者的 REE 相关。此从遗传角度为肥胖的早期预防及治疗提供了依据。

3）β3 肾上腺素能受体（beta-3-adrenergic receptor，ADRβ3）基因：ADRβ3 是近年来发现的第三个肾上腺素能 β 受体，是由一条多肽链组成的跨膜 7 次的 G 蛋白偶联的膜表面受体，主要分布于脂肪组织，特别是人体内脏脂肪和啮齿类动物棕色脂肪，能促进脂肪分解和能量消耗，对于维持能量利用和储存起重要作用。Sakane 等研究发现 ADRβ3 基因变异造成活性下降，可降低内脏脂肪分解和能量产生，引起脂肪堆积（尤其是内脏脂肪），是腹内型肥胖的遗传标志，因此认为该基因的突变可能影响体重及与肥胖有关的胰岛素抵抗及脂代谢紊乱。在 Pima 印第安人、芬兰人、法国高加索人、日本人、丹麦人和中国人等均有资料证实 ADRβ3 基因突变与其研究人群中肥胖及 2 型糖尿病有关。

1995 年 Walston 等首次报道 ADRβ3 基因编码区存在 Trp64Arg 突变。此后的研究表明 Trp64Arg 突变与中心性肥胖相关，可致机体内脂肪分解下降、产热作用减弱，国内研究亦发现 Trp64Arg 突变参与中国人体脂含量变化，突变率随 BMI 增高而升高，无论男女、纯合子及杂合子基因突变者的平均 BMI 与正常基因型相比均显著增加，而且在正常人中携带基因变异者有较高的 BMI 和血糖水平。还有研究发现 Trp64Arg 突变者 15 岁以前发生肥胖人数比无突变者更多，提示该基因变异不仅参与了肥胖症的发生，可能还与早发肥胖有关。

（2）主要影响能量摄入的基因

1）瘦素基因：人类瘦素基因位于染色体 7q31.3，于 1994 年被成功定位克隆，是最早发现的肥胖相关基因，在脂肪组织内广泛表达，且在不同部位脂肪组织中的表达量各不相同。近年研究发现该基因区域与人类重度肥胖相关联。肥胖者脂肪细胞瘦素基因 mRNA 水平增高，血清瘦素水平亦明显增高，且瘦素基因表达总量及血清瘦素水平与 BMI 和体脂含量呈正相关。1998 年 Hager 等发现了瘦素基因外显子 1 非翻译区 nt+19A→G 变异，并且报道该基因变异与白种人肥胖者的血清瘦素水平相关。国内亦有类似发现，即瘦素基因 nt+19A→G 变异与中国人 2 型糖尿病患者局部体脂分布相关，且主要影响腹部皮下脂肪的分布，而瘦素基因 G2548A 的变异则与肥胖人群的腹部脂肪分布相关，两者对肥胖的临床影响没有明显的协同效应，这亦与该基因主要在皮下脂肪中表达相吻合。

2）瘦素受体基因：瘦素受体基因属细胞因子受体超家族，编码基因位于 1p31，由 20 个外显子和 19 个内含子组成，于 1995 年被定位克隆。瘦素是肥胖基因编码的一种脂源性激素，它与位于下丘脑和脂肪组织的瘦素受体结合后，通过信号转导途径调节机体能量代谢和体脂平衡。已成功建立了瘦素受体基因变异而导致肥胖的动物模型，但对人类瘦素受体的研究目前尚未发现类似动物的基因突变，而仅发现肥胖患者中瘦素受体基因存在多态性。

3)小肠脂肪酸结合蛋白2(intestinal fatty acid binding protein 2,FABP2)基因:FABP2是脂肪酸代谢的重要调节因子,该基因定位于第4号染色体q28~q31区,在小肠上皮细胞内表达,是促进食物中16~20碳长链脂肪酸经肠道转运的重要物质,尤其对游离脂肪酸在小肠的吸收有重要作用。1995年首次发现该基因第54位密码子存在变异,呈GCT或ACT,致FABP2在人类中存在两种异型,即丙氨酸(Ala54)、苏氨酸(Thr54)两种多态。研究发现FABP2与中国人体脂分布相关,而且糖尿病患者股部脂肪含量减少与FABP2 Thr54(+)基因型相关,提示FABP2可能参与糖尿病的病理生理过程。体脂含量及分布变化与周围组织胰岛素敏感性有密切关系,因为脂肪酸代谢常与胰岛素抵抗相关,故FABP2基因被认为是与肥胖、胰岛素抵抗相关的基因。目前还有研究发现FABP2基因与ADRB3基因有协同作用。

4)神经肽Y(NPY)基因:NPY是胰多肽家族成员之一,是能量平衡调节过程的重要因子,其基因定位于第7号染色体上,在中枢神经系统高表达,可刺激食物摄入、增加能量消耗。动物实验证明脑内给予NPY可使食欲亢进,导致多食、体重增加、血甘油三酯增高。NPY的受体分为Y1~Y6,其中与进食密切相关的是Y1、Y5,对以上两种受体阻滞剂的研究将有助于贪食和肥胖症的治疗。但目前国际上对NPY及其受体亚型的基因变异与人类肥胖的关系仍有争议。

5)GAD2基因:GAD2基因是最新研究发现的肥胖候选基因,编码谷氨酸脱羧酶(GAD65),有7个内含子。GAD65可催化γ氨基丁酸(GABA)的合成,GABA可同时作用于NPY和POMC神经元而刺激食物摄入,GAD2基因的发现有助于预防和治疗肥胖症。

(3)主要影响细胞储存脂肪的基因:过氧化物酶体增生物激活受体γ(PPARγ)基因是一类主要影响细胞储存脂肪的基因,位于染色体3p25,主要在脂肪及免疫系统表达,参与脂肪细胞分化及基因表达的调节,影响糖、脂代谢及细胞对胰岛素的敏感性。噻唑烷二酮类药物即作为PPARγ的配体而发挥降低血糖、血脂及增加胰岛素敏感性的作用。因此PPARγ基因在研究肥胖及胰岛素抵抗的发病机制中具有十分重要的意义。

PPARγ有两种异构体PPARγ1和PPARγ2,其中PPARγ2高度表达于脂肪组织,与肥胖关系密切。上海市糖尿病研究所运用PPARγ2 Pro12Ala变异作为遗传标记,结果表明该变异参与成人常见代谢病的发病,其作用部位在体脂,尤其对腹部皮下脂肪含量有影响。此外通过对10个墨西哥裔的美国家系ADRB3基因与PPARγ2基因Pro12Ala突变关联的研究,发现PPARγ2突变与空腹胰岛素、瘦素的升高有显著关联,而在同时存在两个突变基因的个体,有更高的BMI、空腹胰岛素、瘦素水平,故认为两者在肥胖、胰岛素抵抗方面具有叠加作用。

4.基因联合作用 虽然单一基因变异对肥胖的影响较弱,但当数个基因同时变异时则明显增加了疾病发生的危险性,即基因间存在协同作用。基因组上数个易感等位基因的组合构成肥胖的遗传易感性,不同的微效基因变异累加起来可以对肥胖形成明显的表型效应。其中以ADRB3基因与UCP1基因的协同作用研究最多,研究发现此协同作用与人群有关,在肥胖表型突出的人群中,两者的协同作用较为明显。上海市糖尿病研究所对"体脂恒定调控网络"的 10 个候选基因(包括瘦素、瘦素受体、MCR4、ADRB3、UCP1、UCP2、UCP3、FABP2、TNF-α 及 PPAR 基因)与中国人体脂含量及分布的关系的系列研究发现:①中国人部分基因变异的基因型和(或)等位基因频率分布与白种人有显著不同,提示遗传对于肥胖的影响存在种族差异;②多基因变异可能与总体脂或局部体脂增加有关,瘦素基因、UCP1 基因、UCP2 基因及 PPARγ 基因与中国人局部体脂(腹内脂肪、股部皮下脂肪)有关;③ADRB3+TNF-α 与总体脂相关,ADRB3+瘦素、ADRB3+UCP2 及 ADRB3+FABP2 与局部体脂相关;④应用多种变异基因结合联合分析的方法符合复杂病致病模式的研究。

基因间的协同作用在不同的民族与地区有不同结果,可能与下列因素有关:①肥胖与多种环境和多种基因遗传因素有关,某一种基因在其发病中只能起很小的作用,其作用可能被上述多因素所修饰和削弱,如生活方式即运动和饮食因素的影响而增强或减弱;②基因突变的具体类型(如纯合或杂合)差异所引起的受体功能不一,可能影响各自的结果;③所观察例数及不同研究对象、控制因素等影响结果的一致性,种族和种属间的差异也对结果有影响。

二、内分泌因素

腹内型肥胖的形成与激素的促脂肪聚积和分解作用失衡有关。下丘脑促肾上腺皮质激素释放激素(CRH)-ACTH-皮质醇轴活动异常是腹内脂肪积聚及性激素改变的起源。精神应激尤其是挫折、沮丧引起的应激可激发 CRH 的过度释放,通过 ACTH 使皮质醇分泌亢进并抑制促性腺激素释放激素,后者造成低促性腺激素和低雄激素状态。高皮质醇增加内脏脂肪积累,低雄激素则下调 β 肾上腺素能受体数目,使腹内脂肪脂解减少,形成腹内型肥胖。

无论性别,腹内型肥胖常伴有皮质醇分泌增加,即使不增加者,也有皮质醇受体敏感性增加。但雄激素改变却有性别差异,男性以原发性低睾酮多见,女性则常见继发性高睾酮,其发生机制尚未完全明了。有学者认为,因高胰岛素可增强促黄体生成激素对靶器官的刺激作用,致卵巢分泌过多雄激素,故女性腹内型肥胖的高胰岛素血症可导致其雄激素水平增加。肥胖者生长激素水平低于消瘦者,胰岛素样生长因子 1 水平与腹内脂肪含量及腰臀比值呈负相关。这些变化可能继发于 CRH 对生长激素释放激素的抑制作用。因此,皮质醇及胰岛素分泌增加,而生长激素及睾酮分泌减少,成为脂肪聚积的原因之一。腹内型肥胖形成后,由于腹内肥大的脂肪细胞脂解增强,大量脂解产物游离脂肪酸和甘油进入肝脏,多方面影响机体物质代谢,并增加了 2 型糖尿病、高血压、冠心病的风险。

三、脂肪细胞因子

脂肪细胞内分泌功能的发现是近年来内分泌学领域的重大进展之一。目前认为不同部位的脂肪组织对机体的代谢作用各异,腹内型肥胖患者更易患糖尿病、心血管病的机制与脂肪细胞因子密切相关。目前研究较多的脂肪细胞因子是脂联素、抵抗素、瘦素及 TNF-α 等,它们均参与了胰岛素抵抗、脂代谢紊乱、糖代谢异常及血管内皮功能损伤的发生机制,其中大部分细胞因子主要由腹内脂肪组织分泌。

1.脂联素 在众多脂肪细胞因子中,脂联素是对人体有保护作用的脂源性激素,对它的研究较为透彻。1995 年 Scherer 等首次报道了脂联素,它是一种主要由腹腔内脂肪细胞特异性表达和分泌的血浆蛋白质,具有 244 个氨基酸多肽,血浆浓度为 $5\sim30\mu g/mL$,约占总血浆蛋白质的 0.01%。其分泌无昼夜节律变化,亦不受进餐的影响。它在血浆中有较高的浓度,可以透过血脑屏障,脑脊液中亦有较高浓度,具有降低血脂、降低血糖、改善胰岛素敏感性的作用,同时可拮抗动脉粥样硬化的形成,且不会增加体重。临床上见到的低脂联素血症与腹内型肥胖、胰岛素抵抗、代谢综合征及动脉粥样硬化伴发,并且低脂联素血症的程度与胰岛素抵抗及高胰岛素血症具显著相关性,提示脂联素在调节葡萄糖代谢及胰岛素敏感性方面具有重要作用。

前瞻性研究表明在肥胖症发病早期,血浆脂联素浓度即开始下降,2 型糖尿病发病后仍持续下降,但是血浆脂联素浓度与其在脂肪组织中的 mRNA 水平无明显相关性。宁光等研究亦发现:①血清脂联素水平存在性别差异,女性显著高于男性;②超重/肥胖者血清脂联素水平较正常体重者显著下降,血清脂联素浓度不仅与总体脂呈负相关,更与腹内型肥胖、胰岛素抵抗指数显著负相关。还有研究发现给予生理剂量的脂联素能促进肝及肌细胞脂肪酸的氧化与能耗,改善肥胖鼠及 2 型糖尿病患者的高脂血症及胰岛素抵抗。而且无论是伴或不伴糖尿病的肥胖者,经锻炼及饮食控制降低体重后血清脂联素水平均升高。到目前为止,在肥胖及 2 型糖尿病患者中均未发现对脂联素的抵抗。

2.抵抗素 抵抗素是 2001 年 Steppan 等在研究噻唑烷二酮类药物作用机制时在小鼠体内发现的一种脂肪细胞所分泌的多肽类激素,其基因特异表达于白色脂肪组织,有拮抗胰岛素及抑制脂肪生成的作用。但是目前对抵抗素的研究局限于动物实验和离体实验,其临床研究刚刚起步。随着研究的深入,对于抵抗素是否是联系肥胖和糖尿病的主要因素尚有许多争议,在肥胖所致心血管并发症、脑卒中等方面的作用机制也有待阐明。

3.瘦素 瘦素是瘦素基因编码产物,由 167 个氨基酸组成。瘦素可以通过血脑屏障,与下丘脑的瘦素受体结合,通过双向激活途径影响 NPY 等多种神经内分泌激素的分泌,从而抑制食欲及增加能量消耗,促进脂肪分解,抑制脂肪合成,刺激糖异生。此外,瘦素可通过影响下丘脑-垂体-肾上腺轴,调节生长激素、催乳素及其他垂体前叶激素的生成。瘦素还可使胰岛素受体底物酪氨酸磷酸化减弱,影响胰岛素信号转导。除了对胰岛素效应的影响外,瘦素还可通过多种机制削弱胰岛细胞分泌胰岛素的功能,从而将肥胖与细胞功能缺陷联系起来。

瘦素血浓度与 BMI 尤其与体脂百分含量正相关,提示如果瘦素效应机制缺陷则可引起肥胖产生。瘦素与皮下脂肪的关系密切,超重或肥胖人群的瘦素水平显著升高,女性高于男性。瘦素的 mRNA 表达及分泌率在皮下脂肪细胞较大网膜脂肪细胞高 2~3 倍,无论肥胖者与非肥胖者均如此,但肥胖者又高于非肥胖者。上海市内分泌研究所发现:①瘦素与肥胖关系密切,并与糖尿病和胰岛素抵抗有某种联系,肥胖患者血中瘦素浓度明显升高(女性显著高于男性),为正常人的 2 倍,是消瘦者的 3 倍以上,肥胖而瘦素缺乏者仅占 5%,并且体脂对瘦素的影响有性别差异,在男性瘦素与腹部皮下脂肪显著相关,在女性瘦素与 BMI 有关;②与成人相似,儿童和青少年的血清瘦素水平与 BMI 密切相关。

4.肿瘤坏死因子 α(TNF-α) TNF-α 是由脂肪细胞分泌的一种蛋白质,尽管早在 20 世纪70 年代中期就认识到 TNF-α 与肿瘤的关系,但直到 1993 年人们才真正认识到其对脂代谢也有重要作用。TNF-α 通过自身表达水平的变化将脂肪细胞的能量储存情况反馈给下丘脑,下丘脑再根据其信息,分别通过交感神经活性和胰腺胰岛素的分泌来控制产热和食物吸收,并协同脂肪组织分泌的其他蛋白质或激素参与反馈调控。TNF-α 可通过降低胰岛素受体自身磷酸化水平,促进脂肪分解,抑制脂肪合成,抑制前体脂肪细胞的增生和分化,诱导脂肪细胞凋亡来调节脂肪组织的重量和控制脂肪细胞的大小。另外,TNF-α 还可调节多种激素如胰升糖素、胰岛素和糖皮质激素的浓度,这些激素都能影响食物吸收,对脂肪重量和体重起重要的调节作用。肥胖者的脂肪组织及细胞 TNF-α 蛋白和 mRNA 表达水平均显著高于对照组,与 BMI、胰岛素水平呈显著正相关,TNF-α 表达增高可加重其胰岛素抵抗及血管病变,当体重下降时,其表达水平亦逐渐下降。

5.Apelin Apelin 是 1998 年 Tatemoto 等发现的一种新的脂肪细胞因子,是孤儿 G 蛋白偶联受体 APJ 的天然配体,与血管紧张素 II 有同源性,属于肾素-血管紧张素系统(RAS)的新组分。Apelin 在白色脂肪组织的 mRNA 水平与其他组织如肾和心相似,但略高于棕色脂肪组织,其表达量随着脂肪细胞分化成熟而不断增加。目前许多研究已证实 Apelin 参与摄食调节,影响能量平衡,肥胖和高胰岛素能上调脂肪细胞 Apelin 的表达,即伴高胰岛素血症的肥胖者有较高的血浆 Apelin 水平,且肥胖者血浆 Apelin 水平与 BMI 呈显著正相关。然而,目前 Apelin 与人群肥胖和胰岛功能之间关系的研究资料尚少,亟待进一步研究。

6.内脂素(Visfatin/PBEF) 2004 年末,Fukuhara 等在人脂肪组织中发现了一种新的脂肪细胞因子,由于它在腹内脂肪组织中表达丰富,故名内脂素,它与能量平衡有着潜在的关联。有研究发现人血浆中内脂素浓度与腹内脂肪面积成高度正相关,与皮下脂肪面积相关性较弱,提示它与肥胖尤其是与腹内型肥胖相关。近来德国学者发现内脂素能产生胰岛素样作用,在人体中的水平与肥胖、胰岛素抵抗和代谢综合征有着密切关联,并随着胰岛素抵抗程度的加重发生相应下降,并且内脂素的降血糖作用并不依赖于胰岛素的作用,从而突破了胰岛素是体内唯一降糖激素这一传统理论。尽管内脂素能模拟胰岛素样作用,但在生理状态下它在人体内的水平仅为胰岛素的 3%~10%,在体内胰岛素相对优势的浓度下,内脂素发挥的生物学作用可能较为微弱。况且目前尚缺少证据来阐明腹内型肥胖者高内脂素水平在体内的生理或病理意义。然而,内脂素的发现推动了肥胖、胰岛素抵抗病理生理机制,脂肪细胞因子与代谢综合征之间关系的研究,并有可能为降糖药物的开发提供一个新的热点。

7.纤溶酶原激活物抑制剂 1(PAI-1) PAI-1 可对抗组织纤溶酶原激活物(t-PA),降低纤溶促进血栓形成,是心血管疾病的重要危险因素。正常人和肥胖者大网膜脂肪细胞产生的 PAI-1 mRNA 高于皮下脂肪,如腹内脂肪量增加,PAI-1 就相应升高。PAI-1 的升高与 TNF-α 的分泌增加也显著正相关,这也是它参与腹型肥胖增加心血管疾病易患性的原因。

8.白细胞介素　白细胞介素6(IL-6)表达于多种不同的细胞。在严重肥胖的非糖尿病患者,腹内脂肪组织释放的 IL-6 是皮下脂肪组织的 2~3 倍。现已知 IL-6 能促进内皮细胞间的黏附,增加肝分泌甘油三酯并降低脂肪组织脂蛋白脂酶活性。可见腹型肥胖患者增多的腹内脂肪组织分泌的过多的 IL-6 可以改变游离脂肪酸水平,影响脂代谢,从而影响胰岛素敏感性。

IL-18 又称干扰素 γ 诱生因子(IGIF),其基因在多种器官、组织和细胞如胸腺、脾、胰腺等细胞中均有表达。上海市内分泌研究所通过大量研究发现,IL-18 对于成熟脂肪细胞的基础葡萄糖转运无影响,但在加入胰岛素时 IL-18 则刺激葡萄糖转运,提示 IL-18 可增强胰岛素敏感性,从而改善胰岛素抵抗程度。IL-18 还可导致胰岛 β 细胞的损伤和死亡,进而参与 1 型糖尿病的发生。

9.胆固醇酯转移蛋白(CETP)　CETP 在脂肪组织中含量丰富,并被分泌到血液。CETP 将胆固醇酯从高密度脂蛋白向极低密度脂蛋白转运,促进后者转化为低密度脂蛋白并被清除。肥胖患者 CETP 的量和活性增加。CETP 与空腹血糖和空腹胰岛素水平正相关,提示与胰岛素抵抗的加重有关。有研究表明,CETP 活性在大网膜脂肪组织远较皮下脂肪组织为高。

四、环境因素

单纯遗传因素不能解释在过去 20 年中全球大规模的肥胖流行趋势。毫无疑问,环境发挥了重要的作用。人类大多数肥胖都反映出了多个基因与环境之间的复杂的相互作用。

1.生活方式

(1)进食过量:人类的食欲是防止体重降低的精巧机构,是人类生存的强大动力。食欲除由机体能量平衡动态变化进行调节外,也受生活方式、情绪、饮食习惯等因素影响。食欲与能量需求间的细微差别就可以导致体重变化,如两者差别致 1% 的能量正平衡时,在一年内就可累积 10 000kcal 的热量,使体重增加 1~2kg。

研究表明含脂肪多而其他营养素密度低的膳食,引起肥胖的可能性最大,膳食中脂肪含量及比例与体重呈正相关。随着我国经济发展和食物供应的丰富,膳食结构发生了很大变化,人们摄入动物性脂肪和蛋白质增多,而谷类食物减少,能量的总摄入往往超过能量消耗。特别是快餐食品往往富含高脂肪和高能量,而其构成却比较单调,经常食用会导致肥胖,并有引起某些营养素缺乏的可能。因此,限制总能量和脂肪摄入量是控制体重的基本措施。

(2)进食行为:进食行为也是影响肥胖症发生的重要因素。合理的三餐食物能量分配及间隔时间能减少肥胖患病率。进食次数也能影响糖、脂代谢,正常体重者少量多餐时血胆固醇水平及平均血糖水平较相同总能量但少餐时低。而就进食速度而言,肥胖者速度一般较快,而慢慢进食时传入大脑摄食中枢的信号可使大脑做出相应调节,较早出现饱足感而减少进食。此外,进食行为不良如经常性暴饮暴食、夜间加餐、喜欢零食等均是导致肥胖的重要原因。进食行为异常如纵食症、夜食综合征等也常导致肥胖。纵食症是一种发作性心因性疾病,表现为不能自制地放纵饮食,每周至少有两次,夜间多见。夜食综合征指夜餐至次晨之间能量摄入占总摄入量 20% 以上,常可达 50%,可能与睡眠障碍有关。

(3)体力活动过少:体力活动过少则能量消耗减少,可导致体重增加。随着交通工具的日益完善,职业性体力劳动和家务劳动量减轻,人们处于静态生活的时间增加,都成为发生肥胖的主要原因之一。此外,某些人因肢体伤残或患某些疾病而使体力活动减少,一些运动员在停止经常性锻炼后未能及时相应地减少其能量摄入,都可能导致多余的能量以脂肪的形式储存起来。

经常性体力活动或运动不仅可增加能量消耗,有利于机体能量平衡的维持,还可以增强心血管系统和呼吸系统功能。高强度剧烈运动不易坚持长时间,且运动期间主要以消耗体内碳水化合物为主,而不是首先消耗脂肪。而进行中、低强度体力活动能更多动员体内脂肪分解以提供能量。另外,经常参加锻炼者比不经常锻炼者的静息代谢率高,在进行同等能量消耗的运动时,经常锻炼能更多地动员和利用体内储存的脂肪,更有利于预防肥胖。

(4)饮酒及戒烟:饮酒后乙醇在体内只能完全氧化,而不能转化为其他物质。因此习惯性非大量饮酒者常伴体脂累积,可能与饮酒时进食的能量物质能较多地储存在体内有关。而习惯性大量饮酒者体重多正常或消瘦,原因可能是其总能量摄入之大部分来源于乙醇,而其他食物摄入减少。戒烟者普遍体重增加,与尼古丁撤停有关,尼古丁通过兴奋交感神经而抑制食欲及促进脂肪分解。戒烟后最初几周内体重一般增加 1~2kg,随后 4~6 个月可增加 2~3kg。男性在戒烟后发生肥胖的风险较非吸烟者高 2.4 倍,女性高 2.0 倍。

2.社会因素 肥胖的发生亦有社会因素的影响,社会经济发展及城市化是肥胖社会的特征,发达国家或经济迅速增长的发展中国家肥胖患病率均明显增高。目前人们可选择的食物品种日益丰富,快餐食品的增多,经常性肉食过多及暴饮暴食,常常造成进食过量及脂肪过剩。新闻媒体、文化传统及科教宣传等对膳食选择和体力活动都会产生很大影响。新闻媒体对消费者有举足轻重的作用,电视广告对儿童饮食模式的影响更是占据第一位的作用。广告中所宣传的很多高脂肪、高能量和高盐的方便食品和快餐食品,对消费者的误导不容忽视。

五、其他因素

肥胖尚与年龄、性别等因素有关。人群中肥胖患病率随年龄的增加而增加。与男性相比,女性有较高的肥胖患病率,特别是在年龄大于 50 岁的人群中。

六、关于肥胖病因的几个假说

1.节俭基因假说 1962 年 Neel 等最先提出这个假说,最初用于解释糖尿病,以后也用于解释肥胖的发生。此学说认为,在人类进化的长期过程中,食物的获取具有不确定性而且不能保存,只有那些在食物供应丰富的时候能够将摄入的能量在体内储存起来的个体才能在食物供应不充足时生存下来,经过自然选择携带有"节俭基因"的人就被保存了下来。因此,理论上讲人类都携带有这种"节俭基因"。由于现代社会是一个物资供应丰富的社会,"节俭基因"的存在致使摄入的能量以脂肪的形式保存了起来。因此理论上讲人人都有可能肥胖。

2.病毒感染学说　有研究发现感染了人腺病毒 Ad-36 半年后的绒猴,其体重是未感染这种病毒的绒猴的 3 倍,Ad-36 可使脂肪细胞的数量明显增加,储脂能力增强。而肥胖患者血清 Ad-36 抗体阳性者占 32%,正常体重者只占 4.5%。因此病毒感染在肥胖症发病中可能起到一定的作用。

3.胎儿与儿童早期营养不良　流行病学研究表明,胎儿期和儿童早期营养不良增加了青少年期和成年期肥胖症和糖尿病的发生机会,荷兰的一项研究表明妊娠期 6 个月处于饥饿状态的母亲所生的孩子在其 18 岁时肥胖症的患病率极高,低出生体重导致成年期肥胖及高血压、糖尿病和冠心病患病率增加。因此控制胎儿及儿童早期营养不良有利于肥胖症的预防。

4.脂肪细胞凋亡不足　肥胖不仅是脂肪细胞体积的增大,也包括脂肪细胞数目的增加。脂肪细胞数目的改变包括前脂肪细胞增生、分化过度,脂肪细胞凋亡指数明显低下等。腹部皮下脂肪细胞凋亡与 BMI、体脂百分比、腰围呈负相关,说明脂肪细胞凋亡不足在肥胖症发病中起着一定作用。

第三节　单纯性肥胖的治疗

众所周知,体重减少 5%~10% 可以显著降低肥胖相关疾病的发病危险,这是肥胖治疗的重要目标。在确诊肥胖、确定减重目标之后,首先应进行饮食、运动治疗,如果达到减重目标,则继续此治疗方案;如果未达到目标,则在充分考虑药物不良反应、患者意愿等情况后选择适合患者的药物进一步治疗,但目前所有的减肥药物均缺乏长期安全性的资料。

虽然大多数肥胖患者经过饮食、运动和药物等综合治疗可以在短期内减轻体重,但是其中多数人的体重都不能得到很好的维持,一旦停止相应治疗,体重会很快不同程度地有所增加。临床试验证实仅有不到 20% 的肥胖患者在最初减肥治疗后 5~15 年期间内维持良好的体重。可见肥胖的治疗效果非常容易反复,这种反复很可能比肥胖本身更易加重机体代谢紊乱,进而引起肥胖相关的病死率进一步升高。因而在目前的医疗技术水平下,如果想得到持久的减肥效果,就必须在饮食习惯和运动等方面做出持久的努力。另外,治疗肥胖的同时,也应注意预防和治疗肥胖相关的各种代谢紊乱及并发症,如 2 型糖尿病、高脂血症、心血管疾病、高血压等。

一、饮食治疗

饮食中营养成分组成的改变对减轻体重并没有明显帮助,关键在于控制每天摄入的总热量,饮食治疗只要使摄入热量少于消耗热量,就可以使体重减轻。现行的治疗方案主要有低热量饮食、极低热量饮食等。

轻度肥胖患者可通过限制脂肪和含糖食品,使摄入总热量低于消耗量,每月体重下降 0.5~1.0kg,使体重逐渐接近理想体重。

中度肥胖者应限制总热量在每日 5 020KJ 以下,使每月体重减轻 1~2kg。蛋白质含量不低于每日每千克标准体质量 1g,或占总热量的 20%,可适当增加蔬菜量以满足饱食感,应减少吃甜食、油煎食物、巧克力等食品。饮食中应含有足够维生素和其他营养素。饮食治疗数周后应根据体量下降情况调整计划。但几乎所有患者在停止治疗后 5 年内都会恢复到治疗前的体重。

如经以上饮食控制数周体量仍不能降低者,可采用极低热量膳食,将每日总热量限制于 3 347kJ 以下,但热量过低可引起衰弱、脱发、抑郁,甚至心律失常,故这种低热量只适用于重度肥胖,而且不能超过 12 周,并定期进行血、尿常规与血生化及心电图检查,否则会给患者带来危险。极低热量饮食必须在医师监控下进行,每周可有效减轻体重 1.5~2.5kg。有研究显示应用极低热量饮食治疗 16~26 周,可有效减轻体重 10~21kg;但是在停止治疗后 2~5 年患者体重均达到治疗前的水平。

具体饮食治疗方案应根据肥胖的程度、患者年龄、性别、活动量及一般健康状况而定;减肥速度不宜过快,应控制在每周减轻 0.5~1kg。如果患者有其他严重的并发症或合并症,应根据具体病情适当放宽对饮食的限制。饮食治疗体重下降后可使血压、血糖、甘油三酯、胆固醇下降,并改善心肺功能。一般情况下,饮食治疗的不良反应极少,仅有脱发、皮肤变薄等。

但是饮食治疗目前面临的问题是一旦停止低热量饮食,即便是在继续运动治疗的条件下,体重仍有反弹现象。因而目前低热量饮食治疗只能短期应用以减轻体重,如果恢复治疗前的饮食,体重则有上升的趋势。因此必须从改变肥胖患者的饮食行为习惯入手,在医师指导下建立起新的健康饮食模式,目前将这种治疗方法称为行为疗法。这一疗法包括坚持每天的饮食自我调节,明确什么时间、什么地点进食多少;改正一些不良的饮食习惯,如边看电视边吃东西,同时建立一些新的健康饮食习惯,如延长咀嚼食物的时间、减少进食热量过高的食物等。但行为疗法的长期效果仍然是有限的,大多患者不能坚持贯彻行为疗法;如果行为疗法针对全家人进行则比仅对肥胖患者实施更为有效。

二、运动治疗

运动治疗应与饮食治疗同时进行,并长期坚持,否则体量不易下降,或下降后又复上升。肥胖患者不宜突然进行剧烈运动或运动量过大,这样做反而是有害健康的。运动治疗应该循序渐进,进行有氧运动,如走路、游泳、骑自行车等,运动方式应适合患者的具体情况,至少每周 3 次坚持运动才能取得良好效果。一般建议从步行 10 分钟、每周 3 天开始,逐渐增加运动量至步行 45 分钟、每周至少 5 天。如果不能测定氧耗量,可根据心率调节运动强度及运动量等。达到理想体重后,可依据患者身体素质等情况适当增加运动量。运动治疗使体重减轻后可使血压明显下降,但单一运动治疗的长期减肥效果也是有限的。

三、药物治疗

药物减肥为治疗肥胖的辅助手段,一般只在严重的肥胖症时才给予药物治疗,如 BMI≥30kg/m² 同时腰围男性＞102cm、女性＞88cm,或 BMI≥25kg/m² 同时腰围男性＞90cm、女性＞80cm,或合并 2 型糖尿病。在应用了饮食限制、运动治疗后仍未充分显效时,都可以选用药物治疗。临床试验资料显示 12 个月内西布曲明可减轻体重 4.45kg、奥利司他 2.89kg、安非拉酮 3.0kg 及氟西汀 3.15kg,但必须明确的是所有减肥药物均没有长期(＞12 个月)有效性和安全性的资料。仅采用药物治疗的减肥疗效是不理想的,必须以饮食和运动治疗为基础。目前治疗肥胖的药物主要有食欲抑制剂、增加能量消耗的药物、抑制肠道消化吸收的药物等。

1.食欲抑制剂　食欲抑制剂可用于成年肥胖者和经过选择的青少年肥胖者。如果经调整剂量或已使用了最大耐受量的食欲抑制剂达 3~4 周而体质量仍未明显减轻,则应停止该类药物的治疗。

(1)影响 5-羟色胺的食欲抑制剂:此类药物可促进神经末梢释放 5-羟色胺及阻止其再吸收,从而兴奋下丘脑饱食中枢,达到抑制食欲的目的。芬氟拉明和氟西汀都属于此类药物,其不良反应主要有恶心、腹泻、嗜睡、头痛、头晕、精神压抑、失眠等;但这两种药物目前均未得到批准应用于肥胖的治疗。

(2)影响儿茶酚胺的食欲抑制剂:此类药物可增加中枢系统突触间隙儿茶酚胺类递质的含量进而抑制食欲。此类药物主要有安非拉酮和芬特明,其不良反应主要是血压升高、失眠、神经质等。但因其对中枢神经系统有刺激作用,只推荐短期(12 周)用药。安非拉酮 25mg,每日 2~3 次,餐前 0.5~1 小时服用,疗程 1.5~2.5 个月;芬特明 8mg,每日 3 次,餐前 0.5 小时服用,疗程 3~6 个月。

(3)影响 5-羟色胺和儿茶酚胺的食欲抑制剂:此类药物可促进神经末梢释放去甲肾上腺素、多巴胺和 5-羟色胺,同时抑制它们的再摄取,使食欲抑制。西布曲明和吗吲哚是此类药物的代表,与低热量饮食联合应用有显著的减重疗效,并能缓解代谢综合征中的相关指标。其不良反应有血压升高、心率加快、恶心、失眠、口干、便秘等,但大多能耐受。西布曲明每日 10~15mg,疗程 8~24 周;吗吲哚 1~2mg,每日 3 次,餐前 1 小时服用,疗程 8~16 周,只推荐短期(12 周)应用。

2.中枢兴奋剂　此类药物通过促进机体产热和引起厌食从而达到减肥的目的,如麻黄素 15~25mg,每日 2 次,每日可合用咖啡因 100~150mg;其不良反应有高血压、觉醒、心动过速等。

3.二甲双胍　通过降低食物的吸收及糖原异生,促进组织摄取葡萄糖,增加组织对胰岛素的敏感性;但在控制肥胖的疗效上尚未明确,也未获得批准用于减重治疗,可能对控制 2 型糖尿病、多囊卵巢综合征的肥胖有效。可给予 0.5g,每日 3 次,其不良反应主要有恶心、腹部不适、腹泻及乳酸酸中毒等。

4.脂肪酶抑制剂　此类药物目前只有奥利司他,可有效抑制胃和胰脂酶从而阻断脂肪的吸收,同时增加了脂肪的排除,最终可减轻体重。其不良反应主要是稀便、脂溶性维生素吸收不良。结合低热量饮食,可以用于超重或肥胖患者的减重治疗,改善患者的糖耐量及血脂代谢异常,有较好的安全性和耐受性。奥利司他 $10\sim40mg$、每日 3 次可有效减轻体重。

5.中草药治疗　传统中药主要为植物药中具有减肥作用的药物,如麻黄、山楂、大黄等,茶叶、可可等也具有减肥作用。植物减肥药的作用机制各不相同:麻黄和茶叶等可通过兴奋中枢、增加饱食感或增加能量消耗达到减肥目的;山楂可降低血脂、减少脂肪利用;大黄可使摄食减少、减少脂肪吸收、降低血脂和血压。有效成分为红曲的脂必妥可减少脂肪吸收、升高高密度脂蛋白(HDL)、降低甘油三酯(TG)和低密度脂蛋白(LDL)。另外,运用针刺脾胃两经为主的穴位,并配合推拿、耳压治疗对减肥也有一定的疗效。

大多数减肥药均有不同程度的不良反应,大剂量应用时尤易发生。将作用机制不同的药物合用,可以增强减肥疗效,减少药物用量,减少不良反应的发生率,如芬氟拉明与苯丁胺合用、吗吲哚与二甲双胍合用、麻黄素与咖啡合用、中药减肥药与小剂量食欲抑制剂合用等。如果药物治疗可以帮助患者减轻或维持体重并没有严重的不良反应发生,则可以继续使用;反之,则应立即停止此类药物的治疗。美国 FDA 曾批准的可长期应用的减肥药物有西布曲明和奥利司他,现临床已很少应用。甲状腺激素等药物治疗肥胖仅限于某些特殊情况下,如患者合并甲状腺疾病,不能用于单纯性肥胖的治疗。但是药物治疗也存在与饮食、运动治疗相同的问题:虽然众多临床试验表明数周至数月的减肥药物应用可明显减轻体重,但一旦停止用药,体重则有回升的趋势。

另外,目前已发现许多治疗肥胖的新靶点,大多尚处于研究初期。OB 基因产生的瘦素是调节能量代谢的关键因子,人工重组瘦素的临床研究目前尚在早期研究阶段,但给予肥胖患者大剂量瘦素后并未发现对减肥有所帮助,这可能与肥胖患者的瘦素抵抗有关。β_3肾上腺素能受体激动剂可减轻大鼠肥胖程度,并改善胰岛素抵抗和高血糖的状况,但在人身上的减肥效果还要等待临床试验的结果。注射生长激素也可使机体脂肪含量减少,但对于治疗肥胖的疗效和安全性仍未得到充分评估。目前希望最大的是大麻素受体 1 抑制剂利莫那班,目前已通过Ⅲ期临床试验。结果证实利莫那班可使肥胖患者食欲降低、体重减轻,但不影响味觉,饥饿感明显减轻;目前尚没有长期安全性方面的资料,但研究显示利莫那班 $90mg/d$ 短期内未发现明显不良反应。

四、手术治疗

手术疗法只限于反复使用保守疗法而不奏效的严重肥胖患者,如 $BMI\geqslant40kg/m^2$,或者 $BMI\geqslant35kg/m^2$同时伴有肥胖相关疾病(如高血压、糖尿病、睡眠呼吸暂停等)的患者。包括胃缩窄术、小肠搭桥术等。术后可使患者体重显著下降,并持久减轻体重至少10年,同时改善肥胖相关的代谢异常,如高血压、高血糖、血脂代谢异常等。

选择手术治疗前应告知患者减肥手术的危险,可能出现的并发症常有体重反弹需再次手术、胆囊疾病和吸收障碍等。减肥手术的病死率通常低于 1%,但由经验不足的医师手术,早期病死率可达 5%。

1.小肠旁路术　曾经是最流行的减肥手术,其病死率一般高于 4%。术后持续、快速的体重减轻主要是由于食物摄入减少和吸收功能障碍。但存在明显的并发症,如腹泻,维生素 D 缺乏引起的骨质软化,维生素 A、维生素 B_{12} 和叶酸缺乏,关节炎,肾结石,高尿酸血症,镁、钙和钾缺乏,肝疾病(有时可进展至肝硬化或肝性脑病)等。由于上述手术并发症,大多数中心已不再采用这一术式。

2.胃成形术　这种手术是通过限制胃容量来控制饮食摄入的。这使胃肠的延续性得以保留,并且不会发生吸收障碍。术后体重减轻,并未出现小肠旁路术的并发症。手术的近期效果非常显著,一项 14 年的研究随访证实体重可下降 45kg。对于传统非手术治疗无效的病态肥胖患者来说,这种手术是一项非常理想的选择。手术的病死率低于 1%,常见手术并发症有铁、维生素 B_{12}、维生素 B_1 缺乏。

3.胃旁路术　此种手术是通过限制胃容积、减少吸收而达到减肥的目的。术后 1 年内体重可明显下降,并有较持久的体重减轻,但仍有部分患者在术后 2~9 年体重又复上升。其病死率约为 1%。主要的手术并发症为倾倒综合征、恶性、呕吐、维生素 B_{12} 和叶酸缺乏等。与胃成形术相比,胃旁路术减肥的远期效果较优,但其手术较复杂、术后并发症较多,因而目前不如胃成形术应用广泛。

4.腹腔镜胃束带减容术　手术以腹腔镜进行,因而对患者的损伤较小,术后并发症也较少。其术后早期效果与胃成形术类似,术后 1 年可平均减轻体重 42kg 左右,并显著改善了患者的糖、脂代谢紊乱的情况,大大改善了患者的生活质量。但远期效果尚需进一步观察。

吸脂术也是近年来一种流行的减肥手术,但除了减少体脂含量外,这种手术对肥胖引起的代谢紊乱的情况帮助十分有限。还有其他几种手术方式,如胰胆旁路术等,在临床应用中已不多见,在此不再赘述。

综上所述,目前减肥治疗的重点在于治疗的远期疗效和安全性。禁食、低热量饮食或高蛋白质饮食只适于肥胖的初始治疗或由于严重的并发症需要迅速减轻体重时(如糖尿病、心血管疾病、准备手术等)。运动必须配合饮食治疗同时进行,两者同等重要。药物治疗必须以饮食和运动治疗为基础,目前的减肥药物均可使体重适度减轻,但必须长期服药才有持续的远期疗效。当因极度肥胖引起严重并发症时,应考虑进行手术治疗,即便这种情况可能会增加手术的风险,但手术费用较为昂贵。因而迄今为止肥胖依然是尚待解决的一个医学问题,同时也是一个社会问题,目前最合理的治疗方案就是联合饮食、运动、行为和药物疗法进行长期治疗。

第十章　血脂异常

血脂异常通常指血清中胆固醇(total cholesterol,TC)、甘油三酯(triglyceride,TG)、低密度脂蛋白胆固醇(low density lipoprotein cholesterol,LDL-C)水平升高,高密度脂蛋白胆固醇(high-density lipoprotein cholesterol,HDL-C)水平减低,是动脉粥样硬化(atherosclerosis,AS)发生发展的重要因素之一,尤其 LDL-C 水平与动脉粥样硬化性心血管疾病(atherosclerosis cardiovascular disease,ASCVD)的发生关系密切。降低 LDL-C 水平,可显著减少 ASCVD 的发病及死亡危险。其他类型的血脂异常,如 TG 增高或 HDL-C 降低与ASCVD 发病危险的升高也存在一定的关联。

有效控制血脂异常,对我国 ASCVD 防控具有重要意义。鼓励民众采取并终身坚持健康的生活方式,是防治血脂异常和 ASCVD 的基本策略。从以"疾病"为中心向以"健康"为中心转变,从注重"治已病"向注重"治未病"转变,坚持预防为主,关注生活行为方式、生产与生活环境和医疗卫生服务等因素对健康的影响,让健康知识、行为和技能成为全民普遍具备的素质和能力,是心血管代谢疾病一级预防的根本措施。

第一节　血脂异常概述

一、血脂、脂蛋白和载脂蛋白

正常人血液脂质的成分较复杂,包括一大类脂溶性物质,主要有胆固醇[其中 1/3 为游离胆固醇(free cholesterol,FC),2/3 为胆固醇酯(cholesterol ester,CE),统称为总胆固醇(total cholesterol,TC)]、三酰甘油、磷脂(phospholipid,PL)及游离脂肪酸(free fatty acid,FFA)等。它们不溶于水,只有与血浆中的某些蛋白质结合成脂蛋白(lipoprotein,LP)的形式才能在血液中运转和代谢;其中 FFA 与血浆中的清蛋白相结合,其余均与血浆中的 α 或 β 球蛋白相结合。不同成分和比例的血脂与蛋白质结合成为不同种类的脂蛋白,用超速离心或脂蛋白电泳方法可将脂蛋白分为五类或六类:高密度脂蛋白(high density lipoprotein,HDL,又称 α 脂蛋白)、低密度脂蛋白(low density lipoprotein,LDL,又称 β 脂蛋白)、中密度脂蛋白(intermediate density lipoprotein,LDL)、极低密度脂蛋白(very low density lipoprotein,VLDL)和乳糜微粒(chylomicron,CM);另外,还有一种脂蛋白是后来发现的,被称为脂蛋白(α)[lipoprotein(α),LP(α)]。各种脂蛋白又可分为各种不同的亚组分,如 HDL 至少可分为 HDL$_2$ 和 HDL$_3$ 亚组分等,它们的代谢过程、生理功能和临床意义也不尽相同;在病理情况下,血浆中又可出现一些异常的脂蛋白,如脂蛋白 X 等。脂蛋白运转代谢包括两部分,其一是运转来自食物中含有的脂肪经消化,从小肠吸收进入血液循环的外源性脂质;其二是运转来自肝脏和小肠等组织合成的内源性脂质(图 10-1)。

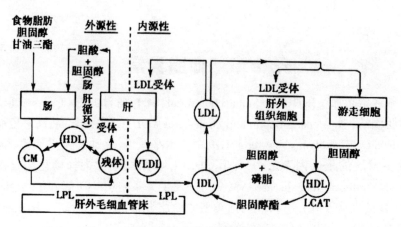

图 10-1　血浆脂蛋白的转运

脂蛋白的作用是把脂质由合成部位转运到各组织,供其利用、储存、代谢或降解。各种脂蛋白的理化特性见表 10-1。

表 10-1　正常人血浆脂蛋白的物理特性和化学组成

分类	电泳	密度	直径(nm)	浊度	P(%)	TG(%)	FC(%)	CE(%)	Apo
HDL$_3$	α	1.125~1.21	7~8.5	–	65	5	3	12	A$_I$、A$_{II}$、C$_{III}$
HDL$_2$	α	1.063~1.125	8~10	–	41	5	6	18	A$_I$、A$_{II}$、C$_{III}$
LDL	β	1.019~1.063	20~25		21	10	8	37	B$_{100}$
IDL	慢前β	1.006~1.019	25~30	±	11	40	8	27	B$_{100}$、E、C$_{III}$
VLDL	前β	0.95~1.006	30~80	+	8	50~70	7	12	C$_{III}$、B$_{100}$、E

注:P 为蛋白质,TG 为三酰甘油,FC 为游离胆固醇,CE 为胆固醇酯脂蛋白中蛋白质部分,称载脂蛋白(apolipoprotein,Apo),主要有 A、B、C 三种,其他还有 D、E、F、C、(a)等已发现 20 多种。各种载脂蛋白又分为许多亚型,如载脂蛋白 A 可分为 A$_I$、A$_{II}$、A$_{III}$,载脂蛋白 B 可分为 B$_{100}$和 B$_{48}$等。

载脂蛋白的主要生理功能是维持脂蛋白的结构和密度,转运脂质,参与各种酶活性的调节,识别和介导脂蛋白与各组织或器官细胞膜上的脂蛋白受体结合并被摄入细胞内进行分解代谢。各种载脂蛋白的主要生理功能见表 10-2。

表 10-2　血浆载脂蛋白的主要生理功能

Apo	相对分子质量	功能	合成部位	降解部位
A$_I$	28 000	激活 LCAT;细胞胆固醇外流,与 HDL 受体结合	肠、肝	肝、肾
A$_{II}$	17 000	抑制 LCAT;与 HDL 受体结合	肠、肝	肝、肾
B$_{100}$	549 000	内源性 TC 的转运;结合 B/E 受体	肝	末梢组织及肝
B$_{48}$	246 000	外源性 TG 转运;乳糜微粒的构成/清除	肠	末梢组织及肝
C$_I$	6 300	激活 LCAT	肝	肝及末梢组织

（续表）

Apo	分子量	功能	合成部位	降解部位
C_{II}	8 800	激活 LPL	肝	肝及末梢组织
C_{III}	8 800	抑制 LPL	肝	肝及末梢组织
D	22 100	CE 转运；激活 LCAT	肝	
E	33 000	识别 LDL 受体；结合 B/E 和残糖受体	肝	肝及末梢组织

在脂蛋白的代谢过程中，有几种酶和物质也起到重要的作用，主要包括脂蛋白脂肪酶（lipoprotein lipase，LPL）、肝三酰甘油脂酶（hepatic triglyceride lipase，HTGL）或称肝脂酶（hepatic lipase，HL）、卵磷脂－胆固醇酰基转移酶（lecithin－cholesterol－acetyl－transferase，LCAT）。LPL 位于毛细血管内皮的腔面，在肝外组织的血管内皮细胞表面而发挥作用，主要功能是水解血浆中 CM 和 VLDL 内的三酰甘油释放出 FFA 并进一步发生氧化反应供应能量（如在肌肉组织），还可作为能源物质被再酯化储存在脂肪组织；在 LPL 作用下，CM 和 VLDL 颗粒核心处的三酰甘油不断水解，导致颗粒表面的磷脂和未酯化胆固醇过剩并转移至 HDL，从而使 CM 和 VLDL 衍变成 CM 残粒。LPL 活性受下列因素的调节：①肝素可增强 LPL 的活性；②ApoC$_{II}$可激活 LPL 的活性；③禁食可使脂肪组织的 LPL 活性下降，心脏 LP Ⅱ 的活性增加；④胰岛素可提高 LPL 的合成率和 mRNA 表达，增加脂肪细胞表面 LPL 含量和促进 LPL 的自发性释放率。HTGL 由肝细胞合成、分泌并定位于肝脏的血管内表面，催化脂蛋白和 HDL 中的三酰甘油和磷脂水解。LCAT 由肝脏分泌，在血浆中主要与含 ApoA$_I$ 和 ApoA$_{IV}$ 的脂蛋白结合，催化游离胆固醇转变成胆固醇酯，并参与 HDL 的成熟过程。此外，胆固醇酯转运蛋白（cholesteryl ester transfer protein，CETP）在胆固醇酯和三酰甘油在脂蛋白间的转运代谢过程中起到重要作用。当富含 TG 的 VLDL 增加时，在 CETP 的作用下，使 VLDL 颗粒内的 TG 与 LDL 颗粒中的 CE 进行脂质交换，使正常颗粒 LDL 中的 CE 减少和 TC 增多而形成富含 TG 的 LDL 颗粒，在 LPL 及 HTGL 作用下进行脂解，促使富含 TG 的 LDL 颗粒内 TG 含量减少而形成了 sLDL。同样，当富含 TG 的 HLDL 增加时，在 CETP 作用下，VLDL 颗粒内的 TG 与 HDL 颗粒内的 CE 进行脂质交换，导致 HDL 颗粒变小及含量减低。

参与脂蛋白代谢过程的主要有载脂蛋白、细胞受体和脂酶，成熟的血浆脂蛋白颗粒多呈球形，它主要由两大部分组成，其表面由亲水性单层的载脂蛋白和磷脂构成，核心或内层为脂溶性的三酰甘油和胆固醇酯，其间有游离胆固醇。在脂蛋白代谢过程中，除 ApoB 外，载脂蛋白可不断地改变与脂质的结合关系。所以，各种脂蛋白及同一种脂蛋白颗粒间的内核和外壳中的各种成分是不断地进行交换，并且各种脂蛋白自身也是很不均一的，这就形成了有些载脂蛋白存在不同的多态性。

各种脂蛋白的代谢及其功能简述如下。

1.CM 的代谢 CM 是血液中颗粒最大的脂蛋白，主要成分是 TG，占近 90%。当摄取食物中的脂肪在小肠腔内被水解并吸收后，在小肠壁黏膜内形成新生的 CM，经淋巴管进入血液循环，接受从 HDL 供给的 ApoC 和 ApoE，丢失 ApoA$_I$ 和 ApoA$_{IV}$；同时，CM 中含的

TG 被周围组织的血管内皮细胞表面 LPL 水解,颗粒变小,其表面的磷脂和 ApoC 转移到 HDL 上,这种变小的 CM 称为 CM 残体。肝细胞膜表面具有对 CM 残体高度亲和力的受体,可识别 ApoE,肝能摄取 CM 残体并将其清除。CM 的颗粒最大而密度最低,含外源性 TG 80%~95%。CM 中的 Apo 主要是 $ApoA_1$ 和 ApoC,其次是含有少量 $ApoA_{II}$、$ApoA_{IV}$、$ApoB_{48}$ 和 ApoE。主要的功能是运送外源性 TC,并参与调节体内胆固醇的合成。正常人空腹 12 天后血浆中的 CM 均被清除。餐后及在某些病理情况下(如 LPL 活性减低或缺乏 $ApoC_{II}$ 等)血浆中含有大量的 CM 时,因其颗粒大,在光折射下发生散射,血浆外观呈混浊。将富含 CM 的血浆置 4℃冰箱过夜后观察其外观性状,由于所含有的 CM 密度小,会自动漂浮到血浆表面,其上层出现乳白色的"奶油层"。这是检查有无 CM 存在最简单而实用的方法。CM 在血浆中的半衰期为 5~15 分钟。正常人空腹 12 小时采血时,血清中无 CM。

2.VLDL 的代谢　VLDL 由肝合成,进入血液循环后,接受由 HDL 供给的 $ApoC_{II}$,其表面含有 $ApoB_{100}$、$ApoC_{II}$ 和 ApoE。LPL 被激活后,水解 VLDL 中的 TG,使 VLDL 丢失了表面的磷脂和 ApoC,变成为颗粒较小的 IDL(又称 VLDL 残体)。VLDL 颗粒较 CM 小而密度相对较 CM 高,正常人空腹 12 天以上的血浆是清澈透明的,只有当空腹血浆中 TG 水平超过 3.4mmol/L(300mg/dL)时,放置 4℃冰箱过夜的血清外观,可呈乳白色或均匀混浊。VLDL 主要含内源性 TG,其含 TG 50%~70%。VLDL 中 Apo 的含量约 10%,其中有 40%~50% 为 $ApoC_{III}$、30%~40% 为 $ApoB_{100}$、10%~15% 为 ApoE 等。它的生理功能主要是运送内源性 TG,供给身体所需的能量并把剩余 TG 的存储起来,其 TG 含量约占 55%。VLDL 在血浆中的半衰期为 6~12 天。

3.IDL 的代谢　IDL 是 VLDL 转化为 LDL 过程的中间体,又称为 VLDL 残体(VLDL remnant)。IDL 内胆固醇的含量比 VLDL 多。正常情况下,血浆中的 IDL 含量很低。含有 ApoE 和 ApoB 的 IDL 与能识别并与 ApoB、ApoE 的 LDL 受体相结合,通过 LDL 受体直接转移 VLDL 和 IDL(称为旁路代谢途径)。在肝有 50% 的 IDL 转化为 LDL,其余部分在肝内将其清除。目前对 IDL 有不同的认识,有人将其归于 VLDL,也有人认为 IDL 是大颗粒的 LDL,命名为 LDL_1。最新的研究结果表明,IDL 是一种有其自身特点的脂蛋白,应将其与 VLDL 和 LDL 区分开。IDL 中的载脂蛋白以 $ApoB_{100}$ 为主(60%~80%),其次是 ApoC(10%~20%)和 ApoE(10%~15%)。

4.LDL 的代谢　LDL 主要由 VLDL 不断水解而来,LDL 颗粒中含胆固醇约 50%,是血液中胆固醇含量最多的脂蛋白。通过 LPL 和 HTCL 的作用,将 TG 从 VLDL 残体脂解形成 LDL 颗粒。LDL 与各种溶酶体酶接触,蛋白质被水解,CE 被水解成 FC。FC 对纤维细胞内在环境的稳定性具有关键的调节作用:①抑制 β-羟-β-甲戊二酰辅酶 A(hMG-CoA)还原酶的活性,可减少胆固醇的合成;②抑制 LDL 受体的合成,从而阻止对 LDL 的摄取;③为肾上腺和卵巢细胞利用合成类固醇激素;④通过 LCAT 的作用,FC 被酯化,FC 可激活 LCAT 的活性。这一系列的步骤称为 LDL 代谢途径。在正常情况下,细胞摄取 LDL 有一定的限度,LDL 途径决定了血浆 LDL 水平。LDL 通过与肝脏和肝外组织的 LDL

受体结合,使 LDL 逐渐从血液中清除;仅小部分通过巨噬细胞和其他单核,吞噬细胞系统细胞的非受体途径加以清除。LDL 颗粒较 VLDL 小而密度增高,含胆固醇 40%~50%。Apo 主要是 B_{100}(达 95% 以上),仅含有微量的 ApoE 和 ApoC。LDL 的主要功能是运送内源性胆固醇,在血浆中的含量增加时其血清与正常人一样仍为澄清透明。LDL 在血浆的半衰期为 2~4 天。

5.HDL 的代谢　HDL 由肝和小肠合成,也可来自 CM 的代谢产物。HDL 是颗粒最小的脂蛋白。新生的 HDL 颗粒呈盘状,在血浆及 HDL 上的 LCAT 被 $ApoA_1$ 激活,使 FC 酯化为 CE。当 HDL 中的胆固醇增加时,其颗粒由盘状变为球状成为成熟的 HDL 颗粒,其体积小而密度大。HDL 至少有 HDL_2 和 HDL_3 两种形式,HDL_2 颗粒较 HDL_3 大而密度小于 HDL_3;HDL_2 中的 $ApoA_1$/$ApoA_{II}$ 比值显著高于 HDL_3。血浆中 HDL 水平的变化主要取决于 HDL_2 浓度。HDL_2 和 HDL_3 化学结构的主要差异是 HDL_2 中胆固醇酯的含量较多,而载脂蛋白的含量则相对较少。HDL 水平与 LPL 的活性有关。LPL 活性增高时,CM 和 VLDL 分解代谢增强,其表面成分转移到 HDL 的就多,HDL 水平增高。HDL 可从周围组织中摄取 FC,在 LCAT 作用下将 FC 酯化为 CE,CE 从 HDL 传递到 VLDL 和 LDL 上,后者经肝代谢的分解产物可从胆道随胆汁排出,故 HDL 有抗动脉粥样硬化的作用。HDL 的主要功能是可逆向从周围组织转运胆固醇至肝加以清除。HDL 在血浆中的半衰期为 3~5 天。

6.LP(α)　LP(α)是 1963 年由 Berg 利用免疫方法发现的一种脂蛋白。LP(α)的脂质成分与 LDL 相似,但其所含的载脂蛋白部分除了一分子 $ApoB_{100}$ 外,还含有另一分子的载脂蛋白即 Apo(a),两个载脂蛋白以二硫键共价结合。研究表明,Apo(a)是一高度糖基化的蛋白质,具有相当大的异质性,它与血浆中纤溶酶原有高度的同源性。目前认为,它可能主要由肝合成。LP(α)不是其他脂蛋白的产物,也不能转化为其他脂蛋白,而是一种独立的脂蛋白。LP(α)在血浆中的浓度存在种属差异,在人群中个体间变化很大,有的可相差 100 倍。血浆 LP(α)浓度在白色人种和东方人人群中呈偏态分布,而黑色人种呈钟形正态分布。但在个体中的血液浓度是相当恒定的。LP(α)在血浆的半衰期为 3.0~3.5 天。

7.载脂蛋白 A_1($ApoA_1$)　正常人群血清 $ApoA_1$ 水平多在 1.2~1.6g/L 范围内,女性略高于男性。HDL 颗粒的蛋白质成分即载脂蛋白约占 50%,蛋白质中 $ApoA_1$ 占 65%~75%,而其他脂蛋白中 $ApoA_1$ 极少,所以血清 $ApoA_1$ 可以反映 HDL 水平,与 HDL-C 水平呈明显正相关,其临床意义也大体相似。

8.载脂蛋白 B(ApoB)　正常人群中血清 ApoB 多在 0.8~1.1g/L 范围内。正常情况下,每一个 LDL、IDL、VLDL 和 LP(a)颗粒中均含有 1 分子 ApoB,因 LDL 颗粒占绝大多数,大约 90% 的 ApoB 分布在 LDL 中。ApoB 有 $ApoB_{48}$ 和 $ApoB_{100}$ 两种,前者主要存在于 CM 中,后者主要存在于 LDL 中。除特殊说明外,临床常规测定的 ApoB 通常指的是 $ApoB_{100}$。血清 ApoB 主要反映 LDL 水平,与血清 LDL-C 水平呈明显正相关,两者的临床意义相似。在少数情况下,可出现高 ApoB 血症而 LDL-C 浓度正常的情况,提示血液中存在较多小而密的 LDL(small dense low-density lipoprotein, sLDL)。当高 TG 血症时(VLDL 高),sLDL(B 型 LDL)增高。与大而轻 LDL(A 型 LDL)相比,sLDL 颗粒中 ApoB 含量较多而胆固醇较少,故可出现 LDL-C 虽然不高,但血清 ApoB 增高的所谓"高 ApoB 血症",它反映 B 型 LDL 增多。所以,ApoB 与 LDL-C 同时测定有利于临床判断。

二、血脂异常的分类

根据各种血脂和脂蛋白成分的异常水平,可进行各种分型。

1.血脂异常病因分类

(1)继发性高脂血症:继发性高脂血症是指由于其他疾病所引起的血脂异常。可引起血脂异常的疾病主要有肥胖、糖尿病、肾病综合征、甲状腺功能减退症、肾功能衰竭、肝疾病、系统性红斑狼疮、糖原累积症、骨髓瘤、脂肪萎缩症、急性卟啉病、多囊卵巢综合征等。此外,某些药物如利尿剂、非心脏选择性 β-受体阻滞剂、糖皮质激素等也可能引起继发性血脂异常。

(2)原发性高脂血症:除了不良生活方式(如高能量、高脂和高糖饮食、过度饮酒等)与血脂异常有关,大部分原发性高脂血症是由于单一基因或多个基因突变所致。由于基因突变所致的高脂血症多具有家族聚集性,有明显的遗传倾向,特别是单一基因突变者,故临床上通常称为家族性高脂血症。

例如编码 LDL 受体基因的功能缺失型突变,或编码与 LDL 受体结合的 ApoB 基因突变,或分解 LDL 受体的前蛋白转化酶枯草溶菌素 9(proprotein convertases subtilisin/kexin type 9, PCSK9)基因的功能获得型突变,或调整 LDL 受体到细胞膜血浆表面的 LDL 受体调整蛋白基因突变可引起家族性高胆固醇血症(familial hypercholesterolemia, FH)。80% 以上 FH 患者是单一基因突变所致,但高胆固醇血症具有多个基因突变的特性。LDL 受体基因的功能缺失型突变是 FH 的主要病因。纯合子型家族性高胆固醇血症(homozygous familial hypercholesterolemia, HoFH)发病率为 1/30 万~1/16 万,杂合子型家族性高胆固醇血症(heterozygous familial hypercholesterolemia, HeFH)发病率约 1/500~1/200。

家族性高 TG 血症是单一基因突变所致,通常是参与 TG 代谢的脂蛋白脂解酶,或 $ApoC_2$、$ApoA_5$基因突变导致,表现为重度高 TG 血症(TG>10mmol/L),其发病率为 1/100 万。轻中度高 TG 血症通常具有多个基因突变特性。

2.高脂蛋白血症的表型分型法 WHO 将高脂蛋白血症分为 6 型(表 10-3)。该分型对指导临床诊断与治疗血脂异常具有积极的意义,但分型过于复杂,且有部分血脂异常的内容尚未包括在其中,如 HDL-C、Apo 等的异常。从实用角度出发,根据血脂异常的不同成分,血脂异常可进行简易分型为高胆固醇血症、高三酰甘油血症、混合性高脂血症和低高密度脂蛋白血症。

3.基因分型法 从基因水平发现,相当一部分血脂异常存在单基因或多基因的缺陷,血脂异常具有明显的家族聚集性和遗传倾向,临床上通常称为家族性血脂异常,其分型见表 10-4。

4.临床分类 临床上将血脂异常分为高 CH 血症、高 TG 血症、混合型高脂血症和低

HDL-C 血症,见表 10-5。

表 10-3　高脂蛋白血症的 WHO 分型

表型	名称	TC	TG	CM	VLDL	LDL
I	乳糜微粒血症	↑→	↑↑	↑↑	↓→	
IIa	家族性高胆固醇血症	↑↑	→	→	→	↑↑
IIb	高胆固醇和高三酰甘油血症	↑↑	↑↑	→	↑	↑
III	高 B 脂蛋白血症	↑↑	↑↑	↑	↑	
IV	高三酰甘油血症	↑→	↑↑	→	↑↑	→
V	乳糜微粒和高三酰甘油血症	↑	↑↑	↑↑	↑	↓→

注:"↑"示血清浓度升高;"→"示血清浓度正常;"↓"示血清浓度降低。

表 10-4　家族性血脂异常分型

疾病名称	血清 TC 浓度	血清 TG 浓度
家族性高胆固醇血症	中至重度升高	正常或轻度升高
家族性 ApoB 缺乏症	中至重度升高	正常或轻度升高
家族性混合型高脂血症	中度升高	中度升高
家族性异常 β 脂蛋白血症	中至重度升高	中至重度升高
多基因家族性高胆固醇血症	轻至中度升高	正常或轻度升高
家族性脂蛋白(a)血症	正常或升高	正常或升高
家族性高甘油三酯血症	正常	中至重度升高

表 10-5　血脂异常的临床分类

类型	TC	TG	HDL-C	对应 WHO 分类
高 CH 血症	↑↑	→	→	IIa
高 TG 血症	→	↑↑	→	IV、I
混合型高脂血症	↑↑	↑↑	→	IIb、III、IV、V
低 HDL-C 血症	→	→	↓	

注:"↑"示血清浓度升高;"→"示血清浓度正常;"↓"示血清浓度降低。

三、血脂异常的患病率

近 30 年来,随着生活水平的改善,不合理膳食、缺乏身体活动、过量饮酒等,中国人群的血脂水平逐步升高,血脂异常患病率明显增加。2012 年全国调查结果显示,中国成人血脂异常总体患病率高达 40.40%,较 2002 年(18.6%)呈大幅度上升。成人血清 TC 平均为 4.50mmol/L,高胆固醇血症的患病率 4.9%;血清 TG 平均为 1.38mmol/L,高 TG 血症的患病率 13.1%;HDL-C 平均为 1.19mmol/L,低 HDL-C 血症的患病率 33.9%。人群血清胆固醇水平的升高将导致 2010—2030 年期间我国心血管病事件约增加 920 万。2018

年发表的 CCDRFS 研究显示,26.3%的成人 LDL-C 水平≥3.4mmol/L,处于升高或异常状态;8.1%的成人 LDL-C 水平≥4.1mmol/L,2.0%的成人 LDL-C 水平≥4.9mmol/L;而 LDL-C 水平处于指南推荐的理想水平的成人比例仅为 39.3%;有 25.8%的成人 TG≥1.7mmol/L,20.4%的成人 HDL-C<1.0mmol/L。此外,研究显示我国儿童青少年高 TC 血症患病率也在明显升高,从 2000—2005 年的 2.2%上升至 2006—2011 年的 4.7%,预示未来我国成年人血脂异常患病及相关疾病的负担还会继续升高。

四、血脂异常的危险因素

1.不可干预的危险因素

(1)年龄和性别:有研究表明,血脂异常患病率随年龄增加而升高,且 TC、TG 和 LDL-C的升高均呈上升趋势。血脂水平随年龄变化的机制尚不十分清楚,可能与体内胆固醇的排泄逐渐受损,脂蛋白脂酶(水解三酰甘油的主要酶)活性下降,低密度脂蛋白受体(LDL-R)活性下调有关。男性血脂异常的患病率在 50 岁以前明显高于女性,而 50~55 岁之后,女性患病率明显高于男性。这可能与绝经后一些内源性的激素(如雌激素、孕激素和胰岛素)水平改变有关。有研究表明,雌激素不仅可促进血脂的降解和排泄,还可降低 TC 和 LDL-C 的水平,使体内 TC 重新分布。

(2)遗传因素:国外有研究证实,载脂蛋白 E(ApoE)、胆固醇酯转运蛋白、肝脂肪酶、载脂蛋白 B(ApoB)等的基因对血脂水平有较大的影响。国内研究结果显示,ApoE 基因多态性与脂质代谢异常有关,ApoE 基因由于碱基序列上的差异有了 E_2、E_3 和 E_4 三种亚型,其中 ApoE 的 E_4 亚型被认为是导致血脂增加的危险因素,ApoE 的 E_2 亚型被认为是保护因子。近年来有研究发现白细胞介素-6(IL-6)基因的多态性与高脂血症相关。研究结果认为,IL-6 启动子 634C/G 基因多态性与血脂水平具有密切相关性,G 等位基因携带者较易患高脂血症,并且 G 等位基因是 IL-6 导致 TC 水平明显升高和 HDL-C 水平明显降低的主要原因之一。有资料显示,引起家族性高胆固醇血症的基因突变类型有多种,目前已知的有 LDL-R 突变、ApoB 基因突变和分解 LDL-R 的前蛋白转化酶枯草溶菌素 9(PCSK9)基因的功能获得型突变,其中 LDL-R 基因的突变最为常见。

2.可干预的危险因素

(1)吸烟:烟草烟雾中的尼古丁和一氧化碳等可导致 TG 升高。尼古丁使体内游离脂肪酸增加,后者涌入肝,刺激肝大量合成 TG 和极低密度脂蛋白胆固醇(VLDL-C),同时还抑制肝微粒体的合成。吸烟可致 HDL-C 水平降低和促进血小板聚集,导致血管内皮祖细胞减少,不利于微血管新生和损伤的大血管修复。相关研究结果显示吸烟者的血脂平均水平及血脂异常检出率均高于不吸烟者,且血脂水平随每日吸烟量的增多和吸烟年限的增长而升高。另一项研究结果显示,吸烟组的 TG、氧化低密度脂蛋白(Ox-LDL)均高于非吸烟组,HDL-C、载脂蛋白 A_1(ApoA_1)低于非吸烟组,且吸烟量越多,年限越长,冠心病的相对危险度越高。

(2)饮酒:目前关于饮酒对血脂的影响研究尚无明确定论。由于长期饮酒或酗酒,乙醇刺激人体脂肪组织的脂解作用,使体内脂蛋白脂酶的活力降低,从而使 TG 的分解代谢速度减慢,肝脏合成的内源性三酸甘油酯增加,血液中低密度脂蛋白(LDL)的浓度增高,最终导致血脂异常的发生。一项内蒙古地区饮酒与男性初次急性心肌梗死的关系研究显示适量饮酒(15~30g/d)能使血浆中 HDL-C 的含量增加,LDL-C 的含量降低,从而降低心血管疾病风险,但过量饮酒可使血脂异常的患病率增加。国内研究结果显示,男性饮酒者 HDL-C、TC 和 TG 的异常风险升高,TC 异常与大量饮酒(>80g/d)有关,而 TG 异常对饮酒量的变化更加敏感。

(3)缺乏体力活动:长期坚持规律的有氧运动可导致机体的代谢增加,脂蛋白酶的活性升高,促进脂质的运转、分解和排泄,降低血清 TC、TG 及 LDL-C 含量,增加 HDL-C 的含量,使血脂异常患者的脂质代谢得到有效改善。国内有研究证明,有效的有氧运动可使血脂异常患者的血清 TC、TG、LDL-C、ApoB 水平降低,血清 HDL-C、ApoA$_1$ 水平升高。完全静坐行为与代谢综合征(MS)的患病风险是独立相关,并能增加患高血压、2 型糖尿病、血脂异常的风险。

(4)不合理的饮食与营养:由于受年龄、性别、生理特点、劳动强度等因素的影响,人们对饮食与营养的需求是不一样的。合理的膳食和均衡的营养,能维持机体的正常脂质代谢平衡,使得血浆中 HDL-C 水平升高,TC、TG 等水平下降。体内的脂质的两个来源途径是膳食中的脂类物质摄入和体内脂质的合成,这两种途径对体内血脂的水平有十分重要的作用。有资料显示,血脂异常的发生与严重程度与食物含脂量呈正相关。食物中的脂类物质越多,血脂就会越高,反之,低脂及降脂食物能使高血脂逆转康复。TC 的水平与绿色蔬菜和鱼类的摄入频率及摄入量及静息时的平均能量消耗成负相关关系,与肉类摄入成正相关关系。国内研究结果显示,膳食中的维生素 E、维生素 C、烟酸和硒与血脂异常呈负相关。上述结果提示在日常饮食中保证这些营养素的充足供应对血脂异常具有预防和治疗作用。

(5)超重和肥胖:目前认为肥胖是一种疾病,需要采取相关的干预措施。有研究证实,超重和肥胖均是血脂代谢异常的危险因素。有中心性肥胖的患者血脂异常患病率明显高于外周性肥胖者,表明腹部脂肪的堆积与血脂代谢异常存在密切的关系。上海市某社区老年人超重/肥胖与慢性病关系的调查结果显示,超重/肥胖组的高 TG 血症、高 LDL-C 血症明显高于正常体重组。一项多元线性回归分析显示,校正多种混杂因素后,TC、TG、LDL-C 水平随 BMI 水平的上升而升高,HDL-C 水平随 BMI 水平的上升而下降。高脂血症患病率随着 BMI 的升高而呈上升趋势。

(6)高血压、糖尿病、高尿酸血症:Framingham 研究表明,约80%的高血压患者同时存在其他心血管疾病危险因素,血脂异常是最常见的因素。高血压患者服用的利尿剂、β 受体阻滞剂等降压药物可能引起继发性血脂升高,而体内的高血脂可影响细胞膜的脂质结构,从而影响钙离子的转运,是高血压发病机制中的一部分。国内外有学者认为糖尿病患者的血脂水平与血糖水平有关。相关研究分析表明,糖尿病患者脂质代谢异常较健康者明显,在糖代谢紊乱的同时伴有脂代谢紊乱;糖尿病患者血糖浓度明显升高时,通过体内一系列代谢反应,使得血液中 TC、TG、LDL-C 含量增加。国内研究显示无论是男性还是女性,血脂异常与血糖水平和 BMI 均呈正相关。有研究显示高尿酸血症与高血压、高脂血症、糖尿病密切相关,其互为因果,相互促进。有研究证实中国人血尿酸(UA)升高与 MS 的发生有密切关系。

(7)睡眠呼吸障碍:阻塞性睡眠呼吸暂停低通气综合征(OSAHS)的临床表现有夜间睡眠打鼾伴呼吸暂停和白天嗜睡,由于呼吸暂停而引起反复发作的夜间低氧和高碳酸血症,使机体发生一系列病理生理学变化。有研究显示 OSAHS 与年龄、BMI 呈正相关,与高血压病、冠心病、血脂异常、2 型糖尿病等疾病有相关性。老年人 OSAHS 发病率可达40%左右,而 OSAHS 患者发生血脂异常的可能性比一般人群高,可能是血脂异常的独立危险因素。

(8)牙周疾病:牙周病是最常见的口腔疾病之一,常指发生在牙齿支持组织上的慢性感染性疾病,常以口腔中的革兰阴性致病微生物为始动因子。人类与动物实验证实,革兰阴性厌氧菌胞壁的脂多糖(LPS)可引发肿瘤坏死因子 α(TNF-α)和白细胞介素 1β(IL-1β)的产生,并通过其他细胞因子的介导,对脂肪代谢产生一定的影响,导致游离脂肪酸(FFA)、TG 与 LDL 的升高。有大量研究均已证明体内血脂水平与牙周炎之间有显著相关性,但两者之间的因果关系还有待进一步研究。

(9)心理健康状况:有研究表明,精神紧张和负性情绪与血液中 TC、TG 的含量均呈正相关。另外,中医也认为情志因素是引起血脂异常发生的一个主要因素。情志与体内多脏腑有关,尤其与肝脾关系密切,忧思过度伤脾,郁怒伤肝,均可使体内代谢失调而形成血脂异常。

综上所述,血脂异常的发生与多种危险因素密切相关,且不同的危险因素之间还存在相互影响,提示在防治血脂异常的健康教育过程中,应加大倡导良好生活方式的力度,严格将血压、血糖、血尿酸水平控制在正常范围内,积极治疗睡眠呼吸障碍和牙周疾病,降低血脂异常的患病风险,延缓血脂异常的发展,减少动脉粥样硬化性心血管疾病的发生。

五、临床表现

1.血脂异常可见于不同年龄、性别的人群,明显血脂异常患者常有家族史。血脂水平随年龄增长而升高,中青年女性血脂水平低于男性,但绝经后显著升高。

(1)黄色瘤:一种异常的局限性皮肤隆起,由脂质在真皮内沉积所引起,颜色为黄色、橘黄色或棕红色,多呈结节、斑块或丘疹形状,质地柔软。最常见于眼睑周围。

(2)角膜环:角膜外缘呈灰白色或白色,有角膜脂质沉积所致,常发生于 40 岁以下血脂异常的患者。

(3)动脉粥样硬化:脂质在血管内皮沉积所引起的动脉粥样硬化,产生心脑血管病和周围血管病等。

(4)胰腺炎:严重的高 TG 血症(>10mmol/L)可引起急性胰腺炎。

(5)关节炎:严重的高 CH 血症可出现游走性多关节炎。

由于血脂异常时黄色瘤的发生率并不十分高,动脉粥样硬化的发生和发展则需要相当长的时间,所以多数血脂异常患者并无任何症状和异常体征发现。而患者的血脂异常则常常是在进行血液生化检验时被发现的。

2.实验室检查　基本检测项目为 TC、TG、LDL-C 和 HDL-C，ApoA、ApoB、LP（a）等。检查前应空腹（禁食 12~14 小时），最后一餐忌食高脂食物和禁酒。

六、诊断

详细询问病史，包括饮食和生活习惯，引起继发性血脂异常的相关病史，引起血脂异常的用药史及家族史。体格检查需注意有无黄色瘤、角膜环等。血脂异常的诊断采用《中国成人血脂异常防治指南（2016 年修订版）》，见表 10-6。

表 10-6　中国 ASCVD 一级预防人群血脂合适水平和异常分层标准 [mmol/L(mg/dL)]

分层	TC	LDL-C	HDL-C	非 HDL-C	TG
理想水平		<2.6(100)		<3.4(130)	
合适水平	<5.2(200)	<3.4(130)		<4.1(160)	<1.7(150)
边缘升高	≥5.2(200)且<6.2(240)	≥3.4(130)且<4.1(160)		≥4.1(160)且<4.9(190)	≥1.7(150)且<2.3(200)
升高	≥6.2(240)	≥4.1(160)		≥4.9(190)	≥2.3(200)
降低			<1.0(40)		

七、血脂异常的筛查

早期检出血脂异常个体，监测其血脂水平变化，是有效实施 ASCVD 防治措施的重要基础。我国绝大部分医疗机构均具有血脂检测条件，血脂异常患者检出和监测工作，主要通过对医疗机构就诊人群进行常规血脂检测来开展。这些人群既包括已经患有 ASCVD 的人群，也包括尚未患有 ASCVD 的人群。健康体检也是检出血脂异常患者的重要途径。为了及时发现血脂异常，建议 20~40 岁成年人至少每 5 年测量 1 次血脂（包括 TC、LDL-C、HDL-C 和 TG）；建议 40 岁以上男性和绝经期后女性每年检测血脂；ASCVD 患者及其高危人群，应每 3~6 个月测定 1 次血脂。因 ASCVD 住院患者，应在入院时或入院 24 小时内检测血脂。

血脂检查的重点对象：①有 ASCVD 病史者；②存在多项 ASCVD 危险因素（如高血压、糖尿病、肥胖、吸烟）的人群；③有早发性心血管病家族史者（指男性一级直系亲属在 55 岁前或女性一级直系亲属在 65 岁前患缺血性心血管病），或有家族性高脂血症患者；④皮肤或肌腱黄色瘤及跟腱增厚者。血脂检测结果受多种因素影响，建议按临床血脂测定建议的要求开展血脂检测工作。

八、血脂异常治疗

1.治疗原则　血脂异常治疗的核心是防控 ASCVD，降低心肌梗死、缺血性卒中或冠心病死亡等风险。

（1）根据 ASCVD 危险程度决定干预策略。推荐对以下人群进行干预：①已诊断 ASCVD 的极高危人群；②符合以下条件之一的高危人群，包括 LDL-C ≥4.9mmol/L 或 1.8mmol/L≤LDL-C<4.9mmol/L 且年龄≥40 岁的糖尿病患者。

根据 LDL-C 水平或 TC 水平、有无高血压及其他 ASCVD 危险因素进行未来 10 年

ASCVD 总体发病危险评估,ASCVD 10 年发病危险为中危且年龄<55 岁的人群,进行 AS-CVD 余生危险评估,对高危个体进行早期干预。ASCVD 余生危险高危者占以下危险因素两项以上:①收缩压≥160mmHg 或舒张压≥100mmHg;②非 HDL-C≥5.2mmol/L;③HDL-C<1.0mol/L;④BMI≥28kg/m²;⑤吸烟。

(2)首要干预靶点 LDL-C。胆固醇水平与冠心病的关系已有大量人群流行病学研究证据,动物实验反复证实胆固醇(特别是 LDL-C)升高能促发动脉粥样硬化的形成。近半个世纪以来,临床试验结果证实,无论是通过何种方式降低胆固醇,均能使包括冠心病在内的 ASCVD 风险显著下降。这些系列研究结果使 LDL-C 与 ASCVD 的因果关系形成了一条完整的证据链,也满足了 LDL-C 作为首要干预靶点的三要素。最新的基因流行病学资料表明,人群胆固醇代谢基因突变导致 LDL-C 低下与冠心病危险降低呈显著的量效关系,而且比他汀治疗所产生的同等幅度 LDL-C 下降更能有效降低冠心病风险(表10-7)。因此,降低 LDL-C 水平是防控 ASCVD 的首要干预靶点。

表 10-7　不同 ASCVD 危险人群降 LDL-C/非 HDL-C 治疗达标值

危险等级	LDL-C(mmol/L)	非 HDL-C(mmol/L)
低中危	<3.4	<4.1
高危	<2.6	<3.4
极高危	<1.8	<2.6

对于 LDL-C 基线值较高,不能达目标值者,LDL-C 至少降低 50%。需要进行调脂治疗的个体 LDL-C 基线在目标值以内者,LDL-C 仍应降低 30%左右。为了调脂达标,临床首选他汀类调脂药物,宜起始应用低、中强度他汀,根据患者调脂疗效和耐受情况,适当调整剂量,或与其他调脂药物联用。

(3)次要靶点 TG。近期大规模人群研究发现,TG 水平与 AS 发生明显相关。例如,研究发现 TG 每增加 1mmol/L,男女心血管疾病发病率分别增加 32% 和 76%。一项纳入 29 项研究包含 262 525 例患者的荟萃分析发现,高甘油三酯血症(HTG)可使心血管疾病风险增高 72%,校正 HDL-C 等其他相关因素后,此关联仍存在。最近一项大型的荟萃分析(纳入 61 项研究包含 330 566 例患者)显示,TG 每增加 1mmol/L,ASCVD 的患病风险增加 22%。因此,进一步提高对 HTG 增加 ASCVD 发病风险的认识,规范 AS 患者HTG 的管理与干预非常必要。除了对 LDL-C 进行积极干预外,当血 TG≥1.7mmol/L 时,首先是应用非药物干预措施。若 TG 水平仅轻、中度升高 2.3~5.6mmol/L,可考虑他汀联用贝特类或鱼油制剂。对于严重高 TG 血症患者,即空腹 TG≥5.6mmol/L,首先使用贝特类、鱼油制剂或烟酸。

2.生活方式调整　血脂异常与饮食和生活方式有密切关系,饮食治疗和改善生活方式是血脂异常治疗的基础措施。无论是否选择药物调脂治疗,都必须坚持控制饮食和改善生活方式(表 10-8)。

表 10-8　生活方式改变基本要素

要素	建议
碳水化合物	占总能量的 50%~65%,谷类、薯类为主
限制使 LDL-C 升高的膳食成分	
饱和脂肪酸	<总能量的 7%
膳食胆固醇	< 300mg/d
增加降低 LDL-C 的膳食成分	
植物固醇	2~3g/d
水溶性膳食纤维	10~25g/d
总能量	调节到能够保持理想体重或减轻体重
身体活动	保持中等强度锻炼,每天至少消耗 200kcal 热量

(1)控制饮食:饮食对血脂谱的影响可能部分取决于基因和血脂表型。总的来说,减少饮食中饱和脂肪酸的摄入,有利于调整各种血浆脂蛋白中胆固醇的含量(包括 LDL-C、HDL-C)。用碳水化合物代替饮食中的饱和脂肪酸可能使三酰甘油增高,HDL-C 和 LDL-C 降低。用单不饱和脂肪酸或多不饱和脂肪替代饱和脂肪酸对 HDL-C 的作用较不明显。ω-3 脂肪酸(鱼油)可降低三酰甘油,但临床试验表明,该药仅轻度增高 HDL-C 水平,对 LDL-C 的作用较。某些蛋白质(如豆类)对 HDL-C 具有特殊的作用。OMNF Heart 研究发现,用蛋白质代替碳水化合物可轻度增高 HDL-C 和降低三酰甘油。少至中量饮酒(每天 1~2 杯或 15~30g)对血糖、胰岛素敏感性或 HDL-C 和三酰甘油酶有急性作用,可降低心血管疾病风险。但在某些易感人群,乙醇将引起高血糖和高三酰甘油血症,尤其在过度饮酒时。理论上,应根据每个患者的基础血脂异常情况、个体反应性、患者的偏好制定合理的饮食方案。对 LDL-C 增高的患者,推荐限制饱和脂肪酸(占总热量<7%),胆固醇摄入<200mg/d,多不饱和脂肪酸摄入占总热量 10%,单不饱和脂肪酸摄入占总热量 20%,蛋白质摄入占总热量 20%。对重度高三酰甘油血症患者,则应启动无脂肪饮食,直至血浆三酰甘油<11.3mmol/L,然后进行维持饮食,使脂肪摄入量占总热量的 10% 以下。

(2)增加运动:建议每周 5~7 天、每次 30 分钟中等强度代谢运动。对于 ASCVD 患者应先进行运动负荷试验,充分评估其安全性后,再进行身体活动。保持合适的体重指数(BMI 20~23.9kg/m^2)。

(3)其他:完全戒烟和有效避免吸入二手烟,有利于预防 ASCVD,并升高 HDL-C 水平。可以选择戒烟门诊、戒烟热线咨询及药物来协助戒烟。限制饮酒,中等量饮酒(男性每天 20~30g 乙醇,女性每天 10~20g 乙醇)能升高 HDL-C 水平。但即使少量饮酒也可使高 TG 血症患者 TG 水平进一步升高。

3.药物治疗

(1)他汀类:他汀类亦称 3-羟基 3-甲基戊二酰辅酶(HMG-CoA)还原酶抑制剂,能够抑制胆固醇合成限速酶 HMG-CoA 还原酶,减少胆固醇合成,继而上调细胞表面 LDL 受体,加速血清 LDL 分解代谢。此外,还可抑制 VLDL 合成。因此他汀类能显著降低血清

TC、LDL-C 和 ApoB 水平,也能降低血清 TG 水平和轻度升高 HDL-C 水平。他汀类药物问世在人类 ASCVD 防治史上具有里程碑式的意义。4S 临床试验首次证实他汀类可降低冠心病病死率和患者的总病死率,此后多个研究均证实他汀类药物在心血管放慢的获益。胆固醇治疗研究者协作组(CTT)分析结果表明,在心血管危险分层不同的人群中,他汀治疗后,LDL-C 每降低 1mmol/L,主要心血管事件相对危险减少 20%,全因病死率降低 10%,而非心血管原因引起的死亡未见增加。现有研究反复证明,他汀降低 ASCVD 事件的临床获益大小与其降低 LDL-C 幅度呈线性正相关,他汀治疗产生的临床获益来自 LDL-C 降低效应。他汀类药物适用于高胆固醇血症、混合性高脂血症和 ASCVD 患者。目前国内临床上有洛伐他汀、辛伐他汀、普伐他汀、氟伐他汀、阿托伐他汀、瑞舒伐他汀和匹伐他汀。不同种类与剂量的他汀降胆固醇幅度有较大差别,但任何一种他汀剂量倍增时,LDL-C 进一步降低幅度仅约 6%,即所谓"他汀疗效 6% 效应"(表 10-9)。他汀类可使 TG 水平降低 7%~30%,HDL-C 水平升高 5%~15%。他汀可在任何时间段每天服用 1 次,但在晚上服用时 LDL-C 降低幅度可稍有增多。如果应用他汀类后发生不良反应,可采用换用另一种他汀、减少剂量、隔日服用或换用非他汀类调脂药等方法处理。

表 10-9　他汀类药物降胆固醇强度

高强度	中等强度
每日剂量可降低 LDL-C ≥ 50%	每日剂量可降低 LDL-C 25%~50%
阿托伐他汀 40~80mg *	阿托伐他汀 10~20mg
瑞舒伐他汀 20mg	瑞舒伐他汀 5~10mg
	氟伐他汀 80mg
	洛伐他汀 40mg
	匹伐他汀 2~4mg
	普伐他汀 40mg
	辛伐他汀 20~40mg
	血脂康 1.2g

注　* 阿托伐他汀 80mg 国人经验不足,须谨慎使用。

(2)贝特类:贝特类通过激活过氧化物酶体增生物激活受体 α(peroxisome proliferator activated receptor-α,PPARα)和激活脂蛋白脂酶(lipoprotein lipase,LPL)而降低血清 TG 水平和升高 HDL-C 水平。常用的贝特类药物:非诺贝特片每次 0.1g,3 次/天;微粒化非诺贝特每次 0.2g,1 次/天;吉非贝齐每次 0.6g,2 次/天;苯扎贝特每次 0.2g,3 次/天。常见不良反应与他汀类药物类似,包括肝、肌肉和肾毒性等,血清肌酸激酶和 ALT 水平升高的发生率均<1%。临床试验结果荟萃分析提示贝特类药物能使高 TG 伴低 HDL-C 人群心血管事件危险降低 10% 左右,以降低非致死性心肌梗死和冠状动脉血运重建术为主,对心血管死亡、致死性心肌梗死或卒中无明显影响。

(3)胆固醇吸收抑制剂:依折麦布能有效抑制肠道内胆固醇的吸收。IMPROVEIT 研究表明 ACS 患者在辛伐他汀基础上加用依折麦布能够进一步降低心血管事件。依折麦布推荐剂量为 10mg/d。依折麦布的安全性和耐受性良好,其不良反应轻微且多为一过性,主要表现为头痛和消化道症状,与他汀联用也可发生转氨酶增高和肌痛等不良反应,禁用于妊娠期和哺乳期。

(4)普罗布考:普罗布考通过掺入 LDL 颗粒核心中,影响脂蛋白代谢,使 LDL 易通过非受体途径被清除。普罗布考常用剂量为每次 0.5g,2 次/天。主要适用于高胆固醇血症,尤其是 HoFH 及黄色瘤患者,有减轻皮肤黄色瘤的作用。常见不良反应为胃肠道反应;也可引起头晕、头痛、失眠、皮疹等;极为少见的严重不良反应为 QT 间期延长,室性心律失常、QT 间期延长、血钾过低者禁用。

(5)胆酸螯合剂:胆酸螯合剂为碱性阴离子交换树脂,可阻断肠道内胆汁酸中胆固醇的重吸收。临床用法:考来烯胺每次 5g,3 次/天;考来替泊每次 5g,3 次/天;考来维仑每次 1.875g,2 次/天。与他汀类联用,可明显提高调脂疗效。常见不良反应有胃肠道不适、便秘和影响某些药物的吸收。此类药物的绝对禁忌证为异常 β 脂蛋白血症和血清 TG>4.5mmol/L(400mg/dL)。

(6)烟酸类:烟酸也称作维生素 B_3,是人体必需维生素。大剂量时具有降低 TC、LDL-C 和 TG,以及升高 HDL-C 的作用。调脂作用与抑制脂肪组织中激素敏感脂酶活性、减少游离脂肪酸进入肝脏和降低 VLDL 分泌有关。烟酸有普通和缓释 2 种剂型,以缓释剂型更为常用。缓释片常用量为每次 1~2g,1 次/天。建议从小剂量(0.375~0.5g/d)开始,睡前服用;4 周后逐渐加量至最大常用剂量。最常见的不良反应是颜面潮红,其他有肝脏损害、高尿酸血症、高血糖、棘皮症和消化道不适等,慢性活动性肝病、活动性消化性溃疡和严重痛风者禁用。早期临床试验结果荟萃分析发现,烟酸无论是单用还是与其他调脂药物合用均可改善心血管预后,心血管事件减少 34%,冠状动脉事件减少 25%。由于在他汀基础上联合烟酸的临床研究提示与单用他汀相比无心血管保护作用,欧美多国已将烟酸类药物淡出调脂药物市场。

(7)高纯度鱼油制剂:鱼油主要成分为 n-3 脂肪酸即 ω-3 脂肪酸。常用剂量为每次 0.5~1.0g,3 次/天,主要用于治疗高 TG 血症。不良反应少见,发生率 2%~3%,包括消化道症状,少数病例出现转氨酶或肌酸激酶轻度升高,偶见出血倾向。

(8)前蛋白转化酶枯草溶菌素 9/kexin9 型(PCSK9)抑制剂:PCSK9 是肝合成的分泌型丝氨酸蛋白酶,可与 LDL 受体结合并使其降解,从而减少 LDL 受体对血清 LDL-C 的清除。通过抑制 PCSK9,可阻止 LDL 受体降解,促进 LDL-C 的清除。PCSK9 抑制剂以 PCSK9 单克隆抗体发展最为迅速,其中 alirocumab、evolocumab 和 bococizumab 研究较多。研究结果显示 PCSK9 抑制剂无论单独应用或与他汀类药物联合应用均明显降低血清 LDL-C 水平,同时可改善其他血脂指标,包括 HDL-C、LP(a)等。欧盟医管局和美国 FDA 已批准 evolocumab 与 alirocumab 两种注射型 PCSK9 抑制剂上市。初步临床研究结果表明,该药可使 LDL-C 降低 40%~70%,并可减少心血管事件。至今尚无严重或危及生命的不良反应报道。中国也已批准上市。

(9)新型调脂药物:载脂蛋白 B_{100} 合成抑制剂米泊美生是第 2 代反义寡核苷酸,2013 年美国 FDA 批准可单独或与其他调脂药联合用于治疗 HoFH。作用机制是针对 ApoB 信使核糖核酸(messenger ribonucleic acid,mRNA)转录的反义寡核苷酸,减少 VLDL 的生成和分泌,降低 LDL-C 水平,可使 LDL-C 降低 25%。该药最常见的不良反应为注射部位反应,包括局部红疹、肿胀、瘙痒、疼痛,绝大多数不良反应属于轻中度。洛美他派于2012年由美国 FDA 批准上市,主要用于治疗 HoFH。可使 LDL-C 降低约 40%。该药不良反应发生率较高,主要表现为转氨酶升高或脂肪肝。

(10)调脂药物联合应用可能是血脂异常干预措施的趋势,优势在于提高血脂控制达标率,同时降低不良反应发生率。由于他汀类药物作用肯定、不良反应少、可降低总病死率,联合调脂方案多由他汀类与另一种作用机制不同的调脂药组成。针对调脂药物的不同作用机制,有不同的药物联合应用方案。①他汀与依折麦布分别影响胆固醇的合成和吸收,可产生良好协同作用的调脂效果。对于中等强度他汀治疗胆固醇水平不达标或不耐受者,可考虑中／低强度他汀与依折麦布联合治疗;②他汀与贝特联合应用能更有效降低 LDL-C 和 TG 水平及升高 HDL-C 水平,降低 sLDL-C。既往研究提示,他汀与非诺贝特联用可使高 TG 伴低 HDL-C 水平患者心血管获益。非诺贝特适用于严重高 TG 血症伴或不伴低 HDL-C 水平的混合型高脂血症患者,尤其是糖尿病和代谢综合征时伴有的血脂异常,高危心血管疾病患者他汀类治疗后仍存在 TG 或 HDL-C 水平控制不佳者。由于他汀类和贝特类药物代谢途径相似,均有潜在损伤肝功能的可能,并有发生肌炎和肌病的危险,合用时发生不良反应的机会增多,因此,他汀类和贝特类药物联合用药的安全性应高度重视。

4.其他措施

(1)脂蛋白血浆置换:脂蛋白血浆置换是 FH(尤其是 HoFH)患者重要的辅助治疗措施,可使 LDL-C 水平降低 55%～70%。长期治疗可使皮肤黄色瘤消退。最佳的治疗频率是每周 1 次,但现多采用每 2 周进行 1 次。妊娠期间脂蛋白血浆置换可以持续进行。该治疗措施价格昂贵,耗时及存在感染风险,不良反应包括低血压、腹痛、恶心、低钙血症、缺铁性贫血和过敏反应,但随着科技与材料的发展,相关不良反应发生率已降低。

(2)肝移植和其他手术治疗:肝移植可使 LDL-C 水平明显改善,但有多种弊端,包括移植术后并发症多和病死率高、供体缺乏、终身服用免疫抑制剂等,因此,临床上极少应用。仅推荐极严重纯合子 FH 患者在缺乏更有效的治疗时采用。

九、监测随访

调脂治疗一般是长期、终身的。

1.非药物治疗者,开始 3～6 个月后应复查血脂,如达标则继续非药物治疗,但仍需 6～12 个月复查 1 次。

2.首次服用调脂药物者,应于用药 6 周内复查血脂、转氨酶和肌酸激酶;如血脂已达标且无不良反应,逐步减为每 6～12 个月复查 1 次;如血脂未达标且无不良反应,每 3 个月复查 1 次。

3.治疗 3～6 个月血脂仍未达标,应调整药物剂量及种类,或联合应用不同机制的药物,每次调整均需在 6 周内复查血脂、转氨酶和肌酸激酶。

第二节 糖尿病血脂异常及其防治

糖尿病是危害人健康的主要疾病之一,是 ASCVD 的独立危险因素。糖尿病(尤其是 T2DM)患者血脂异常的发生率明显高于非糖尿病患者,是 T2DM 患者心血管并发症发生率增加的重要危险因素。英国前瞻性糖尿病研究(UKPDS)的结果显示,血脂异常是 T2DM 患者发生致死性和非致死性心肌梗死的首要危险因素。2 型糖尿病(T2DM)患者合并血脂异常,可进一步增加大血管和微血管并发症的风险。因此,对糖尿病患者除控制血糖外,严格的血脂管理已成为心血管整体防治的重要部分。

一、糖尿病和血脂异常的流行病学

《国际糖尿病联盟资料报告》指出,2014 年全世界约有 3.87 亿糖尿病患者(2 型糖尿病占 85%~95%),预期至 2035 年,糖尿病患者的人数增加 55%(达 6 亿)。根据《中国心血管疾病报告 2017》,我国成人糖尿病标化患病率为 10.9%;男性高于女性;在老年人、城市居民、经济发达地区、超重和肥胖者中,糖尿病患病率较高(主要为 2 型糖尿病);糖尿病前期检出率为 35.7%。近 5 年来,我国人群的平均总胆固醇增高 23.9%(0.91mmol/L),三酰甘油水平增高 42.7%(0.47mmol/L)。高胆固醇血症发生率东部地区(4.2%)高于中部(2.4%)和西部地区(3.1%)。尽管许多因素参与糖尿病患者动脉粥样硬化性心血管疾病的形成,但血脂异常是最常见、关键且可干预的因素。在糖尿病患者中,任何血清胆固醇水平时冠状动脉粥样硬化性心脏病(冠心病)的风险均增高,其与高三酰甘油的相关性较一般人群更加密切。即使在血糖控制后,血脂异常仍可持续存在。流行病学研究发现,糖尿病患者血清总胆固醇或低密度脂蛋白胆固醇(LDL-C)增高的发生率与非糖尿病患者无差异,但三酰甘油增高的发生率则明显高于非糖尿病者。高密度脂蛋白胆固醇(HDL-C)降低的发生率几乎为非糖尿病者的 2 倍。我国 30%~40% 糖尿病患者合并高脂血症。糖尿病患者的糖化血红蛋白与血清总胆固醇、三酰甘油、LDL-C 水平及 LDL-C/HDL-C 比值呈正相关,与 HDL-C 呈负相关。糖尿病患者的全因病死率显著高于非糖尿病者;糖尿病可增加缺血性心脏病和脑卒中风险;糖尿病患者的心血管死亡风险为非糖尿病者的 3 倍。据统计,75% 以上的糖尿病患者死于心脑血管疾病。无冠心病的糖尿病患者的病死率与心肌梗死但无糖尿病患者的病死率相似,因此,糖尿病被认为是冠心病的等危症。正确处理糖尿病血脂异常、减少动脉粥样硬化性心血管疾病,应该成为糖尿病患者降低病死率和并发症、改善生活质量、减轻经济负担的重要任务。

CCMR-3B 研究对全国 104 家医院的 25 817 例中国 T2DM 门诊患者进行了调查,结果发现 42% 的 T2DM 患者合并血脂异常,其中仅有 55% 的患者接受了调脂治疗。此外,该研究中 TC<4.5mmol/L、TG<1.5mmol/L、LDL-C<2.6mmol/L 和 HDL-C>1.04mmol/L 的患者比例分别为 36.1%、46.6%、42.9% 和 71.9%,四项指标均达标的患者比例仅为 12%。CCMR-3B 研究真实地反映了当前我国 T2DM 患者血脂异常患病及控制情况,并提示临床上应加强对 T2DM 患者的血脂管理。

二、糖尿病患者血脂代谢异常的特点

糖尿病患者合并血脂代谢异常的血脂谱：①空腹和餐后 TG 水平升高，即使在空腹血糖和 TG 水平控制正常后往往还存在餐后高 TG 血症；②HDL-C 水平降低；③血清总胆固醇（TC）水平和 LDL-C 正常或轻度升高，且 LDL-C 发生质变，小而致密的 LDL-C 水平升高；④富含 TG 脂蛋白的载脂蛋白（Apo）B_{100} 和 $ApoB_{48}$ 水平升高，$ApoC_{III}$ 水平升高，$ApoC_{II}/ApoC_{III}$ 及 $ApoC_{III}/ApoE$ 的比值升高。

三、糖尿病血脂异常的病理生理

胰岛素抵抗在糖尿病血脂异常发生中具有十分关键的作用。糖尿病患者的脂蛋白质量（结构和功能）也发生异常变化，使其致动脉粥样硬化的作用增强。

肝脏中内源性 TG 的合成由底物供给（游离脂肪酸的可用性）、能量平衡（肝糖原的储存水平）和激素状态（胰岛素与胰高血糖素之间的平衡）所调节。上述情况可促进脂肪组织中的游离脂肪酸向肝流入，并刺激 VLDL 的合成和分泌。因此，肥胖、单糖和饱和脂肪摄入过多、缺乏运动、饮酒和胰岛素抵抗者常伴有 HTG。当 TG 升高时，胆固醇酯转移蛋白活性增加，导致 VLDL 中更多的 TG 转移至 HDL 和 LDL 中，使 HDL 及 LDL 中的 TG 含量增加，胆固醇含量减少；而肝脂酶和 LPL 会进一步水解 HDL 和 LDL 中的 TG，形成密度较正常高、体积较正常小的 HDL 和 LDL 颗粒。小而致密的 HDL 因为体积小，容易从肾排出，造成 HDL-C 的下降；小而致密的 LDL（sdLDL）不易被肝代谢，在血管中停留的时间更长，更加容易沉积在血管壁，促进动脉粥样硬化性病变。在糖尿病或糖尿病前期的患者中，胰岛素抵抗导致脂肪分解增加，游离脂肪酸释放增加，使肝产生的 TG 和 VLDL 颗粒增多，发生 HTG。这是糖尿病患者因血脂异常导致动脉粥样硬化性病变的病理生理机制之一。

脂蛋白功能异常　糖尿病时，脂蛋白可发生糖化，如糖化 ApoB 可增加 1 倍。糖化 LDL 更易氧化，抑制受体介导的分解代谢，致动脉粥样硬化作用更强。糖尿病使 HDL 功能异常，表现为阻止 LDL-C 致动脉粥样硬化结构改变的能力下降；抗氧化和抗感染作用降低；对抗氧化 LDL-C 抑制内皮依赖性血管松弛作用减弱。最近我们的研究显示，HDL 糖化进一步增加其分解代谢，降低心血管保护作用（包括将动脉壁的胆固醇移出、抗感染、抗氧化及抗血栓形成），促进动脉粥样硬化进程。

四、糖尿病血脂异常的干预时机

由于血脂异常通常没有明显症状，往往通过体检或发生了心脑血管事件后才得以发现，因而及早发现糖尿病患者合并血脂异常，并给予早期干预，可防治动脉粥样硬化、减少心脑血管事件、降低病死率。为了及早发现糖尿病患者的血脂异常，在确诊糖尿病的同时均应检测患者的空腹血脂谱（包括 TG、TC、HDL-C 和 LDL-C），根据基线血脂水平以制订相应的监测策略。

1.对于血脂位于正常范围内的患者，如果无其他心血管风险，在糖尿病治疗过程中每年至少要进行 1 次血脂谱的检测；如果伴有多重心血管风险因素（男性≥40 岁或绝经期后女性、吸烟、肥胖和早发缺血性心血管病家族史等），则在诊断糖尿病后每 3 个月监测

血脂谱 1 次。

2.对于合并血脂谱异常的糖尿病患者,则在起始生活方式干预和药物治疗,以及药物剂量调整期间每 4~12 周监测 1 次血脂谱,此后则建议每 3~12 个月监测 1 次血脂谱。

五、糖尿病血脂异常指标干预的目标值

全面评估 ASCVD 危险度是糖尿病患者进行血脂管理的前提。在确诊糖尿病后,应对患者的血脂水平、所具有的心血管危险因素及临床疾患等进行综合评估,并根据评估结果制定相应的血脂管理目标和治疗措施。与 2016 年指南相比较,2019 年最新的欧洲指南同样坚持靶目标明确的治疗策略,同时设定了更严格的目标值,强化了降脂力度;2019 最新的美国 ADA 指南仍然以危险分层为依据应用不同他汀强度的治疗模式。虽然治疗策略不同,但核心思想均是以 LDL-C 为首要干预目标,并且对高危、极高危患者将 LDL-C 降低至少 50%。UKPDS 研究结果显示 LDL-C 是糖尿病患者发生冠心病和心肌梗死的首要预测因素,LDL-C 每上升 1mmol/L,冠脉事件发生率增加 57%。

2017 年《中国 2 型糖尿病合并血脂异常防治专家共识》提出应该根据患者的 ASCVD 风险分层进行血脂管理,(表 10-10)。

表 10-10　ASCVD 风险分层

心血管风险程度	临床疾患和(或)危险因素	主要目标 LDL-C(mmol/L)	次要目标 非 HDL-C(mmol/L)	其他目标 TG（mmol/L）
高危	糖尿病合并血脂异常	<2.6	<3.4	<1.7
极高危	糖尿病合并血脂异常,并具有以下一种情况:	<1.8	<2.6	
	≥1 项其他危险因素[a]			
	ASCVD			

注:ASCVD:动脉粥样硬化性心血管疾病;LDL-C:低密度脂蛋白胆固醇;非 HDL-C:非高密度脂蛋白胆固醇;TG:三酰甘油。

a 危险因素:年龄(男性≥40 岁或绝经期后女性)、吸烟、高血压、慢性肾病(CKD)或微量白蛋白尿、HDL-C<1.04mmol/L、体重指数≥28kg/m²、早发缺血性心血管病家族史。

六、糖尿病血脂异常的处理

糖尿病患者血脂异常的处理方法包括早期评估(特别是明确引起血脂异常的继发原因),生活方式干预,控制血糖至接近正常水平,调脂治疗。

1.生活方式干预　限制热量和减轻体重对超重的糖尿病患者具有明确的价值。生活方式干预不仅有助于降低胆固醇水平,还可对血压、血糖及整体心血管健康状况产生有益的影响,因此是糖尿病患者血脂管理的基础。一些轻度血脂异常的 T2DM 患者,经有效生活方式干预可将其血脂参数控制在理想范围。但经过积极生活方式干预仍不能改善血脂参数的患者,则需加用调脂药物治疗,而积极的生活方式干预有助于减少用药剂量。

增加体力活动有助于减轻体重,改善血糖控制和胰岛素敏感性(独立于体重减轻),

提高 HDL-C 水平(特别是基础 HDL-C>1.55mmol/L 者)。HDL-C 升高的幅度取决于基因(特别是 CETP 和内皮酯酶多态性)。糖尿病患者有氧运动或阻力训练均有助于血糖控制,两者联合应用则疗效更好。对更年期后女性糖尿病患者的研究发现,饮食控制结合运动可使体重中等程度减轻,减少腹部和内脏脂肪量,有效控制血糖。

2.降糖治疗 在糖尿病患者,血糖控制可降低循环中 VLDL,从而降低胆固醇和三酰甘油水平;通过减轻糖化、上调低密度脂蛋白受体而增加 LDL-C 分解代谢。因此,强化降糖治疗的心血管获益也很可能与其对脂蛋白代谢的作用(而非仅降低血糖)有关。胰岛素治疗可增高 HDL-C 和降低血循环三酰甘油水平,特别是血糖控制不佳的患者。二甲双胍可降低血清三酰甘油,改善胰岛素抵抗。胰岛素增敏剂吡格列酮具有贝特类作用,可降低肝 $ApoC_{III}$ 产生和增高脂蛋白脂酶活性,导致血循环中 VLDL 更迅速地被清除。过氧化物酶体增生物激活受体(PPAR)7 增强剂通过直接血管作用和降低巨噬细胞介导炎症反应,而降低动脉粥样硬化。钠-葡萄糖共转运蛋白 2(SGLT2)抑制剂(恩格列净、卡格列净)治疗后三酰甘油降低,LDL-C 和 HDL-C 轻微增高,主要心血管不良事件和心力衰竭住院率降低。但中度肾功能减退者应减量使用,不建议用于重度肾功能减退者。胰高糖素样肽-1(GLP-1)受体激动剂(艾塞那肽、利拉鲁肽、利司那肽、贝那鲁肽)减轻糖尿病患者体重,降低肝 VLDL 的产生和新的脂质形成,降低心血管事件。二肽基肽酶Ⅳ(DDP4)抑制剂(西格列汀、沙格列汀、维格列汀)可抑制肝胆固醇合成。研究证明,不管是否应用他汀类药物,DPP4 抑制剂治疗(9.5mg/d,12 周)均可使 LDL-C 降低。对于 2 型糖尿病伴心血管疾病高风险患者,沙格列汀可能增加心力衰竭住院风险。肾功能不全者应用西格列汀、沙格列汀和维格列汀时应注意调整剂量。

3.调脂药物

(1)他汀类药物:许多糖尿病患者即使在血糖控制后,仍持续存在血脂异常,这些患者常需要强化降脂治疗。他汀类药物是糖尿病血脂异常药物治疗的主流。荟萃分析发现,他汀类药物治疗后不良心血管事件发生率降低与血清胆固醇水平绝对下降呈正相关。中国患者对于高强度他汀类药物治疗的耐受性也较差,发生肝毒性、肌肉毒性的风险明显高于欧美患者。基于疗效、耐受性及治疗费用的考虑,中等强度他汀类药物治疗适合于我国多数糖尿病合并血脂异常患者,推荐临床选择效价比高的中等强度他汀,如辛伐他汀 20~40mg、匹伐他汀 2~4mg、阿托伐他汀 10~20mg 等。

(2)贝特类药物:如果患者 TG>5.6mmol/L 时,可在生活方式干预的基础上首选降 TG 药物治疗(如贝特类,或高纯度鱼油),以减少发生急性胰腺炎的风险。经过中等强度的他汀类药物治疗后非 HDL-C 仍不达标者,特别是 TG≥2.3mmol/L,可在他汀类药物治疗基础上加用贝特类药物。

(3)其他药物:依折麦布、ω-3 脂肪酸、PCSK9 抑制剂、烟酸、高纯度鱼油都可以选用。

七、需注意的问题

在糖尿病血脂异常的管理中,还有一些问题值得关注。原则上讲,调脂的模式和目标需个体化。

1.他汀类药物剂量　亚洲人群对他汀类药物的降脂反应性较西方人群更敏感,选择大剂量他汀药物治疗需十分谨慎。HPS2-THRIVE 研究显示,相同剂量的他汀类药物治疗,亚洲人群 LDL-C 降低幅度较欧美人群更大,提示亚洲人群在服用他汀类药物后,血药浓度可能更高。此外,使用同等剂量他汀类药物,中国患者的不良反应率(肌病和转氨酶增高)为欧美人群的 10 倍。亚洲人群的基础 LDL-C 水平较欧美人群低。因此,2016 年《中国成人血脂异常防治指南》建议,起始宜用中等强度他汀,根据个体降脂疗效和耐受情况,适当调整剂量。他汀类药物本身可引起肝功能受损,主要表现为转氨酶升高,发生率 0.5%~3.0% ,常见于开始用药或增大剂量的 12 周内,且呈剂量依赖性,极少引起肝衰竭。当血清 ALT 或 AST<2.5 倍正常值上限,同时总胆红素正常,可观察,无须调整剂量;如血清 ALT 或 AST 为(2.5~3.0)倍正常值上限时可减量;如血清 ALT 或 AST≥3.0 倍正常值上限时应停药;当 ALT 恢复正常时,可酌情再次加量或换药。

2.联合用药　糖尿病患者常为混合型血脂异常。如经他汀类药物治疗后 LDL-C 水平不能达标,则需联合应用其他调脂药物。联合用药可能是干预血脂异常的趋势,糖尿病患者应用这一策略有望获得更大程度的心血管收益。理论上的联合调脂方案:他汀类药物+依折麦布类药物、他汀类药物+贝特类药物、他汀类药物+ω-3 脂肪酸、他汀类药物+PCSK9 抑制剂等。固定复方制剂作为一线治疗的临床经验还非常有限。他汀类药物+贝特类药物联合治疗会增加横纹肌溶解的风险,因此,在联合用药时应使用小剂量,且用于不良反应很小的患者。

3.新治疗靶点　在降低糖尿病患者血浆三酰甘油和胆固醇水平方面,一些新的治疗靶点正在研究中。ApoC$_{III}$阻断脂蛋白脂酶,被视为水解血循环三酰甘油的限速酶,可增加肝脏 VLDL 摄取。敲除 ApoC$_{III}$基因则血浆三酰甘油和心血管疾病发生率降低;ApoC$_{II}$反义疗法使严重高三酰甘油血症(甚至遗传性脂蛋白脂酶缺乏)患者血浆三酰甘油下降50%。应用促血管生成素样蛋白抑制剂可调控脂蛋白脂酶。ANGPTL3 和 ANGPTL4(脂肪组织因子)可降低血浆 LDL-C 和三酰甘油水平。应用 CETP 抑制剂可增高HDL-C,但并不能有效降低糖尿病血脂异常风险。最近的研究发现,这些药物降低心血管风险主要通过显著降低 LDL-C 的作用。将来的研究还需聚焦 HDL 质量与功能的改善。

血脂异常是糖尿病患者的心血管危险因素之一。糖尿病血脂异常主要表现为三酰甘油和 sdLDL 增高、HDL-C 降低、脂蛋白功能或质量异常。改善生活方式和使用他汀类药物、贝特类、胆固醇吸收抑制剂或 PCSK9 抑制剂以降低 LDL-C、非 HDL-C、TG,是治疗糖尿病血脂异常的主流。对糖尿病血脂异常的患者,应使用新型的降糖药物(如 DPP4 抑制剂、GLP-1 受体激动剂、SGLT-2 抑制剂),这些药物已被证实能降低糖尿病患者的心血管病死率和并发症,但对糖尿病血脂异常和脂蛋白糖化的改善作用还有待深入的研究。总之,糖尿病血脂异常患者的管理不能仅局限于降糖、调脂,而应注重糖尿病心血管并发症的综合防治。

第三节　甲状腺功能减退与血脂异常

甲状腺激素是调节正常生命活动的重要激素。末梢血中甲状腺激素水平的高低极大地影响着机体的脂质代谢,甲状腺功能减低时常伴随脂蛋白代谢异常。所以,临床上,所有高脂血症患者在首次就诊时,都应常规进行甲状腺功能测定,以排除亚临床型甲状腺功能减退。

当血浆中甲状腺激素含量不足时,肝中胆固醇合成增加。机体为维持内环境稳定,此时细胞内胆固醇的增加可引起一系列的改变:①胆固醇合成限速酶三羟基-三甲基-戊二酰辅酶 A(HMG CoA)还原酶活性下降;②卵磷脂-胆固醇酰基转移酶(LCAT)被活化;③细胞膜上低密度脂蛋白(LDL)受体活性下降。有研究表明,生理水平的 T_3 可促进体内 LDL 的降解,但是,不含 LDL 受体的细胞株对 T_3 的作用无反应。所以,甲状腺功能减退时,肝细胞膜上的 LDL 受体活性降低,可造成体内 LDL 依赖受体的降解途径受损,因而引起血浆 LDL-C 和载脂蛋白 B(ApoB)水平升高。也有研究提示,在甲状腺功能减退时,体内 LDL 生成速度增加,这也可造成血浆 LDL-C 水平升高。血浆总胆固醇浓度常在 6.5mmol/L 以上,并伴随有冠心病患病危险性增加。

血浆甘油三酯浓度在甲状腺功能减退时,可增加、正常或减少。这可能与甲状腺功能减退患者的病情轻重程度不同有关。在病情较重的患者常有血浆甘油三酯水平升高。这可能与患者体内的甘油三酯合成增加有关,但也可能是由于甘油三酯的降解障碍所致。

一般说来,甲状腺功能减退时的血浆脂蛋白代谢紊乱是可逆性的。患者在服用甲状腺激素进行替代治疗后,促进了胆固醇向胆酸的转变,使 LDL-C、总胆固醇和 ApoB 水平恢复正常。同时,应用甲状腺激素治疗可使血浆脂蛋白脂酶和肝甘油三酯酶的活性增高,使升高的血浆甘油三酯降至正常,并使 HDL-C 水平回升。

参考文献

[1]滕卫平,刘超,单忠艳.内分泌代谢疾病相关指南与解读[M].北京:中华医学电子音像出版社,2017.

[2]贾伟平.医师考核培训规范教程 内分泌代谢科分册[M].上海:上海科学技术出版社,2016.

[3]刘志民,贝政平.内分泌与代谢疾病诊疗标准[M].上海:上海科学普及出版社,2014.

[4]方朝晖.中西医结合内分泌代谢疾病诊治学[M].北京:中国中医药出版社,2013.

[5]黎瑶.内分泌与代谢系统疾病[M].北京:人民卫生出版社,2017.

[6]旷劲松.内分泌代谢疾病与心脑血管病[M].天津:天津科学技术出版社,2019.

[7]施秉银,陈璐璐.内分泌与代谢系统疾病[M].北京:人民卫生出版社,2015.

[8]马建.内分泌代谢疾病辨治思路与方法[M].北京:科学出版社,2018.

[9]葛均波,徐永健,王辰.内科学[M].第 9 版.北京:人民卫生出版社,2018.

[10]纪立农.哈里森内科学 内分泌与代谢系统分册[M].第 19 版.北京:北京大学医学出版社,2016.

[11]中华医学会内分泌学分会肾上腺学组.原发性醛固酮增多症诊断 治疗的专家共识[J].中华内分泌代谢杂志,2016,32(3):188-195.

[12] Auron M,Raissouni N.Adrenal insufficiency[J].Pediatr Rev,2015,36(3):92-102.

[13]Webb EA,Krone N.Current and novel approaches to children and young people with congenital adrenal hyperplasia and adrenal insufficiency[J].Best Pract Res Clin Endocrinol Metab,2015,29(3):449-468.

[14]中国老年医学学会高血压分会.老年人异常血压波动临床诊疗中国专家共识[J].中国心血管杂志,2017,22(1):1-11.

[15]中国健康促进基金会骨质疏松防治中国白皮书编委会.骨质疏松症中国白皮书[J].中华健康管理学杂志,2009(3):148-154.

[16]中国营养学会.中国居民膳食指南(2016)[M].北京:人民卫生出版社,2016.

[17]中华医学会风湿病学分会.糖皮质激素诱导的骨质疏松诊治的专家共识[J].中华风湿病学杂志,2013,17(6):363-368.

[18]中华医学会糖尿病学分会.中国 2 型糖尿病防治指南(2017 年版)[J].中国实用内科杂志,2018,38(4):292-344

[19]中国医师协会外科医师分会肥胖和糖尿病外科医师委员会.中国儿童和青少年

肥胖症外科治疗指南[J].中华肥胖与代谢病电子杂志,2019,5(1):3-8.

[20]中华医学会肝病学分会脂肪肝和酒精性肝病学组,中国医师协会脂肪性肝病专家委员会.非酒精性脂肪性肝病防治指南(2018年更新版)[J].临床肝胆病杂志,2018,34(5):947-957.

[21]中国成人血脂异常防治指南修订联合委员会.中国成人血脂异常防治指南(2016年修订版)[J].中国循环杂志,2016,31(10):937-950.

[22]中华医学会,中华医学会杂志社,中华医学会全科医学分会,等.2型糖尿病基层诊疗指南(实践版·2019)[J].中华全科医师杂志,2019,18(9):810-818.

[23]中华医学会糖尿病学分会,中华医学会感染病学分会,中华医学会组织修复与再生分会.中国糖尿病足防治指南(2019版)(Ⅰ)[J].中华糖尿病杂志,2019,11(2):92-108.

[24]中华医学会糖尿病学分会,中华医学会感染病学分会,中华医学会组织修复与再生分会.中国糖尿病足防治指南(2019版)(Ⅱ)[J].中华糖尿病杂志,2019,11(3):161-189.

[25]中华医学会糖尿病学分会,中华医学会感染病学分会,中华医学会组织修复与再生分会.中国糖尿病足防治指南(2019版)(Ⅲ)[J].中华糖尿病杂志,2019,11(4):238-247.

[26]中华医学会糖尿病学分会,中华医学会感染病学分会,中华医学会组织修复与再生分会.中国糖尿病足防治指南(2019版)(Ⅳ)[J].中华糖尿病杂志,2019,11(5):316-327.

[27]中华医学会心血管病学分会预防学组.动脉粥样硬化患者甘油三酯升高的管理中国专家共识[J].中华全科医学,2019,17(5):709-713.

[28]中华预防医学会,中华预防医学会心脏病预防与控制专业委员会,中华医学会糖尿病学分会,等.中国健康生活方式预防心血管代谢疾病指南[J].中国循环杂志,2020,35(3):209-230.

[29]中国胆固醇教育计划委员会.高甘油三酯血症及其心血管风险管理专家共识[J].中华心血管病杂志,2017,45(2):108-115.

[30]中华医学会内分泌学分会脂代谢学组.中国2型糖尿病合并血脂异常防治专家共识(2017年修订版)[J].中华内分泌代谢杂志,2017,33(11):925-936.